Schnack/Schnack-Iorio

Die Vagus-Meditation

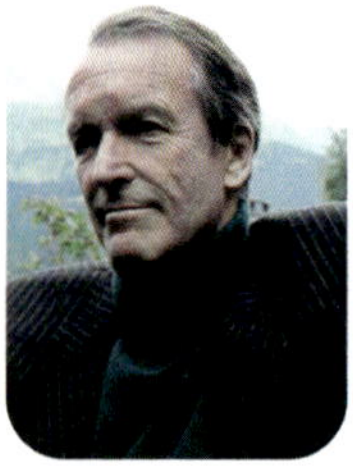

Prof. Dr. Gerd Schnack war Facharzt für Chirurgie und Unfallchirurgie und am Institut für Gesundheitsförderung in Hamburg und am Allensbacher Präventionszentrum tätig. Er hat zahlreiche Bücher rund um die Themen Burnout, Entspannung, Stress, Fitness und Gesundheit verfasst. Bekannt war er aus Veranstaltungen und TV-Auftritten z. B. bei Frank Elstner. Sein Kernthema bildete die neurophysiologisch begründete Vagus-Meditation, die eine riesige Chance im Stresszeitalter bietet, weil mit ihr eine Tiefenentspannung in Sekunden ausgelöst werden kann.

Hinweis des Verlags

Nur kurze Zeit nachdem der Autor das Buchmanuskript fertiggestellt hatte, ist er überraschend verstorben. Seine Familie und der TRIAS-Verlag haben wunschgemäß dennoch für die redaktionelle Bearbeitung und Veröffentlichung in seinem Sinne gesorgt. Sie halten daher mit diesem Buch das letzte Werk des Autors in Händen, dessen Publikation ihm sehr am Herzen lag.
Seine Tochter, **Birgit Schnack-Iorio,** arbeitete seit 2011 mit Prof. Schnack in zahlreichen Seminaren, Einzelcoachings und der Ausbildung für Antistressmaßnahmen durch die Vagus-Meditation zusammen. Sie leitet nun gemeinsam mit ihrem Ehemann **Francesco Iorio** das Zentrum »Vagus-Management« in Allensbach am Bodensee und führt so die Arbeit ihres Vaters weiter.

Prof. Dr. Gerd Schnack
Birgit Schnack-Iorio

Die Vagus-Meditation

Der Entspannungsnerv: Wie Sie ihn aktivieren und damit Stress reduzieren

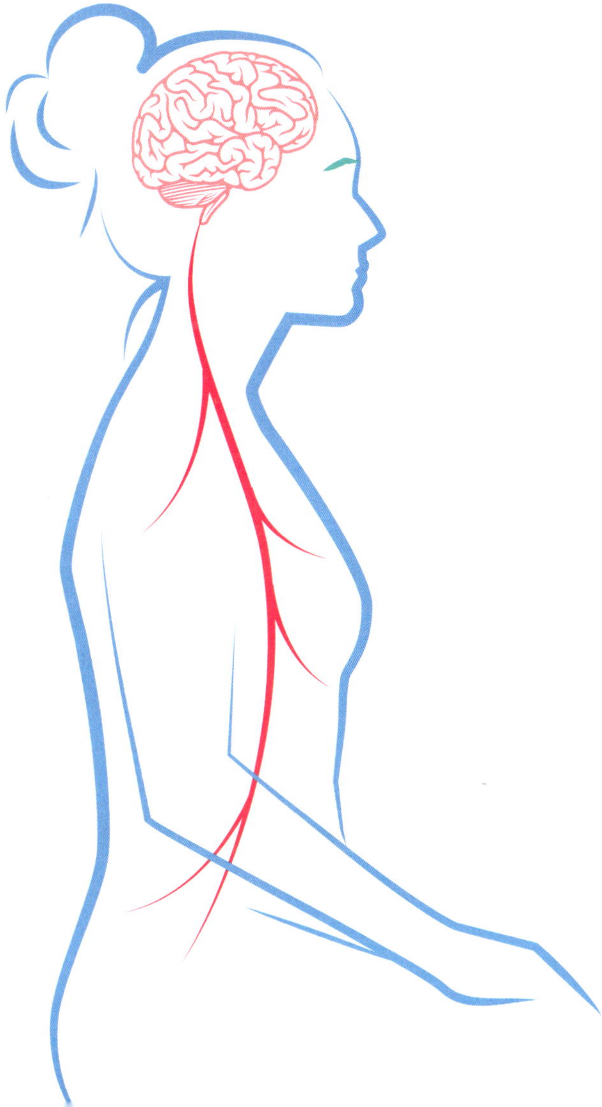

TRIAS

Exkurse

Liebe Leserin, lieber Leser,

denken Sie morgens beim Aufstehen: »Heute soll wieder ein stressiger Tag werden, an dem ich mich genervt und überarbeitet fühle und abends nur noch erledigt auf dem Sofa sitzen kann!«? Wohl kaum! Es passiert einfach so. Denn es ist keine willentliche Entscheidung, angespannt und gestresst zu sein. Sicherlich haben Sie sich schon einmal vorgenommen, den Tag entspannter und gelassen anzugehen; aber spätestens wenn Sie im Stau feststecken und deshalb zu spät zu einem wichtigen Meeting kommen, sind Sie automatisch wieder im Stressmodus. Denn hier ist ein Bereich unseres Nervensystems am Werk, der sich der Kontrolle unseres Denkorgans entzieht, weshalb man auch vom autonomen Nervensystem spricht. Und in allen stressigen Situationen reißt der Teil des autonomen Nervensystems das Ruder an sich, der dafür verantwortlich ist, uns in Alarm zu versetzen. Die Anspannung ist also Programm, woraus dann im Stressalltag Verspannungen mit den bekannten unangenehmen Folgen wie z. B. Kopf- oder Nackenschmerzen resultieren. Aber wie in allen natürlichen Systemen, zu denen ja auch unser autonomes Nervensystem gehört, gibt es einen Gegenspieler. Nämlich ein System, das für Entspannung und Erholung zuständig ist. Und sein wichtigster Vertreter ist, Sie ahnen es vermutlich, der Vagusnerv oder kurz Vagus. Dieser ist viel zurückhaltender als der Stressnerv, jedoch ausgesprochen hilfsbereit. Wir müssen ihn nur einschalten. Und das geht tatsächlich überraschend einfach.

Genau dafür wurde die Vagus-Meditation entwickelt. Sie beinhaltet kurze Übungen, die Sie überall und jederzeit durchführen können. Sie benötigen dazu weder spezielles Zubehör, noch müssen Sie wochenlang trainieren, bis Sie eine Wirkung erzielen. Und das liegt daran, dass mit der Vagus-Meditation eine Methode entstand, die auf die natürlichen Gegebenheiten unseres Körpers zugreift. Es gibt, wenn wir mal bei der vereinfachten Darstellung bleiben wollen, Einschaltknöpfe für unser Entspannungssystem. Die muss man jedoch kennen und auch wissen, wie man sie bedient. Eine Methode, bei Angst oder Panik den Herzschlag zu beruhigen und sich wieder zu sammeln, ist z. B., ganz leichten Druck auf die geschlossenen Augenlieder auszuüben. Eine extrem wirksame Maßnahme, die jedoch nicht einmal alle Ärzte kennen!

In diesem Buch lernen Sie nicht nur die Vagus-Meditation kennen und anzuwenden, sondern ich möchte Ihnen auch die dahinterstehenden spannenden Zusammenhänge vermitteln. Ich mache Sie zudem mit meinen gesammelten Erkenntnissen vertraut, wie wir trotz überwiegend sitzender Tätigkeit und Stressalltag, gesund und ausgeglichen leben können. Und dazu gehört natürlich auch Bewegung: kein ehrgeiziger Sport, der würde nur den Stressnerv wieder auf den Plan rufen, sondern ausgleichendes Ausdauertraining. Lassen Sie sich überraschen – es macht Spaß! Und es gibt auch hier, vielleicht zunächst etwas ungewöhnlich erscheinende, aber phänomenal wirksame Übungen, wie die Entspannungshocke, die so viele positive Effekte mit sich bringt, dass Sie sie bald nicht mehr missen möchten.

- Im ersten Buchteil geht es um die Zusammenhänge von Stress, unseren körperlichen und psychischen Reaktionen und dem schon erwähnten autonomen Nervensystem mit all seinen faszinierenden Mitspielern. Dabei erhalten Sie Einblicke in die physiologischen Abläufe und machen – im Vorübergehen – einen kleinen Schnellkurs in Neuroanatomie. Denn als Arzt und langjährig praktizierender Chirurg kann ich nicht anders, als Ihnen zumindest die wichtigsten nervlichen Mitspieler auch namentlich vorzustellen.
- Dann geht es in die Praxis. Der zweite Buchteil steht ganz im Zeichen der Übungsanleitungen. Hier lernen Sie Schritt für Schritt die verschiedenen Elemente der Vagus-Meditation kennen. Und ich mache Sie mit Übungsprogrammen und Ausgleichsübungen für den oft viel zu monotonen, sitzenden Arbeitsalltag vertraut.
- Mir ist wichtig, das Ganze in einen größeren Zusammenhang zu stellen. Der dritte Buchteil beleuchtet daher ausführlicher die Elemente unserer Stressgesellschaft, die dazu führen, dass unser Stressnerv ständig auf den Plan gerufen wird. Nur wenn wir begreifen, was falschläuft, können wir auch etwas ändern. Doch den größten Raum nimmt dann die Darstellung der natürlichen Prinzipien ein, die hinter der Vagus-Meditation und meinem Präventionsprogramm stehen. Ich verspreche Ihnen jede Menge Aha-Momente und vielfältige Einblicke in die Natur, aber auch in die Quantenphysik, die Kunst, die Musik ...

Aber nun genug der Vorrede, lassen Sie uns beginnen. Ich wünsche Ihnen eine aufschlussreiche, kurzweilige und hoffentlich auch hilfreiche Lektüre.

Ihr Gerd Schnack

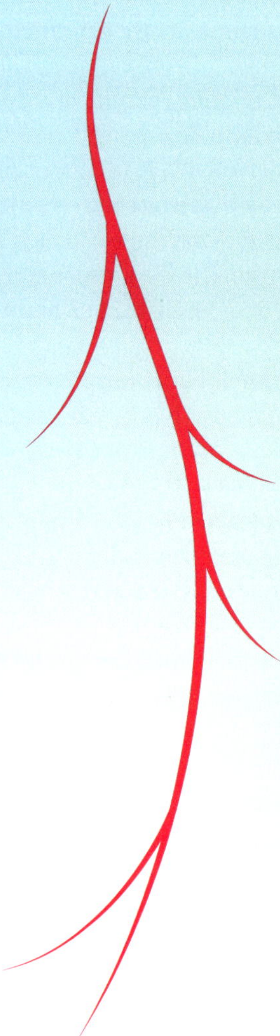

Vagus – der Entspannungsnerv

Lernen Sie Ihren Ruhenerv kennen, der auch im hektischen Alltag dafür sorgen kann, dass Entspannung und Regeneration nicht zu kurz kommen.

Unser gestresstes Nervensystem

Was hat Entspannung mit dem Gehirn und den Nerven zu tun? Ziemlich viel, wie Sie gleich erfahren werden. Bringen wir Licht ins Dunkel unter der Schädeldecke.

Unser Gehirn ist praktisch zweigeteilt, der neuere Teil, die Hirnrinde, oft als Kortex bezeichnet, ist unsere eigentliche Denkzentrale und damit der Sitz unserer kognitiven Intelligenz. Dieser Gehirnteil ist aktiv, wenn wir komplizierte Berechnungen anstellen, über den Sinn des Lebens nachgrübeln oder über irgendein anderes Thema nachdenken.

Der zweite Teil unseres Gehirns findet meist viel weniger Beachtung und fristet eine Art Schattendasein, dabei ist er eigentlich viel wichtiger für uns. Er ist der stammesgeschichtlich ältere und damit vermeintlich »primitivere Teil«. Gemeint ist das vegetative Nervensystem, das so heißt, weil es alle Lebensfunktionen, wie Atmung und Herzschlag, steuert. Weil wir es nur bedingt willentlich steuern können, wird es auch häufig als autonomes Nervensystem bezeichnet. Dieses vegetative/autonome Nervensystem ist unsere lenkende Überlebenszentrale. Es ist für uns im wahrsten Sinne des Wortes überlebenswichtig. Es steht auch für unsere Gefühle, Beziehungen und Intuition. Hier ist der Sitz unserer emotionalen Intelligenz, die für unsere Lebensausrichtung höher einzustufen ist als all unser Wissen und Wollen über die kognitive Intelligenz.

Das autonome Nervensystem lenkt und koordiniert die innere Organtätigkeit:

- das Herz-Kreislauf-System vorrangig über die Steuerung der Pulsfrequenz, über den Blutdruck und über die optimalen Fließeigenschaften des Blutes,
- die Atemfunktion im Wechsel zwischen seitlicher Brust- und unterer Bauchatmung,
- die Magen-Darm-Passage über geordnete Dünn- und Dickdarmfunktionen bei regelmäßiger Ausscheidung,
- den Stoffwechsel und damit den Energie- und Informationsaustausch zwischen den Körperzellen,
- den Wärme- und Energiehaushalt,
- das Immunsystem in seiner Abwehrfunktion.

Sympathikus und Parasympathikus sind ungleiche Brüder

Dieses autonome Nervensystem besteht wiederum aus zwei Teilen: dem sympathischen Nervensystem und dem parasympathischen Nervensystem, oft einfach als Sympathikus und Parasympathikus bezeichnet. Diese beiden agieren überwiegend wie Gegenspieler. Vereinfacht ausgedrückt springt der Sympathikus bei Stress und Gefahr an und der Parasympathikus ist für die anschließende Regeneration und Entspannung zuständig. Diese ungleichen Brüder wirken auf alle Organsysteme und programmieren sie in gegensinniger Weise. Der Sympathikus treibt den Blutdruck in die Höhe, der Parasympathikus senkt ihn usw. Dennoch herrscht keine echte Gleichberechtigung zwischen den beiden, vielmehr hat der Sympathikus als Kampf- und Fluchtnerv aus gutem Grund die Vorherrschaft, geht es doch bei ihm primär um unser Überleben. Der Parasympathikus dagegen hält sich vornehm zurück, das heißt, er muss zur Aktion auf der Lebensbühne regelrecht inszeniert werden. Er ist der Gentleman, der sich im Hintergrund hält:

- Der Sympathikus ist vorherrschend, er ist nach außen gerichtet durch Einleitung des Kampf- und Fluchtreflexes. Er wirkt leistungssteigernd (ergotrop).
- Dagegen ist der Parasympathikus zurückhaltend, er wirkt nach innen. Er vermittelt Ruhe und Entspannung und die notwendige Regeneration nach erfolgter Belastung (trophotrop).

Für unsere Gesundheit ist ein ausgewogenes Gleichgewicht zwischen Sympathikus- und Parasympathikus-Aktivität wichtig. Dabei muss man die Vorherrschaft des Sympathikus berücksichtigen, der ohne unser Zutun auf jede Stresssituation anspricht und daher automatisch die Führungsrolle bei der Steuerung der Homöostase (inneres Gleichgewicht) einnimmt.

Dagegen braucht der Parasympathikus unsere Aufmerksamkeit. Wir müssen aktiv dafür sorgen, dass er auch immer wieder zum Zuge kommt.

Das autonome Nervensystem ist unsere Überlebenszentrale

Das autonome Nervensystem ist unsere Sicherheitszentrale und die entscheidende Kontrollstation: Es wacht ständig über unser Leben, es registriert sorgfältig, ob wir uns auf sicherem Boden befinden oder ob die zu erwartende Situation mit einem hohen Gefahrenpotenzial verbunden ist. Dieses Kontrollsystem funktioniert nicht über unsere bewusste Wahrnehmung. Es fragt nicht unsere Denkzentrale des präfrontalen Kortex um Erlaubnis, bevor es seine Anweisungen gibt. Es wird also nicht über unser Wissen und Wollen gelenkt.

Unsere Überlebens- und Sicherheitszentrale – das autonome Nervensystem – funktioniert ohne unsere bewusste Wahrnehmung durch automatische Regulationssysteme.

Ein kleines Beispiel kann das verdeutlichen: Sie führen eine Geschäftsbesprechung, Ihr Gegenüber ist korrekt gekleidet, es kann interessant erzählen, verfügt über das notwendige Fachwissen. Und dennoch werden Sie ein ungutes Gefühl innerer Unsicherheit nicht los, ohne es konkret benennen zu können oder zu wissen, was Sie am Gegenüber verunsichert. Ihr Sicherheitssystem, die Neurozeption (Seite 25), signalisiert: »Vorsicht, bestimmte Gefahrenmomente stehen im Raum!«

Die Neurozeption kann unser Überleben im Stresszeitalter sichern. Doch alles vollzieht sich abseits unserer bewussten Wahrnehmung aus der emotionalen Ebene unseres vegetativen Nervensystems heraus.

Das autonome Nervensystem ist hierarchisch aufgebaut. Im Vordergrund der Reizübertragung steht der Sympathikus, der Kampf- und Fluchtnerv, der uns bei drohender Gefahr in Abwehrhandlungen versetzt, der schnell und unmittelbar total (100 %ig) reagiert. Aktiviert in Sekunden, wird der gesamte Bewegungsapparat mobil gemacht: Herz, Lunge und Muskulatur. Die Verdauung wird gedrosselt, weil in dieser Mobilisierungsphase die Nahrungsverwertung nicht gefordert ist. Nach überstandener Gefahr kann ein gesunder Organismus in der Regel bei einem ausgewogenen Lebensstil allein durch anschließende Ruhe und Entspannung wieder in das Gleichgewicht des kohärenten Zustandes der Homöostase zurückkehren. Dauert allerdings die Belastung an, sind am Arbeitsplatz weitere Leistungssteigerungen gefordert, so kann das gewarnte Sicherheitssystem nicht allein und ohne Unterstützung wieder zur Norm zurückgelangen.

In all diesen Gefahrenmomenten entwickelt die Neurozeption den Zustand gefühlter Unsicherheit. Man fühlt sich nicht mehr wohl in seiner Haut. Der nächtliche Schlaf ist unruhig und oberflächlich, dazu fehlt die notwendige Konzentration bei der Arbeit. Oft ist man schlecht gelaunt und man geht den Kollegen aus dem Wege. Das ist dann das Startsignal für den Vagus, der sich Ihnen in keiner Weise aufdrängt. Er verweilt vielmehr im Hintergrund und muss bewusst eingeschaltet werden.

Was gehört zum autonomen Nervensystem?

Das autonome Nervensystem liegt zwischen dem Rückenmark und der Denkzentrale des präfrontalen Kortex. Es umfasst den Hirnstamm, das Kerngebiet der Hirnnerven, den Hypothalamus mit der Amygdala (Angstzentrale) einschließlich der Hypophyse als wichtige Hormondrüse. Es koordiniert wichtige vegetative Funktionen wie Atmung, Kreislauffunktion, Verdauung, Stoffwechsel, Sekretion, Fortpflanzung und wird daher auch als vegetatives Nervensystem bezeichnet. Es arbeitet mehr oder weniger ohne unser Bewusstsein, ohne unseren Willen und funktioniert auch in Bewusstlosigkeit. Zum autonomen Nervensystem gehört auch das limbische System, das das Gefühlsleben steuert, ausgedrückt durch Angst, Wut, Zorn, Unlust, Freude und Glück.

Der Vagus – der Vagabund unter den Nerven

Der zehnte Hirnnerv ist der größte Nerv des parasympathischen Systems. Er ist auch gleichzeitig der längste. Er wird aufgrund sein großes Verteilungsgebietes auch als Vagabund unter den Nerven bezeichnet, weil er sich praktisch in allen Körperteilen herumtreibt: Die Rede ist vom Vagusnerv oder einfach Vagus.

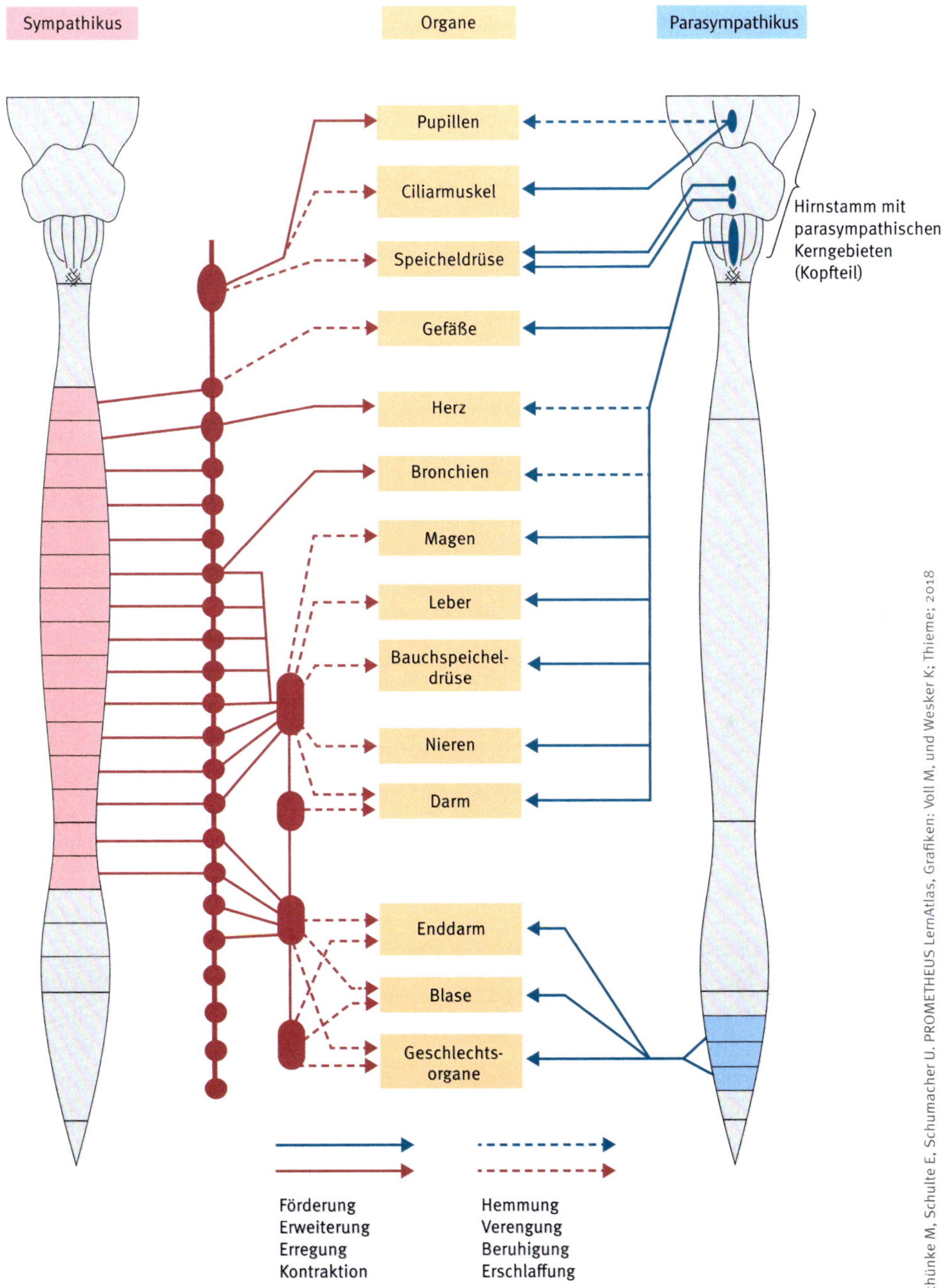

nach Schünke M, Schulte E, Schumacher U. PROMETHEUS LernAtlas, Grafiken: Voll M. und Wesker K; Thieme; 2018

Unser autonomes Nervensystem besteht aus einem sympathischen und einem parasympathischen Anteil, die wie Gegenspieler wirken.

- Der Vagus versorgt alle Organbezirke der oberen Körperhälfte, den gesamten Brustraum mit Herz und Lunge sowie den oberen Bauchraum mit Magen, Dünn- und Dickdarm bis zur linken Dickdarmflexur.
- Der absteigende Dickdarm, mit dem Rektum und dem Enddarm, die Prostata, die Harnblase sowie die weiblichen und männlichen Geschlechtsorgane werden vom sakralen Plexus gesteuert, sodass hier der Vagus seine Wirkung verliert. Aber auch diese Organe sind parasympathisch versorgt durch den N. pelvicus, der in den Pudendusnerv (Schamnerv) übergeht.

Stress kann beflügeln

Stress braucht der Mensch zur allgemeinen Mobilmachung, wenn er die Herausforderungen des täglichen Lebens bewältigen will. Stress wirkt als Kickstarter, damit alle Antriebsaggregate gezündet werden, um in ihren Funktionsmodus wechseln zu können. Kolumbus wäre ohne diesen Impuls nie mit seiner »Santa Maria« in die neue Welt gekommen; seiner Mannschaft fehlte es an der gleichen Überzeugungskraft, die ihren Kapitän so stark gemacht hatte. Sie meuterte und hätten sicher ihren Kommandanten ins Meer geworfen, wenn diese Herausforderung bei Kolumbus nicht die letzten Energiereserven aktiviert hätte, sodass schließlich der Ausguck im Topmast das erlösende »Land, Land, Land« ausrufen konnte. Dabei machte der Kommandant dem jungen Matrosen dieses Erfolgserlebnis sogar noch streitig, weil er von sich behauptete, das Licht in der Ferne zuerst gesehen zu haben, nur um für sich die Erfolgsprämie einstreichen zu können. Auch unsere großen Entdecker haben durchaus ihre schwachen Seiten.

Auch die Polregionen wären ohne Stress vielleicht bis heute noch unbekannte Regionen, wenn die Polarforscher Amundsen und Scott zu ihrem kühnen Unterfangen nicht den Antriebsimpuls genutzt hätten, um mit einfachsten Mitteln der damaligen Zeit den gewaltigen Eisbarrieren mit der erforderlichen Resilienz begegnen zu können. Allerdings brach für den englischen Offizier eine Welt zusammen, als er kurz vor dem Ziel in der Ferne die norwegische Flagge von Amundsen im Wind flattern sah, der bereits am Pol festgemacht hatte. Scott verfiel daraufhin in eine Art Erstarrung und musste schließlich sein Abenteuer mit seinem Leben bezahlen. Für diese lähmende Immobilisation, auch »Todesstarre« genannt, die eintreten kann, wenn wir uns absolut ohnmächtig fühlen, ist der alte, dorsale Vagus zuständig, den wir später noch genauer kennenlernen.

Das sympathische Nervensystem ist bei allen Entdeckern die notwendige Schaltzentrale, die die Verwirklichung ihrer Abenteuer erst ermöglicht. Es sorgt im Vorfeld für die notwendige Begeisterung, motiviert zur Umsetzung und zündet alle Leistungsreserven, wenn das kühne Unterfangen ins Stocken gerät. Aber diese Energiequelle sprudelt nicht endlos, schnell kann sie versiegen, wenn wir nicht immer wieder Pausen einlegen. Nach stressigen Phasen benötigen wir immer wieder Phasen der Entspannung und der Regeneration. Ich will schon mal erwähnen, dass dafür der sogenannte neue, ventrale Vagus zuständig ist. Dazu später mehr.

Schauen wir uns nun noch an, welche biologischen Reaktionen bei kurzfristigem Stress im Körper ablaufen.

Kettenreaktion bei akutem Stress

- Die Initialzündung bei Stress wird primär durch den Kampf- und Fluchtnerv Sympathikus vermittelt, der zu beiden Seiten der Wirbelsäule als Grenzstrang verläuft. Er setzt das Hormon Adrenalin frei, sodass das gesamte Bewegungssystem in Sekunden den notwendigen Anschub erfährt.
- Gleichzeitig setzt der Sympathikus im Nebennierenmark neben Adrenalin den Botenstoff Noradrenalin frei, wobei Alpha- und Betarezeptoren an den Körperzellen zünden, was zur Folge hat, dass Möglichkeiten der Bewegung gefördert oder gehemmt werden.
- Diese geniale Stressantwort ist dann vollkommen, wenn auch dafür gesorgt wird, dass im Falle einer Verletzung eine Wunde umgehend gestillt werden kann. Der Sympathikus aktiviert daher auch das Blutgerinnungs- und Immunsystem entsprechend.
- Parallel zur Mobilmachung wird der Verdauungstrakt blockiert, denn im »Kampfmodus« steht Nahrungsverwertung nicht im Programm.

Chronischer Stress macht krank

Hält der Stress an, tritt zusätzlich noch das Hormon Kortisol auf den Plan. Es bewirkt eine ergänzende Aktivierung des Bewegungssystems, eine weitere Hemmung der Verdauungs- und Sexualfunktionen, eine Förderung des Eiweißabbaus, eine vermehrte Bereitstellung von Zucker und

Erkennen Sie die Warnsignale

Das Geheimnis anhaltender Gesundheit ist die Erkenntnis, dass der Leistungsnerv Sympathikus kein Dauerbrenner werden darf. Wir müssen immer wieder das parasympathische Nervensystem auf den Plan rufen, das auf diesen »Weckruf« wartet und angewiesen ist. Stress als Herausforderung unseres Lebens ist nicht primär der Auslösemechanismus einer Erkrankung, sondern vielmehr das Unvermögen, rechtzeitig dafür zu sorgen, dass vom Sympathikus auf den neuen ventralen Vagus umgeschaltet wird!

Es gibt diverse Anzeichen, an denen Sie erkennen, dass Sie dringend die Vagusbremse ziehen müssen:

- Sie leiden unter innerer Unruhe.
- Diese kann zu Schlafstörungen führen.
- Konzentrationsschwächen treten auf.
- Ihr Arbeitstempo erlahmt.
- Sie bemerken fehlende Aufmerksamkeit.
- Ihr Blick wandert während der Arbeit häufig zur Uhr.
- Stilles Sitzen fällt Ihnen zunehmend schwerer.
- Sie wippen ständig mit den Beinen.
- Sie sind nicht mehr willens und in der Lage, im Team zu arbeiten.
- Ihre soziale Kompetenz nimmt ab.
- Sie werden streitsüchtig.
- Sie beurteilten und werten das Tagesgeschehen nur noch aus Ihrer Sichtweise, also aus der »ersten Person« heraus.
- In diesem egozentrischen Verhalten gibt es kaum noch Mitgefühl.
- Einsamkeit droht.

eine Unterdrückung von Entzündungen. Bei chronischem Stress hat das sympathische zu Lasten des parasympathischen Systems die Oberhand gewonnen. Damit sind auf Dauer den stressbedingten Erkrankungen Tür und Tor geöffnet:

- Betroffen ist das gesamte Herz-Kreislauf-System, das primär mit Bluthochdruck reagiert. In der Folge entsteht die gefährliche Arteriosklerose, die die Energie- und Sauerstoffversorgung im Körper nachhaltig einschränken kann. Am Ende droht nicht selten ein Herzinfarkt, ein Schlaganfall oder ein Typ-2-Diabetes.
- Die Schwächung des Immunsystems bewirkt eine vermehrte Infektanfälligkeit.
- Es kommt zu gehäuftem Auftreten von Spannungskopfschmerzen und Rückenbeschwerden, die oft auch Folge monotoner Sitzarbeit sind.
- Verdauungsbeschwerden nehmen zu, die auch mit einem Stressgeschwür des Magens im Zusammenhang stehen können.
- Hauterkrankungen können ebenfalls auf chronischen Stress hinweisen.
- Potenzstörungen, die oft durch ein Kompressionssyndrom des Pudendusnervs ausgelöst werden können.
- Die hohe Erregungskurve des Gehirns löst Schlafstörungen aus, die auch durch eine Beeinträchtigung der Melatoninproduktion entstehen können.
- Es wird eine vermehrte Neigung zu Depressionen beobachtet, die nicht selten im Burnout enden.

Wir brauchen eine neue Pausenkultur

Spätestens wenn Sie die im Kasten auf S. 17 genannten Signale für anhaltenden Stress bemerken, ist es Zeit, für Ruhe, Stille und Entspannung zu sorgen. Besser ist es natürlich, regelmäßig Pausen zu machen und dabei den Parasympathikus gezielt auf den Plan zu rufen.

Sie, ich, wir alle leben ganz einfach über unsere Verhältnisse und würde man Energie mit Geld gleichsetzen, so könnte man sagen, wir geben einfach zu viel davon aus. Die Zeit verfliegt, wir planen und arbeiten nicht nur zielorientiert, wir denken auch weit über das Heutige hinaus, machen uns Sorgen und entwickeln Ängste vor dem Morgen.

Ein weiser Mann wurde von seinen Schülern gefragt, warum er stets so entspannt und gelöst sei. Er antwortete: »Wenn ich sitze, dann sitze ich, wenn ich stehe, dann stehe ich und wenn ich gehe, dann gehe ich.« Das tun wir doch auch, war die Antwort seiner Schüler. »Nein, das tut ihr nicht«, erwiderte er, »denn wenn ihr sitzt, dann steht ihr schon. Wenn ihr steht, dann geht ihr schon. Und wenn ihr geht, dann seid ihr mit euren Gedanken schon am Ziel.«

Die kleinen Pausen, die wir täglich brauchen, nutzen wir also idealerweise auch, um uns in Achtsamkeit zu üben. Wir versuchen, in dieser Zeit, ganz im jetzigen Moment zu sein und die Sorgen und Ängste zumindest eine Weile nicht zu füttern. Die Übungen, um Ihren Vagus »einzuschalten« und damit binnen weniger Minuten für Entspannung und Regeneration zu sorgen, sind denkbar einfach.

Es könnte z. B. eine 15-minütige Vagus-Siesta (Seite 90) sein, die Sie sich von nun ab in jeder Mittagspause gönnen. Dazu benötigen Sie nichts anderes als ein ruhiges Plätzen und einen Stuhl, auf dem Sie Ihre Pause ungestört verbringen können. Allein hierdurch können Wohlbefinden und Leistungsfähigkeit für den restlichen Arbeitstag um 35 % gesteigert werden, wie eine Studie der DAK ergeben hat.

Sie lernen in diesem Buch verblüffend einfache, doch so wirksame Übungen kennen, um die Vagusbremse zu treten. Damit erleben Sie nicht nur unmittelbar Erholung und Entspannung, sondern Ihr gesamtes Herz-Kreislauf-System wird wieder in ruhiges Fahrwasser gebracht, um alle Körperzellen mit Sauerstoff und Energie zu versorgen.

Der Vagus ist unser Ruhenerv

Der Parasympathikus bewirkt als Gegenspieler des Sympathikus folgende regenerative Reaktionen im Körper:

- Absenkung der Herzfrequenz und des Blutdrucks: Stressiges Herzrasen und gefährlicher Bluthochdruck lassen nach.
- Verminderung des Tonus der Muskulatur: Angespannte und verkrampfte Muskeln können sich wieder entspannen und lockern.
- Verengung der Bronchien
- Verengung der Pupillen: Die angstgeweiteten Augen bekommen wieder ihre normale Größe.
- Hemmung der Schweißdrüsen: Der Angstschweiß lässt nach.
- Verbesserung der Hautdurchblutung: Wir bekommen wieder Farbe im Gesicht.
- Anregung der Magen-Darm-Passage: Die Verdauung kann wieder ihre Arbeit aufnehmen.
- Entspannung des Schließmuskels bei der Darmentleerung: Wir können wieder entspannt auf die Toilette gehen.

Vergegenwärtigen wir uns, dass eine komplexe Stresswirkung praktisch dreidimensional verläuft:

- Zentral im Nervensystem, ausgelöst durch die hohe Dichte zentral zu verarbeitender Sinnesreize.
- Allgemein auf das Herz-Kreislauf-System durch Bewegungsmangel mit Erhöhung der Schlagzahl des Herzens.
- Peripher auf den gesamten Stütz- und Bewegungsapparat durch die Ausbildung regionaler Spannungsfelder; nachhaltige

Der Vagus hat vielfältige Aufgaben

Die Hauptfunktion des Vagus ist die vegetative Steuerung fast aller inneren Organe, er ist aber auch an der motorischen Steuerung, also der Bewegungssteuerung, der Augen, der mimischen Muskulatur, des Kehlkopfes, des Rachens und der oberen Speiseröhre beteiligt. Er steuert das Geschmacksempfinden des Zungengrundes sowie das Berührungsempfinden des Rachens, des Kehlkopfes und des äußeren Gehörganges. Die Nervenfasern des Vagus weisen folgende Qualitäten auf. Sie sind:

- somatomotorisch durch willkürliche Steuerung der innervierten Muskeln
- somatosensibel durch bewusste Wahrnehmung des Muskelzustands
- sensorisch durch Geschmacksempfindungen
- viszerosensibel und viszeromotorisch zur Wahrnehmung und Steuerung der Eingeweide

Gelenkdysbalancen sind die Folge, wenn der Stress chronisch wird, Nackenverspannungen, Rückenschmerzen und Spannungskopfschmerz sind die bekannten Folgen.

Der Vagus wirkt nun auf alle diese drei Systembereiche, beruhigend auf die hohe Erregungsstufe im zentralen Nervensystem, blutdruck- und frequenzsenkend auf Herz-Kreislauf-Funktion sowie spannungslösend auf den Stütz- und Bewegungsapparat.

Die Entspannungsreaktion muss willentlich durch die Stimulation des Vagus ausgelöst werden.

Stress und Entspannung müssen sich abwechseln

Um gesund zu bleiben, ist der Mensch auf einen natürlichen Rhythmus angewiesen, in dem betonte und unbetonte Abschnitte sich gegenseitig ablösen. Durch chronischen Stress geht unser natürlicher Rhythmus verloren. Das vegetative Nervensystem gerät auf seiner neurochemischen Achse zwischen Gehirn und Nebenniere (Hypothalamus-Hypophyse-Nebennieren-Achse) in Dauerspannung, bis die Übermüdungszeichen nicht mehr zu übersehen sind.

Der rhythmische Wechsel zwischen Sympathikus und Vagus entspricht unserer Natur!

Diese hohe Sympathikus-Erregung ist einmal Folge der hohen Dichte zentral zu verarbeitender Sinnesreize, zum anderen aber auch Folge einer subjektiven Überbewertung täglicher Stressbelastungen! Stress als Impulsgeber des Sympathikus kann objektiv und subjektiv auf den Menschen Einfluss nehmen. Bei vielen Zeitgenossen genügen schon relativ geringe Stressoren, um das sympathische System in Erregung zu versetzen.

Es ist wichtig, dass der Körper nach überstandener Stresssituation wieder in sein inneres Gleichgewicht kommt:

- Diesen ausgewogenen Zustand der Homöostase erlangt ein gesunder Organismus in der Regel allein dadurch zurück, dass nach einem Stressangriff ausreichend Zeit für die Erholung besteht, bevor eine neue Herausforderung ansteht.
- In vielen Fällen genügt daher die ausgleichende Ruhe in der Nacht, wenn mindestens über 6–8 Stunden ein erholsamer Schlaf gewährleistet werden kann.
- Folgt allerdings ein Stressangriff dem anderen und fehlt danach jegliche Entspannungskultur, so sind wir bald erschöpft, weil die regenerativen Erneuerungskräfte sich nicht durchsetzen können.

Neben den Übungen der Vagus-Meditation, um im Stressalltag immer wieder einen wirksamen Ausgleich zu schaffen, sollten wir uns auch um unser soziales Miteinander kümmern. Denn die Art und Weise, wie wir in Kontakt kommen – oder eben heutzutage nicht mehr in Kontakt kommen, wenn jeder nur mit seinem Tablet oder Smartphone beschäftigt ist –, beeinflusst unsere Stimmungslage und unsere Stressresistenz.

Soziales Miteinander – was unseren Vagusnerv anspricht

Die Neurozeption gehört zu unserem Sicherheitssystem (Seite 24). Sie ist ein sehr sensibles Kontrollorgan, das schon auf relativ kleine Reize aus der Umgebung anspricht. Erste Signale treten schon bei der ersten Kontaktaufnahme mit anderen Menschen in Erscheinung, ausgelöst über die Mimik ihres Gesprächspartners oder hervorgerufen durch den Klang der Stimme im Sinne der Prosodie. Insbesondere die obere mimische Muskulatur in Augennähe vermittelt Signale der Verständigung, dabei funktioniert der siebte Hirnnerv (Gesichtsnerv = Fazialisnerv) als Mittler zum neuen Vagus, denn er führt nicht nur motorische, sondern auch parasympathische Fasern, wobei der Informationsaustausch im Hirnstamm stattfindet. Darauf gehen wir später genauer ein.

Das »Lachen mit den Augen« führt Menschen zusammen und betont den neuen Vagus!

Aktiviert man die obere mimische Muskulatur, speziell die großen Schläfenmuskeln, durch das »Lachen mit den Augen«, so kann hierdurch der entspannende ventral-vagale Zustand ausgelöst werden.

Leuchtende Augen

Der Gesichtsnerv erreicht aber durch den neuen Vagus auch das Herz, den Sitz unserer Persönlichkeit, in dem unser »gutes Gewissen« verborgen ist. Durch diese neuronale Verschaltung ist auch der aufmerksame Beobachter in der Lage, eine Aussage dahingehend zu prüfen, ob sie der Wahrheit entspricht oder eine Lüge ist. Das prüfen an amerikanischen Gerichten Experten, die auf diesem Gebiet ausgebildet sind. Die Wahrheit liegt tief verborgen im Herzen und der neuronale Schaltkreis Vagus-Fazialisnerv lässt auf dieser Leitung die »Augen sprechen«, sodass man die Wahrheit zuerst an den Augen ablesen kann.

Der melodiöse Klang unserer Stimme

Das zweite verbindende Signal zwischen zwei Menschen geht vom Klang der Stimme aus. Klingt sie ausgewogen melodiös, und das möglichst in unterer Stimmlage, so schafft schon das gesprochene Wort ein verbindendes Miteinander, das Vertrauen auslöst und den ventral-vagalen Zustand aktiviert. Aus dieser Sicht heraus wurde von den Intendanten vieler Sender Sprecher mit melodiöser Stimme ausgewählt, sodass mit einer hohen Präsenz von Zuhörern gerechnet werden konnte. Auch die Verwendung der Klinger in der deutschen Sprache, mit den dunklen Vokale A, O und U, schafft eine vertraute Stimmungslage; dagegen schreckt das schrille I eher ab. Denken Sie nur an den Ausruf: »Ihhh!« oder »Igitt«, wenn man etwas Ekliges sieht. Ein Problem auch für den deutschen Schlager, denn die häufig besungene »Liebe« kann man nur schwer singen und sie klingt wenig vertrauensvoll. »Amore« oder »Love« klingen viel angenehmer und sind auch besser »singbar«.

Sozial kompetent wieder auf unsere Mitmenschen zugehen

Mit leuchtenden Augen und einer wohlklingenden Stimme auf Mitmenschen zuzugehen, schafft eine völlig neue Form sozialer Kompetenz in einer Welt, in der jeder nur noch mit sich selbst beschäftigt ist und kaum zuhören kann. Denn gewöhnlich sind alle Sinne auf die hohe Informationsdichte moderner Medien ausgerichtet. In dieser überfluteten Eventkultur reisen wir nur noch, um anzukommen, zielorientiert und eingebunden über das Smartphone in die hohe Flut zentraler Sinnesreize. Reisebekanntschaften sind kaum noch möglich, denn jeder ist mit seinem ganz persönlichen Internetprogrammen voll beschäftigt. Gleichzeitig verschwimmt die Umwelt in der Unschärfe des Zeitraffer-Effekts (Seite 141) und beim kurzen Stopp an einer Sehenswürdigkeit wird nur noch kurz das Smartphone gezückt, um den Moment für später festzuhalten. Für die momentane Betrachtung in Achtsamkeit in emotionaler Bindung fehlt die Geduld des Augenblicks und die Zeit für Ruhe, Stille und Entspannung.

Der Vagus – der Gentleman unter den Nerven

Der Sympathikus funktioniert wie ein Kickstartersystem, der Vagus dagegen funktioniert im Hintergrund. Bisher galt die medizinische Lehrmeinung, dass das vegetative Nervensystem im Allgemeinen und der Vagus im Speziellen praktisch autark seien, sich also jeder willentlichen Steuerung von außen entzögen.

> *Seit der Entdeckung der Vagus-Meditation stimmt diese Aussage so nicht mehr. Denn es ist uns gelungen, über drei Hirnnerven (3. 7. und 9.) einen speziellen Zugang zum Vaguskern im Hirnstamm zu finden. Das ist die neue Meditation ohne jeden mystischen Hintergrund, weil diese Form der Tiefentspannung neurophysiologisch exakt belegt werden kann.*

In der Praxis lässt sich das ganz leicht umsetzen, wie Sie später sehen werden. Eine Übung der Vagus-Meditation besteht z.B. aus Brummen oder Schnurren, um durch diese Kehlkopfvibrationen den dritten Hirnnerv zu reizen. Durch einfache Augenübungen lässt sich der neunte Hirnnerv aktivieren. Über Verschaltungen im Heimathafen der Hirnnerven im Hirnstamm erreichen die Informationen auch das Kerngebiet des Vagus, das im Südpol des Hirnstammes anzutreffen ist. Die Verbindung im Hirnstamm zwischen den Kernen des dritten und neunten Hirnnervs zum zehnten Hirnnerv (Vagus) läuft auf einer speziellen »Autobahn« ab, die als Formatio reticularis bezeichnet wird und zu der auch das mittlere und hintere Längsbündel zählen. Auf diesen Bahnen werden Nervenreize zwischen Hirnstamm und Rückenmark transportiert. Das ist die exakt ausgewiesene anatomische Grundlage.

Im Hirnstamm beginnt also der Vagus seine Körperreise zum Herzen, zur Lunge und zum Bauchraum. Das Entspannungssignal wirkt in Sekunden und kann jederzeit im hektischen Stressalltag genutzt werden. Die bisherigen Meditationstechniken brauchten und brauchen stets ein bestimmtes Umfeld, abseits in einem einsamen Kloster, in bestimmten Ruheräumen, in jedem Falle abseits vom Stressalltag sollte der Meditierende die Tiefenentspannung suchen. All das braucht der Große Ruhenerv nicht! Neu ist seine pragmatische Nutzung mitten im Stressalltag, mittags am Arbeitsplatz, abseits der Hektik auf einem Stuhl vor einem hellen Fenster! Aber auch unmittelbar vor einer Prüfung, gegen Lampenfieber, auf der Autobahn gegen Lenkradmüdigkeit, gegen Flugangst während der Start- und Landephase oder in der Nacht bei lästigen Schlafstörungen.

Hier noch ein eindrückliches Beispiel einer schnellen Vagus-Episode gegen eine Platzangstattacke im ICE: Ein von uns ausgebildeter Vagus-Trainer sitzt im ICE zwischen Frankfurt und Stuttgart. In Mannheim wird der Zug brechend voll, alle Gänge sind überfüllt. Dann ein Durchsage, die nach einem Arzt verlangt. Der Vagus-Trainer bietet seine Hilfe an. Eine völlig verwirrte Frau hat sich in einer Toilette eingeschlossen. Das Bahnpersonal steht ratlos vor der Tür; der Trainer wird aktiv. Die Frau öffnet von innen die Toilettentür, sie sitzt auf dem Toilettendeckel, bespritzt sich mit Wasser aus der Leitung. Eine Minute Vagus-Stimulation durch Augenpressur durch zarten Fingerdruck auf die geschlossenen Augen reichen für den Anfang. Die Panikattacke ist nach wenigen Minuten wie weggeblasen.

Die Frau ist wieder voll orientiert. Assistiert wird sie in ein bestimmtes Abteil geführt. Dort wendet der Vagus-Trainer einige Minuten lang weiter die Augenpressur an, später kann sie dies eigenständig wiederholen. In Stuttgart trennen sich die beiden. Sie hat wieder völlig die Kontrolle und kann die Weiterreise bis Ulm fortsetzen. Das sind für gewöhnlich Zwischenfälle bei der Bahn, die einen Notarzt per Hubschrauber erforderlich machen. In diesem Fall konnte der Zug seine Fahrt ohne Unterbrechung und damit pünktlich fortsetzen.

Auf diese Weise inszenieren Sie bewusst den Vagus, Ihren großen Ruhenerv

- Der Vagus braucht Ruhe und Stille, keine Hektik, kein Lärm. Daher lautet die Botschaft in alten Klöstern: »Geh in die Stille.«
- Nicht die Vielseitigkeit ist gefragt, sondern die Konzentration, die innere Sammlung, die oft von jungen Menschen als Langeweile empfunden wird.
- Das befreite Ausatmen betont den Vagus, die Einatmung den Sympathikus (Einatmung spannt an, Ausatmung entspannt, Seite 38).
- Gezielte Stimulation des dritten, des siebten und des neunten Hirnnervs, einmal durch das Cinéma-interne-Programm mit den Augen (Seite 75), zum anderen durch die Kehlkopfvibrationen (Seite 74) durch Vibration der Stimmbänder. Das ist das Grundprogramm der Vagus-Meditation mit enormer Wirkung.
- Die von Porges erkannte Zweiteilung des Vagus (Seite 33) erweitert sein Wirkungsspektrum, so dass in der ersten Stufe auch die soziale Kompetenz des Menschen mit erfasst wird. Dabei spielen die Gesichtsmimik und die ausgewogene Stimmlage im Sinne der Prosodie eine entscheidende Rolle.

Lernen Sie den Vagus besser kennen

Ich möchte nun noch etwas tiefer mit Ihnen in die Materie eintauchen und Ihnen die wichtigste Theorie zum Verständnis der Vorgänge bei Stress vorstellen.

Zudem wollen wir uns auch die verschiedenen Mitspieler im Nervensystem genauer anschauen, damit nachvollziehbar wird, warum und wie sich der Vagusnerv aktivieren lässt. Denn die Vagus-Meditation mit ihren einfachen, wirksamen Übungen ist die erste Entspannungs- und Regenerationsmethode, die auch genau erklären kann, über welche Nervenbahnen sie ihre Wirkung entfaltet.

Beginnen wir also mit besagter Theorie, die der amerikanische Wissenschaftler und Psychiater Stephen W. Porges entwickelt hat. Sie heißt, etwas sperrig, Polyvagaltheorie, denn sie zeigte, dass der Vagus »zwei Gesichter« hat und aus zwei wichtigen Strängen besteht, die ganz unterschiedliche Wirkungen entfalten. Der vordere Zweig heißt ventraler Vagus, was nichts anderes als »zur Vorderseite hin« bedeutet, und der rückwärtige Zweig folgerichtig dorsaler Vagus. Gemeinsam mit dem Sympathikus verfügt das autonome Nervensystem also über drei Schaltkreise, die in jeder Lebenslage unser Überleben sichern, wie wir gleich sehen werden.

Unser Sicherheitssystem

Vorher will ich aber noch drei Begriffe erläutern, die für die Wahrnehmung und Erhaltung unserer Sicherheit bedeutsam sind. Perzeption, Neurozeption und Propriozeption spannen gemeinsam ein dreidimensionales Sicherheitsnetz, das permanent alle Gefahrenmomente und unsere Unversehrtheit kontrolliert. Dieses eng geknüpfte Sicherheitsnetz umspannt den gesamten Körper, um in jedem Falle bei Herausforderungen und wechselnden Bedrohungen das Überleben garantieren zu können. Zentrale und periphere Nervensysteme registrieren dabei alle Gefahrenmomente, angefangen von kleinsten Blutdruckerhöhungen, und versetzen den Körper in Alarmbereitschaft, die bewusst oder unbewusst wahrgenommen werden können.

Perzeption

Damit ist unsere bewusste Wahrnehmung gemeint. Also die Wahrnehmung von Sicherheitsvorkehrungen durch das zentrale Nervensystem über die kognitive Steuerung unseres Wissens durch Schule, Studium oder Beruf. Auf diesem Wege haben wir Fähigkeiten entwickeln, um uns existenziell behaupten zu können. Diese Entwicklung unterliegt unserer kognitiven Intelligenz, die durch Wissen und Wollen bestimmt wird.

Neurozeption

In einer weiteren Stufe geht es um die Reaktion des autonomen Nervensystems, auf Signale der Sicherheit zu achten, um einer möglichen Lebensgefahr zu entgehen. Neurozeption bedeutet gemäß der Polyvagaltheorie von Porges die unbewusste Wahrnehmung allgemeiner Sicherheit durch ein Netzwerk. Dieses durchdringt den gesamten Körper und reagiert auf regionale Spannungsfelder, die besonders durch falsches Verhalten, z.B. viel zu langes, krummes Sitzen am Rechner, ausgelöst werden. Porges nennt die Neurozeption auch das »Erkennen ohne Gewahrsam«. Denn der Körper sendet über die Neurozeption beständig Signale an unser Gehirn, die aber nicht in unser Bewusstsein dringen, auf die der Körper aber dennoch – eigenständig! – reagiert. Es ist wichtig, sich klarzumachen, dass das autonome Nervensystem permanent registriert und reagiert, ohne dass wir dies bewusst wahrnehmen. Das führt dazu, dass wir sehr oft gestresst sind, ohne dies vielleicht bewusst zu realisieren und auch ohne zu wissen, warum eigentlich. Wir wundern uns dann einfach nur, warum wir immer Nackenschmerzen haben oder unter Schlafstörungen leiden. Sehr oft liegt es schlicht daran, dass der Sympathikus im Daueralarm ist.

Propriozeption

Der dritte Schaltkreis empfängt Informationen aus unserer Peripherie, z.B. unseren Beinen: Die Propriozeption sammelt sinnliche Erfahrungen unseres gesamten Bewegungsapparates. Diese dient der reflektorischen Steuerung aller Muskel-Sehnen-Gelenkeinheiten durch Muskel- und Sehnenspindeln, die dafür sorgen, dass die Bewegungsabläufe in Raum und Zeit in geordneten Bahnen verlaufen. Vordergründig geht es um Elastizität zur Lebenssicherung, denn auf Jagd oder Flucht brauchen die Tiere elastische Gelenke, um bei der Verfolgung bzw. dem Entkommen hohe Geschwindigkeiten entwickeln zu können und erst danach kann sich die Muskelkraft entwickeln. Aber auch der Mensch ist primär ein Bewegungswesen, das dringend auf den täglichen Bewegungsausgleich für ein gesundes Herz-Kreislauf-System angewiesen ist. Dabei ist Elastizität das wichtigste Energiekonzept, ausgedrückt durch Richt- und Gegenschwung, nicht nur in der Natur, sondern auch für uns Menschen. Durch die unbedachte Anpassung an die Technik hat der Mensch allerdings leichtfertig den energiefördernden Gegenschwung vernichtet, um monoton angepasst nur noch frontbetonten Befehlen unterschiedlicher Maschinen gehorchen zu können. Hier besteht ein großer Handlungsbedarf, denn es gibt nur eine Lösung: Der eingebüßte Gegenschwung muss bei langer Arbeit täglich, ja stündlich durch das Gegenschwung-Stretching (Seite 111) ersetzt werden, wenn langfristig Krankheiten verhindert werden sollen.

Dieses Sicherheitssystem sorgt also im Idealfall für eine optimale Bewegungsfreiheit aller Gelenkverbindungen, damit im Falle der Gefahr oder Herausforderung der Kampf- und Fluchtreflex überhaupt optimal gezündet werden kann. Dafür sind

Geschmeidigkeit, Flexibilität und Elastizität auf hohem Niveau erforderlich. Versteifte und verspannte Gelenke stellen für die Gesundheit ein hohes Gefahrenmoment dar, Erkrankungen, Leistungsverluste und ein hohes Unfallrisiko sind die Folgen, die sogar das Leben bedrohen können.

Die Sicherheitssysteme Neurozeption und Propriozeption sprechen schon auf kleine Normabweichungen an. Ein leicht erhöhter Blutdruck und erste Schlafstörungen in der Nacht oder beginnende Rückenbeschwerden genügen, um das autonome Überwachungssystem auf den Plan zu rufen!

Wie das autonome Nervensystem reagiert

Das zentrale Überwachungszentrum – das autonome Nervensystem – reagiert auf Informationen aus dem Körper ebenso wie auf Signale aus der Umgebung. Die Neurozeption spricht auf Signale aus Herz, Lunge, Bauchraum, Wirbelsäule und Gelenken an. Das autonome Nervensystem erhält aber auch Informationen über den Aufenthaltsort, an dem wir uns befinden, über das Verhalten der Menschen, denen wir begegnen. Die Neurozeption ist ständig auf Empfang geschaltet. Sie hat schon längst die aktuelle Situation erfasst, diese eingeschätzt und entsprechende Reaktionen eingeleitet. Erst danach begreift das Gehirn die aktuelle Lage und führt sinnvolle Antworten aus.

Das autonome Nervensystem reagiert auf all diese Informationen mit Signalen der Sicherheit oder mit Signalen der Gefahr:

- Das Signal der Sicherheit wird bestimmt durch die Reaktion des ventralen Vagus (Seite 34), der das Herz beruhigt, die Atmung vertieft, die Muskulatur entspannt, die wirren Gedanken zur Ruhe bringt. Der Mensch lebt in Frieden und Eintracht mit seinen Mitmenschen als Ausdruck hoher sozialer Kompetenz.
- Das Signal der Gefahr bewirkt einen allgemeinen Zustand der Anspannung durch den Sympathikus, den Kampf- und Fluchtnerv. Damit wird die Mobilisation ermöglicht, der notwendige Bewegungsausgleich steht an, durch den die aufgerufenen Stresshormone Adrenalin und Noradrenalin abgebaut werden können, um so wieder in den ventral-vagalen Zustand zu gelangen. Der Stress verliert sich im Zustand der kohärenten Homöostase.
- Bleibt die Gefahr bestehen oder verschärft sich sogar die Herausforderung, so schaltet das autonome Nervensystem auf den dorsalen Vagus (Seite 33) um. Seine erste Reaktion lautet: Energieeinsparung um jeden Preis. Das letzte Mittel lautet: Immobilisation, im Tierreich als »Totenstarre« bekannt, oft durch Kollaps und Ohnmachtsanfälle eingeleitet. Auch chronischer Stress kann dieses Negativszenario auslösen, dieser Weg führt dann über Ohnmacht, Depression bis ins Burnout-Syndrom, das der allgemeinen Immobilisation gleichgestellt werden kann.

Autonomes Nervensystem: Hormone und Anatomie

Für alle, die noch tiefer in die medizinischen und neuroanatomischen Zusammenhänge einsteigen möchten, folgen hier noch weitere spannende Erläuterungen.

Der Sympathikus als Kampf- und Fluchtnerv wird stimuliert vom Zwischenhirn, genauer gesagt vom Hypothalamus; hier liegen auch die übergeordneten vegetativen Zentren, die die Aktivität von Sympathikus, Parasympathikus sowie die Hormone der kirschkerngroßen Hirnanhangsdrüse (Hypophyse) beeinflussen.

Hypothalamus und Hypophyse bilden eine übergeordnete Steuerungszentrale für die hormonelle Regulation, die als hypothalamisch-hypophysäres System die zentrale Steuerung übernehmen. Der Hypophysenvorderlappen setzt für die Aktivierung des Nebennierenmarks ein bestimmtes Hormon (Corticotropin-Releasing-Hormon, CRH) frei und dabei fungiert der Sympathikus als Nierenweg zum Nebennierenmark, das dann die Stresshormone Adrenalin und Noradrenalin ausschüttet. Im Zentrum dieser HHN-Achse (Hypothalamus-Hypophysen-Nebennierenrinden-Achse) fungiert der Sympathikus als Übermittler, sodass diese Achse auch als Nervenweg bei akutem Stress bezeichnet wird.

Kortisol: Leistungs- und Stresshormon

Eine zweite Achse ist der reine Hormonweg: Über den Hypothalamus wirkt wieder das CRH auf die Hirnanhangsdrüse (Hypophyse), die das adrenocorticotrope Hormon (ACTH) mobilisiert. Diesmal geht der Reiz an die Nebennierenrinde, die das Leistungshormon Kortisol freisetzt. Im gesunden Zustand ist der Kortisolspiegel um Mitternacht auf einem Tiefpunkt und erreicht seinen höchsten Wert am Morgen zum Start in den Tag. Bei chronischem Stress regiert aber diese Kortisolachse mit einem Abfall des Kortisolspiegels, die Leistung nimmt ab. Hält dieser Zustand an, kann es zur »Adrenal-fatigue« kommen. Dieser Zusammenbruch endet nicht selten im Burnout.

Parasympathischer Entspannungskanal

Der parasympathische Entspannungskanal nimmt ebenfalls seinen Anfang im Hypothala-

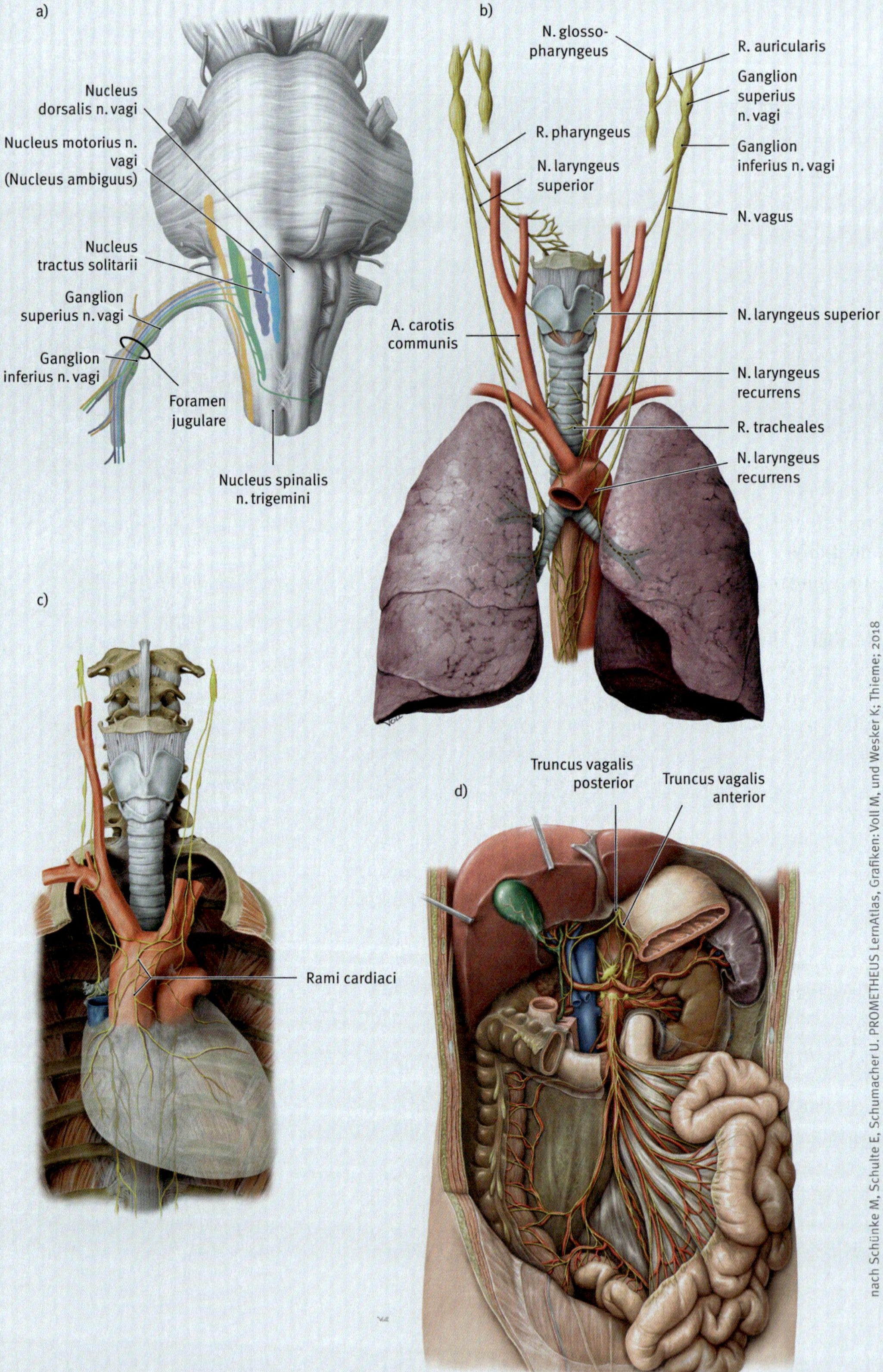

nach Schünke M, Schulte E, Schumacher U. PROMETHEUS LernAtlas, Grafiken: Voll M, und Wesker K; Thieme; 2018

mus, die Information geht den Weg allerdings über den Hirnstamm, dem Heimathafen der Hirnnervenkerne. Es gibt drei Hirnnerven, die neben motorischen auch parasympathische Fasern aufweisen. Dabei handelt es sich um

- den dritten Hirnnerv, den motorischen Augennerv (N. oculomotorius),
- den siebten Hirnnerv, den Nerv der oberen mimischen Muskulatur (N. facialis), und
- den neunten Hirnnerv, den motorischen Zungen-Kehlkopf-Nerv (N. glossopharyngeus).

Reizt man diese drei Nerven über ihre motorischen Funktionen, wie in der Vagus-Meditation üblich, so erhält man die komplexe Tiefenentspannung gleichzeitig mitgeliefert. Von den Kernen im Hirnstamm geht in Sekunden der Entspannungsreiz an das Herz, die Lunge und den gesamten Bauchraum bis zur linken Dickdarmflexur. Der absteigende Dickdarm, die Nieren, die Harnblase mit der Prostata und die weiblichen wie die männlichen Geschlechtsorgane werden über den sakralen parasympathischen Plexus erreicht. Auch dieser Plexus kann motorisch angeschoben werden, wenn man gezielt den gesamten Beckenboden aktiviert, ausgelöst durch die rhythmische Anspannung der unteren Rückenmuskulatur in Verbindung mit dem Beckenboden.

Die Anatomie des Vagus

In der Verlängerung des Rückenmarks zum Gehirn liegt die Medulla oblongata, die Kernregion des Vagus im Hirnstamm (Abb. a). Dabei ist es auffällig, dass dieser zehnte Hirnnerv über zwei Kerne verfügt. Zum einen über den Zellkörper parasympathischer Neurone, den Nucleus dorsalis nervi vagi, und zum anderen über die Zellkörper motorischer Fasern im Nucleus motorius nervi vagi, der auch als Nucleus ambiguus bezeichnet wird. Die sensiblen Fasern kommen aus der Peripherie zum Nucleus spinalis nervi trigemini, die sensorischen Fasern gelangen zum Nucleus tractus solitarii.

Die beiden Kerne des Vagus sitzen im Hirnstamm auf der Höhe der Olive, einer Vorwölbung der Medulla oblongata. Der Vagus zieht dann seitlich der Olive an die Hirnoberfläche und tritt zusammen mit dem N. glossopharyngeus und N. accessorius durch das Foramen jugulare aus dem Inneren des Schädels aus, dabei passiert er zwei enganliegende Ganglien:

- Das Ganglion superius, das noch innerhalb der Schädelhöhle liegt
- Das Ganglion inferius, das außerhalb der Schädelhöhle zu finden ist.
- Beide Ganglien weisen Zellkörper der afferenten Fasern des Vagus auf.

« a) Die Kernregion des Vagus, die Medulla oblongata, liegt in der Verlängerung des Rückenmarks zum Gehirn (Hirnstamm). Der Vagus verfügt über zwei Kerne (Nuclei), die hier blau und violett eingefärbt sind.
b) Der Vagus zieht am 1. Halswirbel vorbei in den Hals- und Brustraum. Dort versorgt er u.a. Rachen, Kehlkopf und Luftröhre.
c) Die Herzäste des Vagus (Rami cardiaci) lenken parasympathisch die Herzfunktion und bewirken eine Senkung der Herzfrequenz.
d) Beim Eintritt in den Bauchraum teilt sich der Vagus auf in den Truncus vagalis anterior und posterior. Er versorgt hier parasympathisch einen Großteil der Bauchorgane.

Der Vagus im weiteren Verlauf nach dem Austritt aus der Schädelhöhle

Der Vagus zieht nach der Passage aus dem Foramen jugulare vor dem Processus transversus des Atlas (1. Halswirbelkörper) vorbei und erreicht die Brusthöhle gemeinsam mit der Arteria carotis communis (Kopfschlagader) sowie der Vena jugularis interna. Der rechte und der linke Vagus erreichen dann durch die obere Thoraxapertur den Brustraum und passieren hier das obere und das untere Mediastinum, ein senkrechter Bindegewebsraum, der vom Hals bis zum Zwerchfell reicht (siehe Abb. b, Seite 28). In diesen Bindegewebsraum sind alle Brustorgane eingelagert, die beiden Lungenflügel ausgenommen.

Der Vagus durchläuft das Mediastinum rechts- und linksseitig der Speiseröhre und beide Äste gelangen über den Hiatus oesophageus im Zwerchfell in den Bauchraum, dabei teilt er sich auf in den Truncus vagalis anterior und posterior (siehe Abb. d, Seite 28). Hier versorgt der Vagus parasympathisch einen Großteil der Bauchorgane, wie Magen, Dünn- und Dickdarm bis zur linken Flexur am Cannon-Böhm-Punkt, die Bauchspeicheldrüse, die Leber und die Nieren.

Afferente Fasern des Vagus stellen aus dem Bauchraum den Informationsfluss rückwirkend zum Gehirn her und nach neuen Forschungen wird hier die neuronale Grundlage für das entdeckte Bauchgehirn vermutet.

Die Aufteilung des Vagus nach dem Verlassen der Schädelhöhle:

- Der Hirnhautast (Ramus meningeus) passiert durch das Foramen jugulare zurück in das Schädelinnere und erreicht die Dura mater (äußere Hirnhaut) in der hinteren Schädelgrube. Er innerviert venöse Blutleiter des Gehirns (Sinus occipitalis und Sinus transversus) sensibel.
- Der Ohrast des Vagus (Ramus auricularis) zweigt vom Ganglion superius ab und zieht durch den Canaliculus mastoideus zur Fissura petrotympanica zur Hautoberfläche. Sensibel versorgt er die Innenseite der Ohrmuschel, den äußeren Gehörgang und einen Teil des Trommelfells. Reizt man den äußeren Gehörgang durch Spülen mit kaltem Wasser oder durch Fremdkörper, so kann es zu Brechreiz oder Hustenreiz kommen.
- Die Rachenäste (Rami pharyngei) erreichen den Plexus pharyngeus, ein Nervengeflecht des N. glossopharyngeus, der die Muskulatur des Rachens und des weichen Gaumens steuert. Von hier geht ein besonderer Reiz beim Schluckakt aus, Würge- und Schluckreflexe treten in Erscheinung.
- Der obere Kehlkopfnerv (N. laryngeus superior) zweigt unterhalb des Ganglion inferius ab und zieht zum Kehlkopf. Er steuert den äußeren Kehlkopfmuskel und sensibel das reflektorische Schließen des Kehlkopfes bei Flüssigkeitsreizen, die zum Hustenreflex führen.
- Der Stimmnerv (N. laryngeus recurrens) versorgt alle Kehlkopfmuskeln, mit Ausnahme des äußeren Kehlkopfmuskels, sowie sensibel die innere Schleimhaut des Kehlkopfes unterhalb der Stimmlippen. Der Stimmnerv steuert die Stimmlippen und die eigentliche Stimmbildung.
- Der Speiseröhrenast (Ramus oesophageus) versorgt motorisch die quergestreifte Muskulatur der Speiseröhre.
- Herzäste (Rami cardiaci, siehe Abb. c, Seite 28) lenken parasympathisch die Herzfunktion, sie hemmen vor allem die Reizübertragung vom Vorhof zur Kammer und bewirken eine Senkung der Herzfrequenz!

- Luftröhrenäste (Rami tracheales) und Bronchialäste bilden gemeinsam mit sympathischen Fasern aus dem Grenzstrang den Plexus pulmonalis. Sensible Fasern des Vagus sind für die Atemregulation von großer Bedeutung, sie bewirken eine Verengung der Bronchien. Dabei zweigen im Brustraum die Rami pericardiaci für die Versorgung des Herzbeutels ab.
- Die Bauchäste des Vagus stellen sich als Truncus vagalis anterior und Truncus vagalis posterior dar und versorgen die Bauchorgane parasympathisch und unterhalten das Bauchgehirn (siehe Abb. d, Seite 28).

Neuer und alter Vagus

Nach Porges spaltet sich der Vagus in Höhe des Zwerchfells. Der neue Vagus baut ein Geflecht oberhalb des Zwerchfells auf und stimuliert damit Kopf, Gesicht, Augen und äußeren Gehörgang, den Kehlkopf mit den Stimmbändern, die Brusthöhle mit Herz und Lunge.

Der alte Vagus gelangt unter das Zwerchfell, bildet hier sein Geflecht und tritt aktiv im Falle höchster Gefahr durch Immobilisation (»Todesstarre«) in Erscheinung. Im inaktiven Zustand steuert der alte Vagus die gesamte Verdauung im Magen-Darm-Bereich.

Pudendusnerv

Vagus und Sympathikus mit ihrer gegensätzlichen Wirkung unterscheiden sich auch deutlich in ihrem anatomischen Aufbau. Der Vagus, dessen parasympathische Nervenfasern aus dem zervikalen Halsgeflecht entspringen, wird sinnvoll ergänzt durch die parasympathischen Fasern aus dem sakralen Kreuzbeingeflecht, die schließlich im Pudendusnerv (Schamnerv) enden.

Anatomie des Sympathikus

Ganz anders dagegen der anatomische Aufbau des Sympathikus, der zu beiden Seiten der Brust- und Lendenwirbelsäule als selbständiger Grenzstrang verläuft. Von hier erreichen die sympathischen Nervenfasern die unterschiedlichen Organbezirke, dabei sind die Ganglien eng mit dem Grenzstrang verbunden. Beim Vagus ist dieser Aufbau genau umgekehrt, die parasympathischen Ganglien sind eng organbezogen angesiedelt.

Sorgen und Ängste bestimmen unsere Gegenwart

Unsere Überlebenszentrale ist das vegetative Nervensystem. Es wird auch als »emotionales Gehirn« beschrieben, das vor allem auf das Innenleben unseres Körpers eingestellt ist und auf unsere Gefühle und Intuitionen achtet. Schon im 19. Jahrhundert beschrieb der französische Neurologe Paul Broca dieses alte Gehirn als »limbisches System«, um das sich im Laufe der Entwicklung die jüngere Schicht mit dem Neokortex gebildet hat. Im untersten Areal dieses limbischen Systems befindet sich das Angstzentrum, der Mandelkern (Amygdala), von dem alle Bedrohungsreaktionen ausgehen, dabei kontrolliert das emotionale Gehirn zwei Grundfunktionen des Körpers:

- Es steuert die physiologischen Abläufe körperlicher Befindlichkeit, vorrangig die Herz-Kreislauf-Funktionen, wie die Herzfrequenz, den Blutdruck, das Atemsystem, die Hormonfunktionen, das Verdauungssystem, die unterschiedlichen Stoffwechsellagen und das Abwehrsystem.
- Es ist das Kontrollsystem der Gefühle und Intuitionen und wird vor allem durch psychische Erlebnisse aus der Vergangenheit geprägt, ausgewiesen als posttraumatische Belastungssyndrome.

Unser Angstzentrum (Mandelkern = Amygdala)

Am unteren Pol des emotionalen Gehirns befindet sich der paarig ausgelegte Mandelkern und sichert uns mit seinen Reaktionen unser Überleben. Er verfügt über zwei Funktionsbahnen:

- Das olfaktorische System setzt uns mit dem Riechkolben in der Nase in Verbindung, sodass man kommende Gefahr vielfach schon über eine gute Schnüffelnase aufspüren kann.
- Der kortikomediale Teil sendet Nervenimpulse zum Hypothalamus des emotionalen Gehirns und die Stresshormone Adrenalin und Noradrenalin werden freigesetzt.

Das emotionale Gehirn verfügt über ein hohes Maß an Selbstheilung im Sinne der Selbstorganisation natürlicher Prozesse. Ziel ist, den Körper nach Stressbelastungen wieder in den Zustand der Harmonie, des Gleichgewichts, der Kohärenz im Sinne der ausgewogenen Homöostase zurückzuführen, also in den ventral-vagalen Zustand. Das emotionale Gehirn informiert den Neokortex über die Körperfunktionen, entscheidet aber selbstständig über die Wirkung der Regulationsmechanismen.

Vorrangig werden traumatische Erlebnisse aus der Vergangenheit im Mandelkern gespeichert, die neuen Informationen aber auch mit früheren Erlebnissen abgeglichen und der Gefahr entsprechend Stresshormone ausgeschüttet.

Diese Amygdala schlägt aber auch Alarm, wenn keine akute Gefahr besteht. Es genügt schon die Ähnlichkeit einer Schreckensmeldung. Die Bewertung durch die Stresshormonausschüttung ist jedoch in beiden Fällen gleich groß.

Der Mensch steigert sein Aggressionsverhalten, reagiert mit Panik, Wutausbrüchen, Flucht, wird aber oft auch von lähmender Trauer erfasst. Nicht selten reagiert die Amygdala hochsensibel, setzt zu viele Warnimpulse frei, sodass eine bestimmte Form der sensiblen Ängstlichkeit entsteht, die nicht selten in chronische Depression übergeht.

Im Neokortex ist das rationale Denken verankert. Der Mandelkern im emotionalen Gehirn steuert die Empfindungen, die Gefühle und Intuitionen, die elementar auf die Denkzentrale Einfluss nehmen. Dabei landen die Informationen aus dem Mandelkern um ein Vielfaches schneller im Neokortex als umgekehrt in der Gegenrichtung.

Chronischer Stress aktiviert das Angstzentrum

Eine besondere Gefahr geht vom chronischen Stress aus. Das fand 2008 B. McEwen von der Rockefeller Universität in New York heraus. Denn in dieser Situation wird der Mandelkern hoch aktiv, er stimuliert das emotionale Gehirn nachhaltig. Das sind dann die Betroffenen, die unter einem chronischen, posttraumatischen Belastungssyndrom leiden: Soldaten nach schweren Kampfeinsätzen, Feuerwehrleute nach überstandenem Großbrand, aber auch Schwestern und Ärzte, die an vorderer Front permanent im Einsatz sind.

Was besagt die Polyvagaltheorie?

Das autonome Nervensystem wird meist so beschrieben, dass es in seiner Grundanlage aus zwei gegensätzlichen Leitbahnen besteht. Dem Kampf- und Fluchtnerv Sympathikus, der uns in Aktionen versetzt und der zur Mobilisation die Stresshormone Adrenalin und Noradrenalin für die notwendige Vorspannung des Körpers freisetzt. Der Gegenspieler des Antriebsnervs ist das parasympathische System, das für Ruhe, Stille und Entspannung sorgt und das nach erfolgter Leistung die Energiedepots wieder mit Sauerstoff und Energie versorgt. Und in allen gängigen Anatomie- und Physiologie-Lehrbücher ist es so nachzulesen.

Nun haben wir zu Beginn dieses Kapitels ja schon angedeutet, dass der Vagus zwei Gesichter, also zwei unterschiedlich agierende Nervenstränge, hat: einmal den ventralen (vorderen) Vagus, der stammesgeschichtlich jünger ist und daher auch neuer Vagus heißt. Und auf der anderen Seite den dorsalen (rückwärtigen) Vagus, der auch alter Vagus genannt wird.

Das autonome Nervensystem verfügt daher nach der Polyvagaltheorie gemäß Porges über drei Schaltkreise, die in Gefahrenmomenten, Stress einbezogen, für unser Überleben sorgen.

Erster Schaltkreis: der dorsale (alte) Vagus

Der erste Schaltkreis ist der alte, dorsale Vagus, der schon vor Urzeiten in Momenten höchster Gefahr unsere Existenz durch Immobilisierung (Bewegungsstarre) sicherte. Oft waren in Urwald und Wildnis die Her ausforderungen so elementar, dass Immobilisierung im Zusammenhang mit Kollaps- und Ohnmachtsanfällen vielfach die Ultima Ratio war, um das Leben erhalten zu können. Ein Rest hiervon ist uns geblieben, wenn wir »zu Tode erschreckt« sind. Für einige Tierarten gehört diese »Todesstarre« fest zum Verhaltensrepertoire, z. B. bei Schildkröten oder Eidechsen. Aber auch chronischer Stress kann – bei uns Menschen – ähnlich wirken und zu Ohnmachtsanfällen oder Kollapszuständen als Warnstufe führen.

Depressionen oder Burnout sind dann mit der Immobilisation vergleichbar.

Der dorsale Vagus ist aber nicht nur für die Erstarrungsreaktion im absoluten Notfall verantwortlich, sondern reguliert auch unsere inneren Organe unterhalb des Zwerchfells: den Magen, Teile des Darms, die Leber und die Nieren. Im Normalzustand und außerhalb jeglicher Gefahr ist er eher daher – weniger spektakulär – u.a. für die normale Magen-Darm-Passage verantwortlich und hat damit für die aufbauende Regeneration nach der Belastung eine hohe Bedeutung. In dieser Funktion arbeitet der dorsale Vagus eng mit dem Pudendusnerv (Seite 51) zusammen, denn beide Nerven überlagern sich:

- Der Einflussbereich des Vagus reicht bis zur linken Dickdarmflexur, dem Cannon-Böhm-Punkt.
- Der Einflussbereich des Pudendusnervs (Schamnerv) beginnt ab der linken Dickdarmflexur. Er versorgt den absteigenden Dickdarm, das Sigma und den Enddarm sowie die Beckenorgane, wie Harnblase, Prostata und die weiblichen wie die männlichen Geschlechtsorgane.

Zweiter Schaltkreis: der ventrale (neue) Vagus

Der zweite Schaltkreis ist der ventrale Vagus (neuer Vagus). Säugetiere und demzufolge auch Menschen verfügen über diesen evolutionär gesehen jüngeren Anteil des parasympathischen Nervensystems. Er ist in erster Linie für nonverbale Kommunikation, z. B. über Blicke und Gesten, und Fürsorge zuständig, steht also für emotionale und soziale Kompetenz. Er ist unser Nerv des Mitgefühls und steuert die zugehörigen Bereiche Gesicht, Mund, Kehlkopf, Rachen und Mittelohr sowie auch das Herz.

Dritter Schaltkreis: der Sympathikus

Der dritte Schaltkreis ist das uns schon gut bekannte sympathische Nervensystem, das mobilisierend wirkt und dafür sorgt, dass im Bedarfsfall eine hohe Leistung abgerufen werden kann. Der Sympathikus ist der Leitnerv für den Stress der Gegenwart, da er oft langanhaltend aktiviert wird – ohne parasympathischen Ausgleich.

Insbesondere Bewegung im Ausdauerbereich ist in diesem Schaltkreis von entscheidender Bedeutung. Es ist aber zu bedenken, dass durch die Anpassung an die Technik dem Menschen die allgemeine Bewegung genommen wurde und das geht natürlich zu Lasten des Herz-Kreislauf-Systems. Bleibt nämlich die moderate Ausgleichsbewegung unberücksichtigt, so verliert insbesondere das Herz sein Leistungsvermögen. Es kompensiert die fehlende Muskelkraft durch die Erhöhung seiner Schlagzahl in Ruhe und verliert damit kostbare Energie!

Ausdauertraining wirkt als Vagusbremse, sodass das Herz nach dieser Belastung in Ruhe langsamer schlägt.

Der zweite Schaltkreis – der neue Vagus – steht mit dem dritten – dem Sympathikus – in ständigem Austausch; mal überwiegt der eine, mal der andere. Das geht hin und her. Im täglichen Stressalltag hat sich gezeigt, dass dieser Wechsel zwischen dem zweiten und dritten Schaltkreis das Gebot der Stunde ist. Bei anstehender Leistung ist der Sympathikus, nach der Belastung der ventrale Vagus gefragt. Diesen können wir nach der Belastung hervorragend durch die Vagus-Meditation aktivieren. Dieses Wechselspiel entscheidet über Gesundheit, Wachstum, Wohlergehen und Resilienz.

Das autonome Nervensystem als geheime Kommandozentrale

Wir Menschen sehnen uns nach Sicherheit, Vertrautheit und gegenseitiger Verbundenheit. Diese Sehnsüchte bestimmen unser Leben weitgehend unbewusst, denn sie unterliegen der Kontrolle unseres autonomen Nervensystems. Das bedeutet, ihre Überwachung erfolgt über Neurozeption (Seite 25) durch das »Erkennen ohne Gewahrsam«, wie es Porges ausdrückte. Unser Körper befindet sich permanent unter dem Schutzschild nervlicher Überwachung, um jederzeit in die dynamische Balance der Homöostase zurückkehren zu können. Durch Co-Regulation passt er sich den unterschiedlichen Lebensbedingungen an, um unser Leben zu erhalten und, wenn alles sicher ist, durch Verbundenheit vertrauensvolle Verbindungen mit anderen Menschen im Sinne sozialer Kompetenz eingehen zu können.

Das autonome Nervensystem ist die neuronale Plattform, auf die sich unsere gesamte Erlebniswelt zurückführen lässt.

Co-regulierte Verbindungen sind dann in einem weiteren Schritt in der Lage, Stress in unterschiedlichen Formen durch Resilienz zu überwinden. Im Zusammenleben mit anderen Menschen kommt es immer wieder zu inneren und äußeren Spannungen, weil wir ihr Verhalten daran messen, wie sie zu uns in Beziehung treten, geistig wie körperlich.

Aus Sicht der Polyvagaltheorie lernen wir jedoch, dass menschliche Handlungen automatisch erfolgen. Dass sie selbständig vom autonomen Nervensystem initiiert und damit jenseits unserer bewussten Wahrnehmung eingeleitet wurden. Eine spezielle Form der Wahrnehmung durch den Vagus öffnet uns neue Wege für die verbindende Dimension des Mitgefühls!

Das autonome Nervensystem unterscheidet nicht zwischen Gut und Böse, es überwacht primär unsere Sicherheit, damit in jeder Situation das Überleben garantiert wird. Gegenwärtig kann unsere Existenz bei hoher Stressbelastung nur dadurch erhalten werden, dass wir ständig in Flucht- und Kampfsituationen getrieben werden, ausgelöst durch das sympathische Nervensystem. Herz, Blutkreislauf und Atmung werden dabei in ständiger Wiederholung weit über ihre Grenzen hinaus belastet, wobei der vagale Zustand der Ruhe, Stille und Entspannung schon im Keim erstickt wird. Verantwortlich hierfür ist die hohe Dichte zentraler Sinnesreize, die ebenfalls den Kampfnerv Sympathikus auf den Plan rufen. Das autonome Nervensystem stellt sich darauf ein. Wir müssen begreifen, dass dieser permanente Stresszustand, den das autonome Nervensystem über die Neurozeption wahrnimmt, die absolute Realität für uns ist. Denn die Polyvagaltheorie lehrt uns, dass das Wahrgenommene (die Neurozeption funkt anhaltenden Stress) wichtiger ist als die objektive Wirklichkeit (»Es ist doch ganz normaler Berufsalltag?!«). Daraus folgt:

- Den Stress als autonomen Zustand gilt es primär zu erkennen.
- Die angepassten Überlebensreaktionen müssen wir respektieren.
- Darauf hat sich der Körper durch Co-Regulation über den Vaguszustand einzustellen.
- Um danach ein neues Leben führen zu können.

Wie lässt sich der ventrale Vagus aktivieren?

Wie lässt sich denn nun unser Entspannungssystem, das parasympathische Nervensystem, einschalten, wenn der Sympathikus in unserer Stressgesellschaft ständig Alarm funkt? Die Antwort findet sich in der Anatomie des Vagus. Schauen wir uns den Vagabund unter den Nerven also genauer an: Das parasympathische System wird vom zehnten Hirnnerv, dem Vagus beherrscht, der allein 75 % aller parasympathischen Fasern belegt hält. Das Ursprungsgebiet des Vagus ist der Hirnstamm, die Verbindung zwischen Rückenmark und Gehirn. Es gibt insgesamt 12 Hirnnervenpaare.

Drei Hirnnerven weisen eine Besonderheit auf, die sie für die Vagus-Meditation interessant macht: Sie führen neben den motorischen auch parasympathische Fasern. Daraus ergibt sich die Chance, dass Betroffene unter Stressbedingungen durch diese Form der Co-Regulation den Vagus bewusst stimulieren können, um in kurzer Zeit wieder in den ausgewogenen Zustand der Homöostase zurückzukehren. Hierdurch büßt allerdings das autonome Nervensystem einen Teil seiner Autonomie ein, denn diese Form der Tiefenentspannung kann schnell und bewusst im schnellen Stressalltag aktiviert werden, indem einer der drei genannten Hirnnerven aktiviert wird:

- Der dritte Hirnnerv, der motorische Augennerv (N. oculomotorius), spricht auf Licht und Nahakkommodation an. Er kann durch Anspannung der Ziliarmuskeln beider Augen, die die Linsenwölbung steuern, sowie durch das Cinéma interne (Seite 75) aktiviert werden.
- Der siebte Hirnnerv der oberen mimischen Muskulatur (N. facialis), der die obere Gesichtshälfte beeinflusst und damit das »Lachen mit den Augen« auslöst, die Zornesfalte lösen kann und die Augenbrauen einschließlich der Kopfhaut bewegt.
- Der neunte Hirnnerv, der Zungen-Kehlkopf-Nerv (N. glossopharyngeus), steuert Kehlkopfvibrationen wie Schnurren, Summen, Singen und Brummen. Er spielt zudem nach Forbes bei der Prosodie in der Stimmführung eine entscheidende Rolle. Durch Kehlkopfvibrationen in der Vagus-Meditation wird bewusst ein Widerstand in die Ausatmung gelegt, sie wird dadurch verlängert und der Vaguseinfluss nachhaltig verstärkt.

In der Vagus-Meditation wird der ventral-vagale Zustand durch die bewusste Stimulation des dritten, siebten und neunten Hirnnervs erreicht.

Damit kann durch die Vagus-Meditation eindeutig bewiesen werden, dass das autonome Nervensystem durchaus bewusst stimuliert werden kann. Denn durch die Hirnnerven 3, 7 und 9 wird der Entspannungsreiz an den Hirnstamm geleitet und in dieser Zentrale können dann die beiden Vaguskerne, die im »Südpol des Hirnstamms« angesiedelt sind, erreicht werden. Und der Vagus ist es dann, der das Entspannungssignal weiter an Herz, Lunge und Bauchraum gibt.

Die Meditation allgemein gehört zum ältesten Wissen der Menschheit. Sie wird praktisch in allen Religionen genutzt, Naturvölker eingeschlossen, um der absoluten Wahrheit auf den Grund zu kommen. Dabei handelt es sich um rein empirisches Wissen. Die Mönche im Buddhismus und im Christentum haben sie erfolgreich zur komplexen Tiefenentspannung eingesetzt.

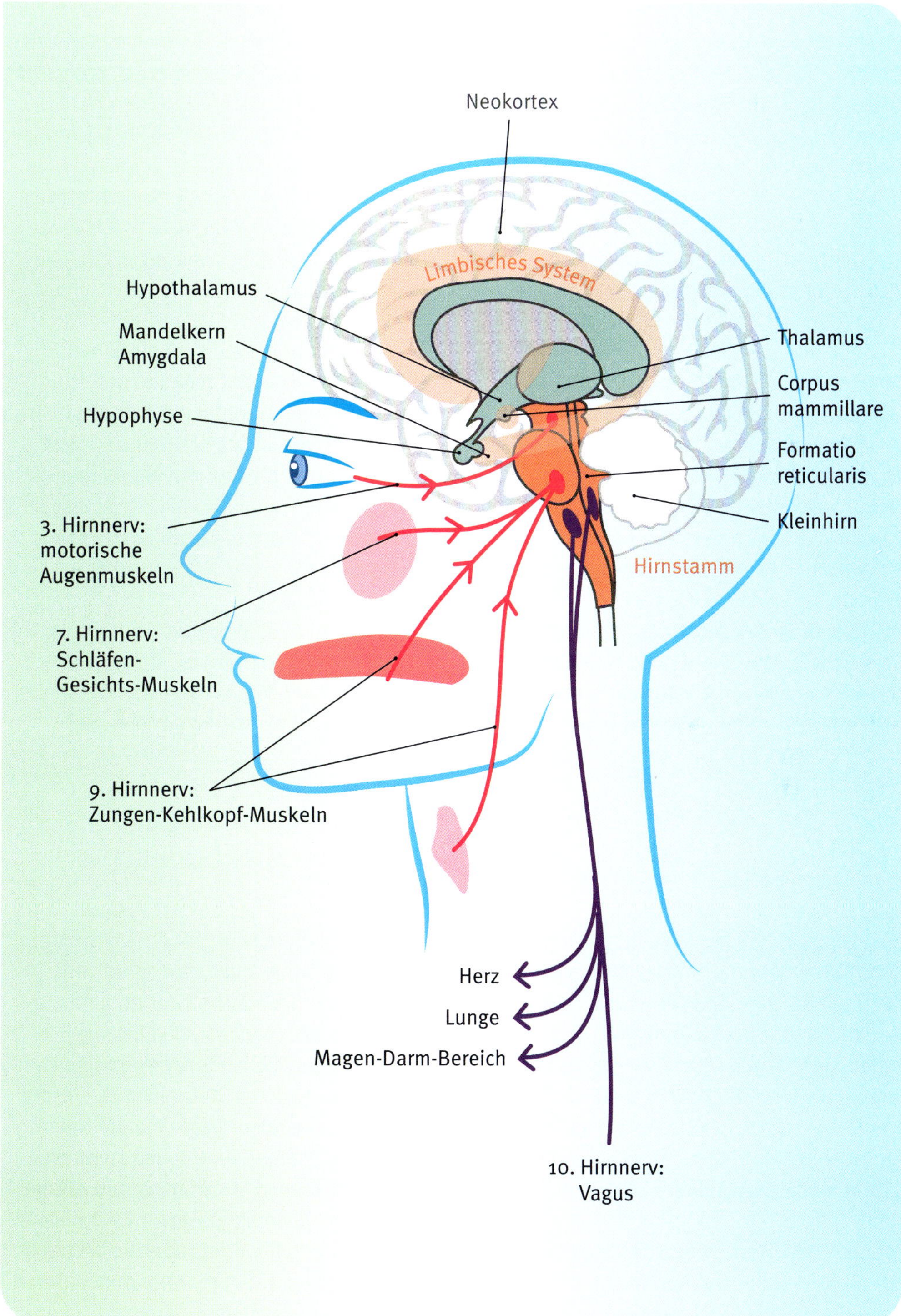

Durch die Aktivierung des 3., 7. und/oder 9. Hirnnervs kann ein Entspannungsreiz an die Vaguskerne im Hirnstamm gesendet werden. Der Vagus gibt das Signal zur Entspannung an Herz, Lunge und Bauchraum weiter.

Die Verbindung zur Polyvagaltheorie

In der Polyvagaltheorie und in der Vagus-Meditation gibt es viele Gemeinsamkeiten: beide basieren auf den Hirnnerven 3, 7 und 9:

Der dritte Hirnnerv steuert bei Porges den vermittelnden Augenkontakt. In der Vagus-Meditation ist er entscheidend für das Cinéma-interne-Programm, das abläuft, wenn man die Augen schließt und die auftauchenden Farben hinter den geschlossenen Augen fixiert. Diese absolute Naheinstellung der Augen (Nahakkommodation) aktiviert den Ziliarmuskel, der die Linsenwölbung steuert. Er enthält neben motorischen Fasern auch parasympathische Leitbahnen, sodass diese Form der Naheinstellung beider Augen automatisch mit einer Tiefenentspannung durch den Vagus verbunden ist, denn der dritte Hirnnerv verbindet sich im Hirnstamm mit dem Vagus.

Der siebte Hirnnerv steuert in der Vagus-Meditation das »Lachen mit den Augen«. Er stellt gleichzeitig die Verbindung zum Herzen her, dem Sitz unserer Persönlichkeit, sodass man an den Augen Wahrheit und Lüge ablesen kann. Auch dieser nervale Schaltkreis über den siebten Hirnerv verläuft wieder über den Hirnstamm mit der Verbindungsschleife zum Vagus. Und dieser ist es dann, der das Signal an seinen Herzplexus weiterleitet. Bei Porges beeinflusst der siebte Hirnnerv entscheidend die obere mimische Muskulatur, die erste Kontaktbrücke im sozialen Austausch.

Der neunte Hirnnerv bewirkt in der Vagus-Meditation die entspannenden Kehlkopfvibrationen durch die betonte Ausatmung gegen Widerstand. Dieser neunte Hirnnerv führt ebenfalls neben motorischen auch parasympathische Fasern und tauscht sich ebenfalls mit dem Vaguskern im Hirnstamm aus. Neben Schnurren, Summen, Brummen und Singen kann er auch durch »Zungenstretching« aktiviert werden: Man zieht die Zunge weit im Mund nach vorn, rollt sie ein und drückt sie gegen den oberen, harten Gaumen.

Porges greift zum einen auf die Bedeutung der Atmung gegen Widerstand und zum anderen auf den Wohlklang der Stimme im Sinne der Prosodie zurück. Denn so lässt sich das autonome Nervensystem über die Co-Regulation wieder in die ausgewogene Situation des ventral-vagalen Zustandes zurückführen.

Aber nun erstmal genug der Theorie, vor lauter Hirnnerven schwirrt Ihnen vielleicht schon der Kopf. Wie wirken sich diese Erkenntnisse im praktischen Leben aus?

Einatmung spannt an, Ausatmung entspannt

Bei Angst und Schrecken stockt uns der Atem, nach überstandener Gefahr atmen wir befreit durch – das kennen wir alle. Auch im therapeutischen Zusammenhang nutzt man die bewusste Regulierung der Atmung, um nachhaltig psychische Zustände zu beeinflussen. Das kann sich z. B. günstig bei Angstzuständen, Depressionen sowie posttraumatischen Reaktionen auswirken. Langsame, längere Ausatmung und Ausatmen gegen Widerstand verstärkt den Parasympathikus, eine Erfahrung, die auch wir seit Jahren mit der Vagus-Meditation durch die Kehlkopfvibrationen gemacht haben.

Langsames Atmen betont den parasympathischen Tonus und kann damit das körperlich-psychische Wohlbefinden nachhaltig verbessern.

Und falls Sie gern Fußball schauen, hier noch ein Beispiel dazu: Achten Sie einmal genau vor einem Eckball, den z. B. Toni Kroos für die deutsche Nationalmannschaft in den Strafraum zirkelt, auf den Spieler: Vor dem Abstoß atmet er gezielt aus, was auch für jeden Spieler vor einem Elfmeter gilt. Das dient der Entspannung durch die bewusste Ausatmung vor einem wichtigen Manöver.

Vagusbremse kontra Kickstarter Sympathikus

Der Begriff »Vagusbremse« geht auf Porges zurück. Wir sollten ihn aber nicht falsch verstehen, denn nicht der Vagus wird gebremst, sondern der Vagus bremst den Stressnerv Sympathikus und damit das Herz, dessen zu hohe Schlagzahl vermindert wird. Der Vagus wirkt also tempomindernd und so gesehen ist der Vergleich mit einer Bremse durchaus angebracht, könnte aber eben auch falsch verstanden werden.

Das Leben im gegenwärtigen Stressalltag ist durchaus vergleichbar mit der Überholspur auf der Autobahn. Stellen Sie sich in dieser Situation vor, die Bremsen versagen ihren Dienst. Nicht auszudenken, was dann alles passieren könnte!

Für viele Zeitgenossen verläuft jedoch der Arbeitsalltag unter diesen Vorzeichen, weil es eine ausgleichende Pausenkultur kaum noch gibt. Seit Jahren fordern wir daher für alle Arbeitsvorgänge täglich die Vagus-Siesta über 15 Minuten, die nachweislich für den restlichen Tag einen 35 %igen Leistungs- und Wohlfühlschub auslösen kann.

Mit der Vagusbremse können Sie jederzeit dem Kickstartersystem des Sympathikus im Stressalltag Paroli bieten!

Auf der Autobahn ärgern Sie sich nicht mehr über die ständige Lichthupe Ihrer superschnellen Zeitgenossen. Sie reagieren auch nicht auf provozierende Handzeichen, die immer Ausdruck eines völlig überforderten sympathischen Regulationssystems sind. Dagegen setzen Sie in Zukunft auf Ihren ventral-vagalen Status: Sie demonstrieren innere Stärke, Sie reagieren auf den nachfolgenden Drängler mit einem »Vagus-Lächeln«. Aber Vorsicht, dieser überforderte Fahrer könnte bei dem Zuviel an Kortisol die Kontrolle über seinen Wagen verlieren. Gehen Sie auf Abstand.

Die Vagusbremse beruhigt das Herz

Unser Herz schlägt nicht wie ein Metronom absolut regelmäßig, denn der ventrale Vagus steuert die Herzfrequenz: Bei der Ausatmung unter Vaguseinfluss schlägt das Herz langsamer, bei der Einatmung unter Sympathikussteuerung schneller. Das ist normal und gesund. Medizinisch wird dieses Phänomen als respiratorische Sinus-Arrhythmie bezeichnet, mit ihr kann der Vagustonus gemessen werden. Nur im Krankheitsfall und kurz vor dem Tod schlägt das Herz vielfach in absoluter Regelmäßigkeit. Damit bestätigt sich wieder die Feststellung, dass in natürlichen Prozessen immer minimale Variationen vorkommen und nie genau dasselbe wiederholt wird.

Nach der Polyvagaltheorie ist die Vagusbremse eine wichtige Steuerungsgröße in allen Stresssituationen, denn der ventrale Vagus kontrolliert die Herzfrequenz und sorgt im Normalfall für eine Schlagzahl von ca. 72 Schlägen/Minute. Er bremst also den Herzschlag, der über den Sinusknoten im Vorhof getaktet wird. Ohne diese Bremswirkung würde das Herz in Ruhe viel zu schnell schlagen. Damit würde kostbare Energie verlorengehen.

Die Vagusbremse senkt Stresshormone

Wird die Vagusbremse teilweise gelockert, so entsteht im Körper Handlungsbedarf durch das stärkere Anfluten sympathischer Energie. Geringe Konzentrationen der Stresshormone Adrenalin und Kortisol werden bereits ausgeschüttet, die aber in diesen geringen Mengen noch kaum nachweisbar sind. Steigt aber das Gefahrenpotenzial stärker an, so übernimmt der Sympathikus die Regie im Körper: Er löst die Ausschüttung der Stresshormone aus und ermöglicht so die Kampf- und Fluchtreaktion.

Dieser ständige Wechsel zwischen Vagus und Sympathikus ist das Gebot der Stunde im täglichen Stressalltag, sodass sich der Körper jederzeit unterschiedlichen Situationen anpassen kann. Nur durch diesen Wechselmechanismus können die stressbedingten Erkrankungen in Schach gehalten werden. Wie schon beschrieben, können wir mit der Vagus-Meditation die Vagusbremse betätigen. Eine Untersuchung wies nach, wie wirksam diese Methode ist (siehe Kasten).

Die Konzentration auf den Vagusnerv und die zielgenaue Konzeption der Vagus-Meditation minimieren offenbar den Einsatz notwendiger Ressourcen (Zeit etc.) und machen diese besonders attraktiv für den Einsatz im beruflichen und privaten Alltag.

Auch Bewegung wirkt als Vagusbremse

Das zweitälteste Überlebenssystem steuert der Sympathikus oft in enger Kooperation mit dem ventralen Vagus, der vor allem nach der Belastung im Herz-Kreislauf-System die verbrauchten Energiedepots wieder auffüllt. Der Sympathikus bereitet uns auf Kampf oder Flucht vor. Durch die Sympathikuswirkung verändert sich auch das Hören. Muskeln des Mittelohres werden aktiviert, die auf das Erkennen von Stimmen ausgerichtet sind, gefährliche Geräusche werden so besser identifiziert, wichtig in allen Kampf- und Fluchtsituationen.

Zum Abbau der Stresshormone direkt nach der Arbeitsbelastung eignet sich z. B. Jogging. Wenn Sie es regelmäßig betreiben, bauen Sie nicht nur Spannungen und Stresshormone ab, sondern tun auch Gutes für Ihr Herz-Kreislauf-System: Nach 6 Wochen Training senkt sich auch der Ruhepuls nachhaltig. Dabei kann die Schlagzahl des Herzens um ca. 10 Schläge/Minute abgesenkt werden, was der üblichen Betablockertherapie in der Medizin entspricht.

Bewegung kann auch in einem ständigen Wechsel zwischen dem sympathischen und ventral-vagalen Zustand erfolgen:

- Im sympathischen Sicherheitssystem wird Bewegung oft stark leistungsbezogen betrieben. Relativ hohe Geschwindigkeiten werden umgesetzt, es herrscht die kurze und schnelle Mundatmung vor, denn auf kürzestem Wege muss in dieser Situation der Sauerstoff in die Lunge gelangen können.

- Im Übergang vom sympathischen zum ventral-vagalen Zustand kann Bewegung auch meditativ umgesetzt werden, wenn jeder Leistungsgedanke vermieden wird. Man ist voll konzentriert und richtet die ganze Aufmerksamkeit auf die körperliche Bewegungsfolge, in der die Füße kontinuierlich über Ferse und Vorfuß abrollen und dabei eine spiralförmige Spur am Boden schreiben (dazu später mehr (Seite 126)). Geatmet wird über die Nase (aus und ein), damit wird jede Form der Überforderung vermieden, weil die sauerstoffreiche (aerobe) Trainingszone hierdurch nicht überschritten werden kann. Wenn man diese Form der Atmung im Training nicht mehr halten kann, dann ist man schon zu schnell und sollte sofort das Tempo drosseln.
- Bei der Bewegung kennt man auch das Intervalltraining, den kurzen Wechsel in unterschiedlichen Abständen zwischen schneller und langsamer Lauftechnik. In diesem Falle wechselt das autonome Überwachungssystem ständig zwischen dem sympathischen und ventral-vagalen Zustand hin und her. Ein optimales Training in der Rehabilitation!

Ohne Vagusbremse kann der Mensch nicht leben!

Der Mensch kann praktisch ohne Vagusbremse nicht leben, weil er unter Stressbedingungen kaum entspannen kann. Er braucht die Vagusbremse, um eine ausgleichende Entspannungskultur überhaupt entwickeln zu können. Denn ohne diesen Ausgleich verliert er ständig Energie, er bringt die notwendige Resilienz nicht auf, um den Herausforderungen des Stressalltags wirkungsvoll begegnen zu können. Fällt die Vagusbremse aus, so wird automatisch der Sympathikus aktiviert, das ist der allgegenwärtige Zustand der Leistungsgesellschaft. In dieser Situation müssen die Menschen

Studie zur Wirksamkeit der Vagus-Meditation

Wie wirksam dieses Entspannungsverfahren ist, wurde 2016 in einer Wirksamkeitsstudie an der Universität Lüneburg nachgewiesen. Dabei wurde mittels EEG-Untersuchungen die Entspannungswirkung der Vagus-Mediation mit der der Progressiven Muskelrelaxation nach Jacobson verglichen. Alle Messungen lieferten signifikante bis hochsignifikante Ergebnisse. Die Effektstärken der Vagus-Meditation lagen dabei konsistent über denen des Vergleichsverfahrens. Beim Parameter »Alpha-Power« im Spontan-EEG wies die Vagus-Meditation eine besonders hohe Effektstärke auf. In dieser Untersuchung war die Vagus-Meditation also dem bewährten Entspannungsverfahren der Progressiven Muskelrelaxation überlegen, woraus man schließen kann, dass die Vagus-Meditation eine noch effizientere Entspannungsmethode ist.
Zurzeit läuft eine weitere Studie an der Universität Rostock zur Wirksamkeit der Vagus-Meditation, die noch nicht abgeschlossen ist.

sich voll auf ihr Eigenleben konzentrieren, sie achten nicht mehr auf ihre Mitmenschen und gehen in allem ihren eigenen Weg. Die Einführung des schnellen Echtzeit-Internets 2020 dramatisiert diese Form der Beschleunigung noch. Auf Dauer führt ein Leben ohne Vagusbremse über Schlaflosigkeit, an der inzwischen über 80 % der arbeitenden Bevölkerung leiden, zu Depressionen bis ins Burnout (laut DAK).

Dabei ist es ganz leicht, die Vagusbremse auszulösen: Die erste Stufe der Vagusbremse ist ein kurzer Blickkontakt, ein freundlicher Augenaufschlag, der das Gesicht aufhellt und die obere mimische Muskulatur aktiviert. Dies wird ergänzt durch die freundlich-melodiöse Stimme in richtiger Betonung und im optimalen Rhythmus. Hilfreich ist auch der elfte Hirnnerv: Durch eine leichte Verbeugung bei der Vorstellung wird dem Gegenüber mit Hochachtung begegnet, die typische Begrüßungsgeste der Japaner.

In der zweiten Stufe der Vagusbremse nutzen wir die betonte Ausatmung, die auch durch einen Seufzer erfolgen kann. Denn nur bei der Ausatmung überwiegt der Vagus. Besonders wirksam ist es, lange und gegen Widerstand (Lippenbremse) auszuatmen. In der dritten Stufe folgen die Brustorgane Herz und Lunge. Allein durch die Vagusbremse geht die Schlagzahl des Herzens zurück, der Blutdruck sinkt ab und der Körper kehrt zur Homöostase zurück. Auch die Atmung vertieft und verlangsamt sich bei gleichzeitiger Normalisierung der Verdauung durch den dorsalen Vagus.

In dieser Stufe arbeiten ventraler Vagus und Sympathikus eng zusammen. In der aktiven Phase bestimmt der Sympathikus das Tempo, danach folgt Erholung und Entspannung durch den ventralen Vagus. Dabei können Sie die Vagus-Meditation hervorragend als Vagusbremse nutzen.

Wieso entstand ein »alter« und ein »neuer« Vagus?

Porges entdeckte, dass es einen alten und einen neuen Vagus gibt, die im Laufe der evolutionären Entwicklung entstanden. Nach Porges entstand vor 500 Millionen Jahren das alte und primitive dorsale Vagussystem, das im Falle des Überlebens in Gefahrensituationen durch Abschaltung aller Körperfunktionen durch Immobilisierung eingeleitet wurde. Dieser Shutdown-Zustand ist die letzte Chance zu überleben; der Körper erstarrt, wirkt wie betäubt und man kann »zu Tode erschreckt« sein. Nach dieser Dissoziation folgt oft die Depression, begleitet vom Rückzug aus allen sozialen Verbindungen.

Der neue Vagus ist schneller als der alte

Der neue Vagus ist mit einer äußeren, fetthaltigen Schutzhülle (Myelinschicht) umgeben und kann damit die Reizweiterleitung schneller vollziehen als der alte Vagus, der nicht über diesen Myelinmantel verfügt. Die Myelinisierung des ventralen Vagus vollzieht sich erst im letzten Drittel der Schwangerschaft und erstreckt sich über das erste Lebensjahr. Dies ist auch die Ursache dafür, dass Frühgeborene vielfach Anfangsprobleme mit ihrer Atmung aufweisen und länger beatmet werden müssen.

Wenn die Katze die Maus zwischen den Zähnen hält, ist die Maus nicht tot, sondern durch den alten Vagus im Zustand der »Todesstarre«. Sie wirkt körperlich gelähmt, kann aber noch laufen. Junge Katzen nutzten diese Form der »Immobilisation«, um mit ihren Opfern noch zu spielen.

Vor 400 Millionen Jahren folgte dann das sympathische Nervensystem, es ermöglicht uns, der Gefahrensituation durch Kampf oder Flucht zu begegnen. Entsprechende Situationen können dann durch die Auseinandersetzung mit dem Gegner oder durch die Vermeidung des Kampfes über die Flucht begegnet werden.

Der neue (ventrale) Vagus, der nur beim Menschen und bei Säugetieren zu finden ist, entstand vor 200 Millionen Jahren. Dieser neue Vagus dient der Co-Regulation bei allen Herausforderungen im Moment der Gefahr. Er sorgt primär für den sozialen Ausgleich mit anderen Menschen, wechselt im Bedarfsfall aber häufig ins sympathische System, wenn ein erhöhter Leistungsbedarf gefragt ist oder wenn Gefahrenmomente durch Bewegung überwunden werden müssen.

Das autonome Nervensystem ist also hierarchisch aufgebaut und es reagiert auf körperliches Empfinden und auf Gefahrenmomente aus der Umgebung, dabei nutzt es drei Nervenwege:

- Den alten dorsalen Vagus, der im Moment höchster Gefahr mit »Bewegungsstarre« durch Immobilisierung reagiert. In seiner Grundfunktion steuert er die Magen-Darm-Passage.
- Das sympathische Nervensystem, das durch Bewegung und Mobilmachung mit allgemeiner Leistungssteigerung antwortet. Dieses System wird im Stressalltag übersteuert.
- Den neuen ventralen Vagus, der verbindend durch soziale Reaktionsweisen in Aktion tritt und somit das friedliche Miteinander der Menschen in Gemeinschaft unterhält.

Auf diese Weise entsteht ein schützendes Nervengeflecht, das durch Neurozeption im Moment der Gefahr für Sicherheit sorgt, um das Überleben zu sichern. Ohne unsere bewusste Wahrnehmung spricht das nervale Netzwerk der Neurozeption an und durch die reziproke Regulation fühlen wir uns derart sicher, dass wir jederzeit vertrauensvolle Beziehungen mit anderen Menschen aufbauen können. Diese Neurozeption geht jeder bewussten Wahrnehmung voraus.

Sicherheit und soziale Verbundenheit sind also die primären Aufgaben des neuen ventralen Vagus. Unter seinem Einfluss schlägt das Herz langsamer und regelmäßiger, die Atmung ist vertieft und wechselt von der seitlichen Brust- in die tiefe Bauchatmung, in der das Zwerchfell seine hohe Schwingungsamplitude zwischen Brust- und Bauchraum frei entfalten kann. Die Mimik öffnet sich, begleitet von den leuchtenden Augen, und die Zornesfalte über der Nasenwurzel wird von den Schläfenmuskeln über die Fazialissteuerung geglättet.

Wenn wir fest im ventralen Vagus verankert sind, fühlen wir uns sicher geborgen und können leicht soziale Beziehungen eingehen. Wir sind »in the mood«, sind in Stimmung, sodass wir auch zu Fremden leichter in Kontakt treten können.

Unsere drei Sicherheitsstufen

Aus diesem Blickwinkel betrachtet reagiert das autonome Nervensystem in drei Sicherheitsstufen:

Die erste Sicherheitsstufe Unserer Erlebniswelt durch den ventralen Vagus wird durch die mimische Muskulatur des Gesichtes ausgedrückt. Mit leuchtenden Augen und aktiven Lachfalten an den Außenrändern der Augen begegnen wir unseren Mitmenschen. Die Stimme ist nicht zu tief, nicht zu hoch, melodiös im Sinne der Prosodie.

Die zweite Sicherheitsstufe, die mit der ersten praktisch in ständiger Wechselbeziehung steht, ist die Aktivierung des Sympathikus; damit wird unser dynamisches Schwungrad in Gang gesetzt. Bei steigenden Anforderungen ist Leistung gefordert, wir müssen uns am Arbeitsplatz drehen, wenden, allseitig bewegen, um den neuen Herausforderungen gewachsen zu sein. Das ist die Reaktionsweise des sympathischen Systems. Mobilisiert wird der gesamte Bewegungsapparat einschließlich des Herz-Kreislauf-Systems und jederzeit können wir den Kampf- und Fluchtnerv in Aktion versetzen, um Sicherheit zu erlangen.

Die dritte Sicherheitsstufe ist erreicht durch die Aktivierung des alten dorsalen Vagus, der uns im Notzustand großer Gefahr in den Zustand der Immobilisierung versetzt. Nicht selten ausgelöst durch Ohnmachts- und Kollapsanfälle, wobei das System im Finalstadium über Depressionen bis ins absolute Burnout abgleiten kann.

Ein Beispiel aus dem Leben

Gehen wir von einem praktischen Beispiel aus: Sie haben 6 bis 8 Stunden erholsam geschlafen und erscheinen mit leuchtenden Augen und fröhlicher Stimme am Frühstückstisch. Ihr Partner und Ihre Kinder werden von Ihrer guten Laune angesteckt, es herrscht eine aufgelockerte, fröhliche Stimmung in den frühen Morgenstunden. Locker und gelöst erscheinen Sie am Arbeitsplatz und KollegenInnen suchen gerne Ihre Nähe, nicht nur um unterstützende Ratschlage zu erfahren. Sie alle fühlen sich wohl in Ihrer Gegenwart.

Ihr Chef ist dankbar für Ihren Einsatz und Ihre Arbeit, die Sie mit so viel Hingabe verrichten. Er schenkt Ihnen sein volles Vertrauen; automatisch erhöhen sich Ihre Aufgabenbereiche von Fall zu Fall. Reisen kommen hinzu und Sie steigen auf der Karriereleiter unaufhaltsam nach oben.
Am Abend sind Sie noch regelmäßig joggen gegangen und damit konnten Sie die hohen Stressbelastungen gut kompensieren.

Dann begann es mit Schlafstörungen, die Sie aber nicht ernst nahmen. Sie brauchten anfangs nur mehr Zeit, um aus dem Bett zu kommen. Am Arbeitsplatz hat niemand etwas gemerkt und Ihr Chef schickte Sie wiederum auf eine lange Auslandsreise. Zurück am Flughafen, setzten Sie sich in Ihr Auto. Sie fuhren den gewohnten Weg zurück nach Hause und plötzlich ging nichts mehr. Wie der Blitz aus heiterem Himmel traf Sie der Blackout. Sie kamen nicht mehr ohne fremde Hilfe aus dem Auto heraus!

Akute Immobilisation durch den alten Vagus

Das war die Antwort des alten dorsalen Vagus. Der abschließende Kollaps durch die generalisierte Immobilisation im Moment der Gefahr. Der Zustand, der durchaus mit Burnout umschrieben werden kann. Diese Entgleisung kündet sich oft mit Schlafstörungen an, die aber oft missachtet werden. Die Rückkehr danach zur Normalität ist aber oft ein langer Leidensweg. Es braucht viel Zeit und Geduld, um wieder ins Sicherheitssystem zurückzufinden. Angesagt ist die Wende vom dorsalen alten Vagus zum ventralen neuen Vagus. Dabei ist dieser Weg nicht ganz ungefährlich. Ängste, Panikattacken sowie Konzentrationsschwächen stehen im Raum, aber auch wichtige Beziehungen können zu Bruch gehen. Herzkrankheiten mit Bluthochdruck sind keine Seltenheit, dazu Gewichtzunahmen, Gedächtnisstörungen, Magenprobleme mitsamt Kopf- und Rückenbeschwerden.

Damit haben wir alle drei Stadien in unserem Sicherheitssystem durchlaufen. Wir wechseln ständig zwischen dem neuen ventralen Vagus und dem sympathischen System. Dabei müssen wir aber aufpassen, dass wir es mit dem Sympathikus nicht zu arg treiben, denn nur durch die wiederholte Co-Reaktion über die Vagusbremse im schnellen Stressalltag können wir ständig neue Energie gewinnen. Diese hält nur der betont ventral-vagale Zustand für uns bereit, denn vielfach ist es nicht nur der Stress, der uns krank macht, sondern vielmehr der fehlende ventral-vagale Zustand.

Ventral-vagaler Zustand = sicher und geborgen

Wir fühlen uns sicher und geborgen im ventral-vagalen Zustand, sind zufrieden und unbedroht, gehen positiv auf andere Menschen zu, begrüßen sie herzlich und tauschen positive Gedanken aus. In dieser sozialen Kompetenz helfen wir anderen Menschen. In der Gemeinschaft mit anderen verbessern wir unsere Überlebenschancen, wir tauschen Gedanken aus, lachen miteinander, laufen gemeinsam, tanzen und singen miteinander, spielen mit unseren Kindern. Wir befinden uns im Zustand gelöster Harmonie.

Die Menschen sind dann freudig gestimmt, entspannt, aufgeschlossen, aufmerksam, begeisterungsfähig, interessiert und meditativ fokussiert. Aus dieser Sicht gesehen ist der neue Vagus auch ein »mitfühlender Nerv«, fördert Verbindung durch starke Anteilnahme und lässt andere Menschen an unserem Glück teilnehmen.

Sicherheit durch soziale Verbundenheit

Im Vordergrund der autonomen Reaktionen des autonomen Nervensystems steht also der vagale Kanal der Gefühle, der Sicherheit durch die Verbundenheit ausdrückt, dabei ist Verbundenheit ein biologischer Imperativ. Der ventrale Vagus, der primär für das friedliche Miteinander in enger Verbundenheit steht, schafft so die neurobiologische Voraussetzung für Gesundheit, Wachstum und Genesung und erst in einem zweiten Schritt können Schritte der Resilienz eingeleitet werden. Erst über den ventralen Vagus können wir unsere Aufmerksamkeit auf das gegenseitige, aufbauende Miteinander richten und suchen damit auf diesem Wege Ansätze zur Co-Regulation. Das ist die Fähigkeit gegenseitiger Beruhigung und Entspannung, nicht nur um zu reden, sondern auch gleichsam zuzuhören, zu nehmen, aber auch um in gleichem Maße abzugeben.

Diese Wechselbeziehung lebten noch die alten Sioux-Indianer in Nordamerika. Im Kreis der Häuptlinge durfte nur einer sprechen und alle hörten aufmerksam zu. Aber nicht nur das, am Ende des Vortrags war es die gute Sitte, noch eine Minute zu schweigen, um in dieser Zeit über das Gesagte noch einmal nachdenken zu können.

Die menschliche Gemeinschaft im ventral-vagalen Zustand reagiert aufmerksam, höflich und aufbauend miteinander, es entsteht eine entspannt-freudige, aufmerksame, meditative Atmosphäre, in der man sich gerne aufhält, weil man sich ganz einfach wohlfühlt.

Leistung und Aktivität mit dem Sympathikus

Die Zeit der Erholung und Entspannung im vagalen Zustand läuft aus, Aktivität ist gefordert, weil in einer bestimmten Zeit Leistung erbracht werden muss, sei es mit dem Einstieg in die Arbeit, zu Beginn einer Reise oder auch einer sportlichen Aktivität. Das autonome Nervensystem wird schon früh aktiv, obwohl wir die Herausforderung bewusst noch gar nicht wahrgenommen haben. Der neue Vagus verliert seinen Einfluss und der Sympathikus übernimmt die Regie. Zunächst verändert sich die Atmung, der Rhythmus wird schneller und wechselt von der tiefen Bauchatmung in die oberflächliche Brustatmung. Der Herzschlag nimmt an Tempo zu, der Blutdruck schießt in die Höhe und der muskuläre Bewegungsapparat gerät in die notwendige Vorspannung, denn jetzt wird das Sicherheitssystem auf den Kampf-Flucht-Modus umgeschaltet. Die gespeicherten Zuckerreserven werden freigesetzt als Zündstoffe für die Arbeitsmuskulatur, aber die Magen-Darm-Passage ist im Zustand allgemeiner Mobilisation nicht gefragt.

Die Sympathikus-Mobilisation fordert Leistung bei betonter Ichbezogenheit! Ein zunehmendes Problem, das uns alle angeht.

Dorsal-vagale Erstarrung

Aus dem sozialen Umfeld ziehen wir uns gänzlich zurück, wir konzentrieren uns ganz auf unser Eigenleben, sind angespannt, nicht ansprechbar, agieren betont aus der »ersten Person«, dem »Ich«, heraus. Das ist das Erscheinungsbild der Menschen im Stressalltag, wie es gegenwärtig das gesellschaftliche Leben bestimmt.

Die Situation ist lebensbedrohend, der Kampf-Flucht-Modus bietet keine Chance, der Bedrohung zu entkommen, der Organismus wird unmittelbar auf den Energiespar-Modus umgestellt. Immobilisation ist das Gebot der Stunde. Damit verbunden ist das Loslösen von jeder Verbundenheit in menschlicher Gemeinschaft. Man ist isoliert, fühlt sich alleingelassen, der Blutdruck fällt ab und die Muskulatur verliert jegliche Vorspannung, sodass Kollapszustände und Ohnmachtsanfälle zu befürchten sind. Dieser Zustand ist oft der letzte Ausweg, weil man durch Aktivität nichts erreichen kann. Es ist dies der absolute »Sparmodus«

des Körpers im Zustand höchster Gefahr, der mit Shutdown oder Dissoziation umschrieben wird. Dies ist der fernste Zustand in unserem Sicherheitssystem, nach der Bewegungsstarre drohen nicht selten weitere Erkrankungen, wie Bluthochdruck, Herzerkrankungen, Arteriosklerose in Verbindung mit erhöhtem Cholesterin, Schlafstörungen, Gedächtnisstörungen, Rückenerkrankungen und Magen-Darm-Problemen.

Den Vagus »einschalten«

Um zu verstehen, wie wir unseren Vagus »einschalten« können, wie wir die Standleitung zu ihm aufbauen, soll hier noch einmal kurz auf die drei Hirnnerven eingegangen werden, die dies vermitteln. Dies sind:

- Der dritte Hirnnerv, der motorische Augennerv (N. oculomotorius),
- der siebte Hirnnerv, der mimische Gesichtsnerv (N. facialis), und
- der neunte Hirnnerv, der Zungen-Kehlkopf-Nerv (N. glossopharyngeus).

Diese führen anatomisch nicht nur motorische, sondern auch parasympathische Nervenfasern, sodass es logisch erscheint, allein durch motorische Aktivitäten dieser drei Hirnnerven direkten Kontakt mit dem parasympathischen System aufnehmen zu können.

In der Vagus-Meditation ermöglichen allein motorische Aktivitäten der Hirnnerven 3, 7 und 9 den Zugang zu ihren Kerngebieten im Hirnstamm und von hier die direkte Umschaltung auf die beiden Vaguskerne, die dann das Entspannungssignal direkt in die Peripherie leiten, an das Herz, die Lungen und den Bauchraum bis zur linken Dickdarmflexur.

Die Hirnnerven 3, 7 und 9 geben uns das Werkzeug des eigenen Handelns zur Tiefenentspannung durch den Vagus direkt in die Hand. Auf einfache schnelle und umfassende Art und Weise sind wir somit in der Lage, unsere Überlebenszentrale jederzeit persönlich in Aktivität zu versetzten.

Unsere parasympathischen Standleitungen

Drei parasympathische Standleitungen bestehen zwischen Hirnstamm und Rückenmark zur Peripherie:

- **Neuer Vagus:** Die erste parasympathische Standleitung ist der Entspannungskanal, ausgehend vom Nucleus ambiguus durch die Vermittlung des neuen ventralen Vagus zu den Augen, der mimischen Muskulatur sowie zum Kehlkopf für die Stimmbildung, einschließlich der Brustorgane Herz und Lunge.
- **Alter Vagus:** Die zweite parasympathische Standleitung ist die Entspannungsleitung vom alten dorsalen Vaguskern (Nucleus dorsalis nervi vagi) an den Bauchraum bis zur linken Dickdarmflexur.
- **Pudendusnerv:** Die dritte parasympathische Standleitung ist die Entspannungsleitung vom nervösen Kreuzbeingeflecht (sakraler Plexus) über den Pudendusnerv (Schamnerv), der den absteigenden Dickdarm, das Sigma, den Enddarm, die Prostata, die Harnblase sowie die weiblichen und männlichen Geschlechtsorgane parasympathisch versorgt. Der Pudendusnerv ist deshalb so wichtig, weil er den Beckenorganen durch seine Anbindung an das zentrale Nervensystem ihr Gedächtnis gibt.

Gleichmäßig über den Körper verteilt gibt es nun mehrere parasympathische Sende- oder Schaltstationen, über die das Entspannungssignal, ausgehend von den drei Hirnnerven, weiter an die Organsysteme gesendet werden kann.

Die ausgehende parasympathische Sendestation befindet sich im Hirnstamm. Hier enden die angesprochenen drei Hirnnerven mit ihren unterschiedlichen Kerngebieten, um das Entspannungssignal an die beiden Vaguskerne abgeben zu können. Der Vagus weist zwei Kerngebiete aus, die im Hirnstamm im Südpol direkt nebeneinanderliegen, einmal der alte dorsale Vagus mit seinem Kern, dem Nucleus dorsalis nervi vagi, und zum anderen der neue ventrale Vagus mit dem Kern des Nucleus ambiguus.

Die Einschaltknöpfe der Vagus-Meditation

Um diese Standleitungen zu aktivieren, gibt es mehre Einschaltmechanismen:

Betont lange Ausatmung Der erste parasympathische Einschaltmechanismus wird durch die betont lange Ausatmung erreicht, denn nur bei der Ausatmung überwiegt der Vagus. Der Kampfnerv Sympathikus steuert ausschließlich die Einatmung, also haben wir es hier mit einer schnellen Wechselschaltung zu tun: Einatmung Sympathikus – Ausatmung Parasympathikus oder Vagus.

Augenmuskeln aktivieren Der zweite parasympathische Einschaltkanal sind die Augenmuskeln in Aktivität, ausgelöst durch die Anspannung des Ziliarmuskels, der die Linse auskugelt, sodass Gegenstände in der Nähe scharf abgebildet werden. Das nennt man Nahakkommodation, die immer mit einer Anspannung der inneren, äußeren Augenmuskeln verbunden ist, denn bei der Naheinstellung müssen die Augen nach innen gedreht werden (Strabismus oder Schielstellung). In der Vagus-Meditation durch »Cinéma interne« ausgelöst, indem bei geschlossenen Augen der Lidhintergrund mit wechselnden Farben wahrgenommen wird, dabei wechseln die Farben zwischen Gelb, Grün, Blau, Violett oder Rot, auch kleine, schwarze Punkte fliegen durchs Blickfeld, die »fliegenden Mücken«, die auch als Zielobjekte gelten.

Mimik und Stimme Dritter parasympathischer Einschaltkanal ist die obere, mimische Muskulatur, die beiden seitlichen Schläfenmuskeln, die die Lachfalten an den äußeren Augenrändern steuern, und die Stirnmuskeln, die die Kopfhaut verschieben können. Von der oberen mimischen Muskulatur gelangt das Entspannungssignal über den siebten Hirnnerv (N. facialis) ins Kerngebiet im Hirnstamm und wird über den alten dorsalen Vagus an Herz, Lunge und Bauchraum weitergeleitet.

Eine Parallelschaltung erfolgt von der Mimik und von den Stimmbändern zum neuen ventralen Vagus. Damit die gesamte mimische Muskulatur erreicht wird, kommt neben dem siebten auch der fünfte Hirnnerv (N. trigeminus) zur Wirkung, der vermehrt die untere mimische Muskulatur ansteuert, sowie der neunte Hirnnerv (N. glossopharyngeus), um so auch das Stimmorgan erreichen zu können. Dies ist der Steuerungskanal für unsere soziale Kompetenz, ausgedrückt durch Mimik und sonore Stimme.

Kehlkopfvibrationen Der vierte parasympathische Einschaltkanal wird durch Kehlkopfvibrationen erreicht, durch Schnurren wie ein Kätzchen, Singen wie eine Amsel, Summen wie eine Biene sowie lautes Brummen wie ein Bär. Zielgebiet ist der Vagus mit Herz, Lunge und Bauchraum.

Rücken- und Beckenbodenvibration Den fünften parasympathischen Einschaltkanal aktivieren wir durch rhythmische Anspannung der unteren Rückenmuskulatur zusammen mit dem gesamten Beckenboden (lumbale Beckenbodenvibration). Dies stimuliert den Pudendusnerv (Schamnerv), der den absteigenden Dickdarm mit den Beckenorganen erreicht. Über das Sakralmark stellt der Pudendusnerv die Verbindung der Beckenorgane mit dem zentralen Nervensystem her.

Vagus-Meditation als Licht- und Klang-Meditation

Dieses Netzwerk parasympathischer Verschaltung zwischen dem vegetativen Nervensystem und den Erfolgsorganen im Brust-Bauch-Becken-Raum bewirkt, dass die Vagus-Meditation eine Licht- und Klang-Meditation ist, und das in dreidimensionaler Ausrichtung:

- Die meditative Netzverbindung ist die neuronale Verschaltung auf dem Nervenweg des dritten, siebten und neunten Hirnnervs zum Vagus im Hirnstamm und des Pudendusnervs zum Sakralmark mit Anbindung an das zentrale Nervensystem.
- Die meditative Netzverbindung ist der akustische Kanal über die Knochenleitung, ausgelöst durch Klang- und Tonbildungen beim Alveoläratmen (über Lungenbläschen) sowie über Kehlkopfvibrationen. Auf diese Zusammenhänge gehen wir sowohl bei den praktischen Übungen als auch im dritten Buchteil noch näher ein.
- Die meditative Netzverbindung ist das elektromagnetische Energie- und Informationsfeld durch das Licht beim Cinéma-interne-Programm der Vagus-Meditation, vermittelt über das Vakuum. Die Übungen dazu lernen Sie ebenfalls im zweiten Buchteil und den »theoretischen Überbau« im dritten Buchteil kennen.

Nervenimpulse, Klangwellen und elektromagnetische Wellen verlassen die Erfolgsorgane und verteilen sich gleichmäßig über den ganzen Körper.

In diesem Meer von Wellen, die sich über den Körper verteilen, entsteht ein wellenförmiger Licht-Klang-Ozean, der die zentrale Botschaft der Entspannung bis in fernste Körperregionen tragen kann. Diese Wellenübertragung hat aber ihre eigenen Gesetze in der Ausbreitung, denn sie unterscheidet sich nachhaltig vom Verhalten der Materie, die betont örtlich gebunden in Erscheinung tritt, wenn sie nicht von äußeren Kräften gezwungen wird, ihren örtlich gebundenen Zustand zu verlassen (Isaak Newton). Schwingende Wellen sind nie statisch, sie sind immer in Bewegung, auch in der stehenden Welle, die immer auch Bewegung in sich ist. Damit unterscheiden sich Wellen nachhaltig von der Materie, die betont statisch in Erscheinung tritt, denn Wellen sind örtlich an keinem Standort gebunden, sie können sich verlagern und sie können sogar ineinander übergehen, das ist das Phänomen der Interferenz.

Die Übungen, die diese Einschaltknöpfe betätigen, lernen Sie im zweiten Buchteil (Seite 74) kennen. Zunächst möchten wir Sie mit weiteren Mitspielern im autonomen Nervensystem bekannt machen: dem Bauchhirn und dem Pudendusnerv. Zudem erhalten Sie einen kleinen Einblick in die Zusammenhänge von Mimik, Nervenaktivitäten und unserer sozialen Kompetenz.

Weitere Mitspieler bei der Vagus-Meditation

Ein bedeutsamer Mitspieler des autonomen Nervensystems ist das Bauchhirn. Es wird erst in jüngster Zeit umfassender erforscht – mit verblüffenden Erkenntnissen ...

Der alte dorsale Vagus wird im Zustand höchster Gefahr alarmiert, um unser Überleben zu sichern. Das wurde schon mehrfach beschrieben. Doch außerhalb jeglicher Gefahr schaltet er in seinen Grundmodus, auf die Magen-Darm-Passage, um eine optimale Energieversorgung aller Organbereiche gewährleisten zu können.

Herz- und Bauchgehirn

Bisher war die Wissenschaft davon überzeugt, dass die Vagussteuerung im Körper reine Kopfsache ist; damit werden wir dem große Ruhenerv aber in keiner Weise gerecht. Der Vagus kann weitaus mehr, denn ständig steht er in einem Dialog mit dem Herzen und dem Bauchraum, sodass in diesem gleichberechtigten Austausch auch Botschaften vom Herzen und vom Bauchraum ins zentrale Nervensystem gesendet werden, genauso wie Herz und Bauchraum Informationssignale empfangen. Das gilt für den alten und den neuen Vagus gleichermaßen. Wir gehen daher inzwischen berechtigt von einem Herzgehirn und einem Bauchgehirn aus. In unserem Kulturraum spricht man auch davon, dass der Sitz unserer Persönlichkeit nicht im Gehirn, sondern im Herzen angesiedelt ist. Wir können z. B. einen direkten Informationsaustausch zwischen dem Herzen und der wechselnden Mimik beobachten. In dieser Verbindung zum neuen ventralen Vagus spielt der siebte Hirnnerv, der Gesichtsnerv (N. facialis) eine entscheidende Vermittlerrolle, weil dieser Hirnnerv die oberen Gesichtsmuskeln unter Kontrolle hat. Nicht unberechtigt lässt daher Saint-Exupéry seinen kleinen Prinzen sagen: »Man sieht nur mit dem Herzen gut, das Wesentliche ist für die Augen unsichtbar.«

Seit neuestem wissen wir sogar, dass 80 % aller Vagus-Botschaften von den Organen zum Gehirn verlaufen.

Im Darm gibt es ein ganzes Heer von Vagus-Informanten, wenn man bedenkt, dass allein im Bauchraum mehr als 100 Millionen Neuronen ihre Botschaften ans Gehirn senden können. Das ergibt eine regelrechte Informationsflut, sodass man schon hieraus den Schluss ziehen kann, dass wir an Bauchentscheidungen nur schwer vorbeikommen können und eine bewusste Kontrolle nur schwer umsetzbar ist.

Neben den Nerveninformationen aus dem Bauchraum wird der Vagus auch von Darmhormonen beeinflusst, die durch die richtige Ernährung in ihrer Wirkung noch verstärkt werden können. Und hier wiederum sind es Probiotika wie Laktobazillen und Bifidobakterien, die unser Gehirn beruhigen können. Der häufige Verzehr von Joghurt genügt nicht, weil die meisten Bakterien den Dickdarm nicht erreichen und vorher von der Magensäure und durch das Immunsystem vernichtet werden. Gefragt dagegen sind präbiotische Lebensmittel, die den »guten« Darmbakterien als Nahrung dienen: Dies sind u.a. Artischocken, Chicorée, Brokkoli, Zwiebeln, Knoblauch, Fenchel und Honig. Mit dieser Ernährung stärken wir den Vagus und damit Gesundheit, Leistung und Wohlbefinden und sorgen für eine optimale physische und psychische Erholung!

Entscheidungen aus dem Bauch heraus sind emotionale, gefühlsbetonte Reaktionen, die nicht der Willens- oder Wollenssteuerung durch das Gehirn unterliegen. Diese Bauchentscheidungen spielen vor allem dann eine große Rolle, wenn die Faktenlage entweder nur sehr dürftig oder zu unübersichtlich ist. Logische Abwägungen von Gewinn und Verlust gelten dagegen bei hoher Informationsdichte als Mittel der Wahl. Allerdings gilt es zu bedenken, dass ein Überangebot an Informationen der Treffsicherheit der Vorhersage eher schadet als nützt. Diese Aussage gilt insbesondere für alle chaotischen, komplexen Systeme und da unterscheidet sich der menschliche Körper kaum von zahlreichen Unwägbarkeiten des aktuellen Aktienmarktes, so dass es manchmal ratsamer erscheint, eine Münze zu werfen, als das Handelsblatt in allen Einzelheiten zu studieren.

Der Pudendus – der kleine Vagus

Wie schon mehrfach beschrieben, reicht der »lange Arm« des Vagus nur bis zur linken Dickdarmflexur. Die parasympathische Versorgung unseres Beckenraums übernimmt der Pudendusnerv, den man daher auch als kleinen Vagus bezeichnen kann. Er ist für das untere Körperdrittel zuständig, das mit dem absteigenden Dickdarm beginnt, danach folgen Rektum, Sigma, Enddarm sowie die Beckenorgane Harnblase, beim Mann Prostata einschließlich weiblicher und männlicher Geschlechtsorgane. Hier herrscht der Pudendusnerv (Schamnerv), der nicht aus dem Hirnstamm kommt, sondern aus dem Sakralmark der Kreuzbeinregion S2–S4. Hier ist es der Beckennerv (N. pelvicus), der im weiteren peripheren Verlauf in den Schamnerv (N. pudendus) übergeht.

Über diesen parasympathischen Kanal werden also die Beckenorgane mit Botschaften aus dem zentralen Nervensystem versorgt und umgekehrt gelangen auf diesem Wege auch Informationen aus dem Beckenbereich an das Gehirn zurück. Man kann daher sagen, dass der Pudendusnerv den Beckenorganen ihr Gedächtnis gibt. Und wir können durch die Einbeziehung des Pudendusnervs in unser Entspannungsprogramm auch die Beckenorgane erfassen.

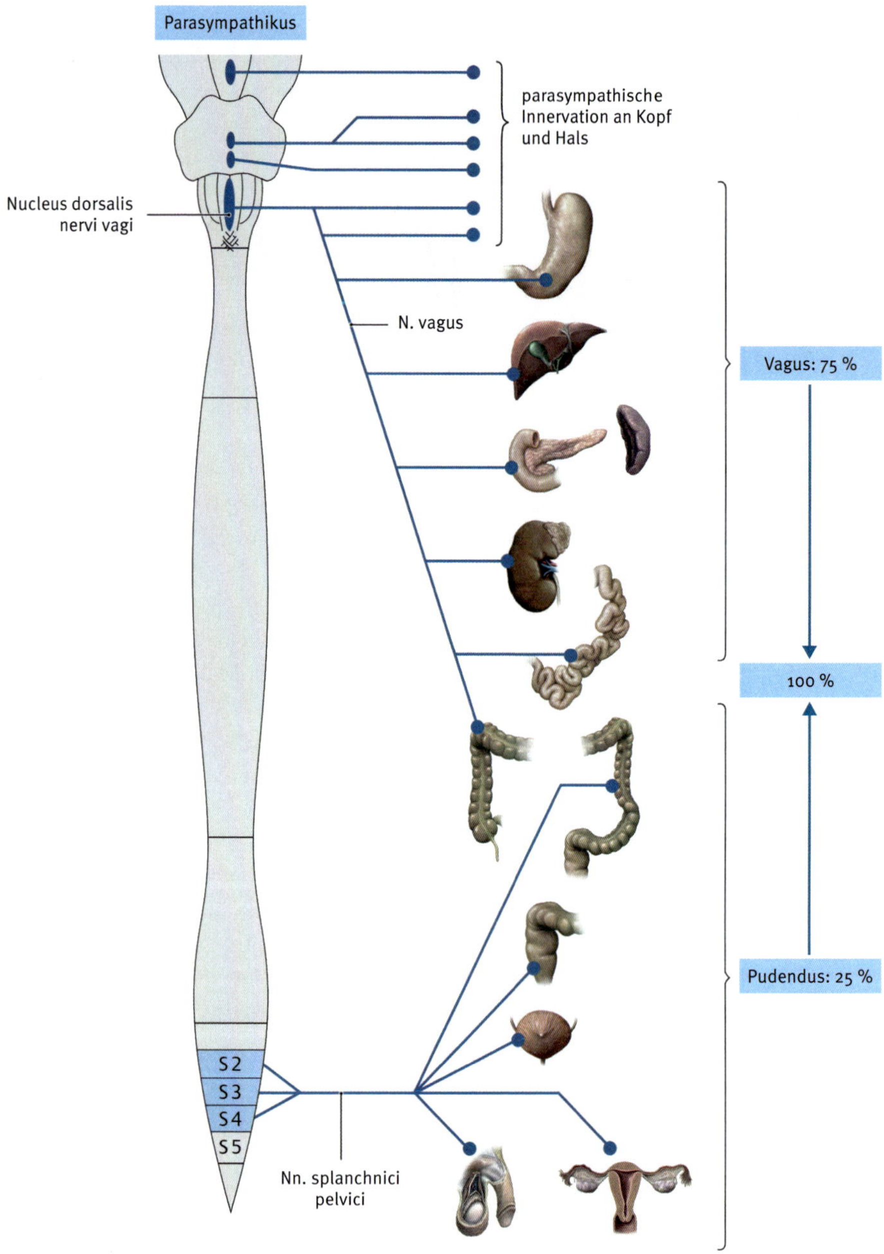

nach Schünke M, Schulte E, Schumacher U. PROMETHEUS LernAtlas, Grafiken: Voll M, und Wesker K; Thieme; 2018

Mit Vagus (75 %) plus Pudendus (25 %) erreichen wir 100 %ige Parasympathikus-Power.

Sie erinnern sich, dass sich mit dem Vagus »nur« 75 % der parasympathischen Fasern und vorwiegend die Organsysteme des Brustkorbes und des oberen Bauchraumes erfassen lassen. Nehmen wir nun den Pudendus durch gezielte Übungen wie Rückenrodeo (Seite 110) mit ins Boot, kommen weitere 25 % Parasympathikus-Power hinzu. Erstmals können wir nun den 100 %igen Sympathikus-Stress mit 100 %iger Parasympathikus-Power beantworten.

Wir setzen unseren Pudendus gewaltig unter Druck

Doch die Lage des Pudendus macht ihn auch anfällig. Er leidet vor allem unter zu langem Sitzen und unter unserer unnatürlichen Art zu gehen. Denn er liegt tief in der kräftigen Gesäßmuskulatur verborgen und befindet sich in direkter Nachbarschaft zum Ischiasnerv (N. ischiadicus), des größten Nervs im menschlichen Körper. Zudem liegen wichtige Rotationsmuskeln in unmittelbarer Nähe zum Pudendusnerv, so der birnenförmige Muskel M. piriformis. Dieser ist stets hoch verspannt, hervorgerufen durch den geraden Gang des Menschen, bei dem dieser Rotationsmuskel exzentrischen Kräften ausgesetzt ist. Am unteren Rand des Piriformismuskels passiert der Pudendusnerv den Alcock-Kanal, einen bindegewebigen Engpass, der am unteren Rand messerscharf ausläuft, sodass hier der Nerv leicht in ein Kompressionssyndrom geraten kann!

Grundsätzlich ist Nervengewebe sehr druckempfindlich und es ist nicht dafür ausgelegt, stark gedehnt zu werden. Daher ist ein Nerv immer dann gefährdet, wenn er unter Kompression gerät oder enge Passagen passieren muss. Beides trifft für den Pudendusnerv zu, was zu Ausfallserscheinungen führen kann:

Zum einen ist der Pudendusnerv durch unsere veränderten Lebensbedingungen einem ständigen, äußeren Druck ausgesetzt. Denn aus dem Laufwesen, das wir einmal waren, wurden Sitzwesen: Wir sitzen am Schreibtisch, wir sitzen im Auto, wir sitzen in der Bahn, wir sitzen vor dem Fernseher usw. Diese monotone Sitzbelastung macht unserem Pudendusnerv und auch unserem Ischiasnerv zu schaffen: Ein Kompressionssyndrom droht.

Beim Pudendusnerv kommt wie erwähnt noch erschwerend hinzu, dass er den Alcock-Kanal mit seiner messerscharfen Bindegewebsbegrenzung passieren muss, wodurch die Traumawirkung von außen dramatisch verstärkt werden kann. Sie alle haben schon einmal den brennenden Schmerz Ihres »Musikantenknochens« am Ellbogen durch einen Stoß gespürt; in gleicher Situation befindet sich der Pudendusnerv im Alcock-Kanal.

Ungesunde Toilettengewohnheiten

Eine weitere bedenkliche Druckbelastung erfährt der Pudendusnerv durch unsere Toilettengewohnheiten, die sich im letzten Jahrhundert nachhaltig geändert haben. Die freie naturrichtige Hocke war vielen Zeitgenossen zu mühsam und Ende des 19. Jahrhundert begannen die Klempner in England damit, leider mit großem Nachahmungseffekt, den täglichen Gang zur Toilette auf den »Porzellanthron« umzurüsten. Dabei hatte man jedoch das »Kind mit dem Bade ausgeschüttet«, denn ab sofort kam die

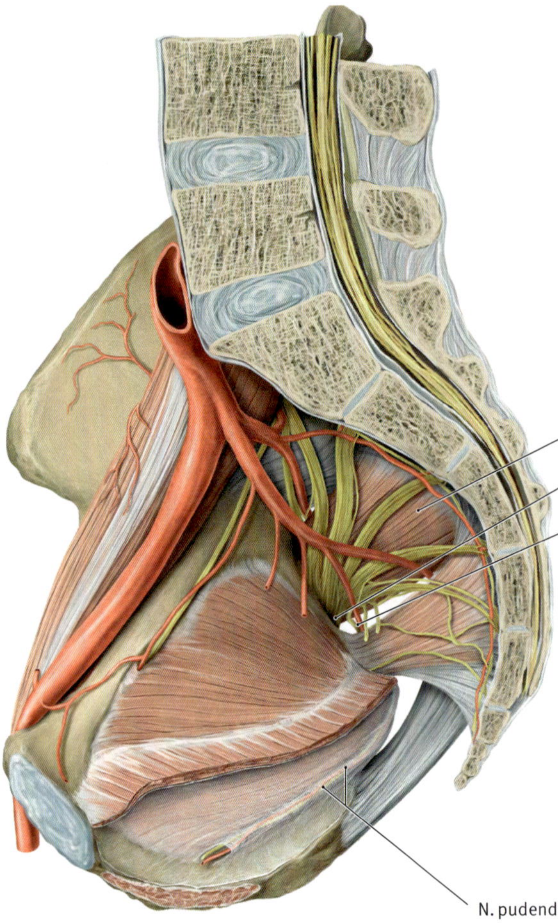

nach Schünke M, Schulte E, Schumacher U. PROMETHEUS LernAtlas, Grafiken: Voll M, und Wesker K; Thieme; 2018

Langes Sitzen und verspannte Gesäßmuskulatur machen dem Pudendus zu schaffen.

Magen-Darm-Passage ins Stocken. Plötzlich fehlte der fördernde Entleerungsdruck beider Oberschenkel in tiefer Hocke gegen die Bauchwand (analog zum Fingerdruck auf die Zahnpastatube) und die Verdauung geriet ins Stocken, und das mit gravierenden Folgen. Man saß nun zwar bequem auf der Toilette, in der Hand die Zeitung, im Mund die beliebte Pfeife, nur das Gefühl befreiender Darmentlastung wollte sich nicht mehr einstellen und war nur noch ein hartes Pressen aus dem Kopf heraus.

Auch die Haltung, die wir auf unserem Toilettenthron einnehmen, ist alles andere als förderlich für die Entleerung. In der angepassten Sitzhaltung mit rechtwinkligen Hüftgelenken ist der letzte puborektale Schließmuskel auf »Verschlussmodus« geschaltet. Er versperrt damit praktisch den Darmausgang, der dann nur mit einer hohen inneren Druckerhöhung überwunden werden kann (Valsalva-Manöver).

Wir müssen uns vergegenwärtigen, dass die Oberschenkelkompression gegen die äußere Bauchwand in der Naturhocke eine wichtige Voraussetzung für die Darmentleerung ist, analog zur Zahnpastaentleerung durch den Daumen-Zeigefinger-Druck. Niemand bringt die Zahnpasta ohne diese äußere Kompression aus der Tube.

Wie wichtig die Kompression der vorderen Bauchwand für unser Wohlbefinden ist, das habe ich noch in guter Erinnerung. Mit Dankbarkeit denke ich heute noch an die massierenden Hände meiner Großmutter, wenn ich als Kleinkind vom üblen »Bauchknurren« befallen war. Rückwärts gewandt saß ich auf ihrem Schoss und sie streichelte mit innerem Zuspruch und leichtem Druck meine vordere Bauchwand mit ihren weichen, warmen Händen. Schon nach kurzen Einheiten war ich wieder gesund und konnte unbeschwert mein Spiel fortsetzen.

> *Die fördernde Bauchwandkompression der Oberschenkel in der Hocke ersetzte der Mensch leichtfertig durch das »Pressen aus dem Kopf« heraus!*

Im Falle der neuen komfortablen Toilette wusste man sich schnell zu helfen. Die fehlende Oberschenkelkompression in tiefer Hocke wurde durch das Pressen aus dem Kopf heraus nach Valsalva ersetzt, ein überaus gefährliches Unterfangen. Beim Valsalva atmet man tief ein, verschließt mit dem Kehlkopf den Atemweg und beginnt den inneren Pressvorgang mit der Anspannung der Bauchmuskeln. Verbindet man aber die tiefe Einatmung gleichzeitig mit einem betonten inneren Druckaufbau durch das »Pressen aus dem Kopf« heraus, dann wirkt sich dieser innere Druck nicht nur auf den Darm, sondern speziell auf Kopf und Brustraum aus. Die Kopfhaut verfärbt sich rot-blau, die Venen treten hervor und die Augen scheinen aus dem Kopf zu fallen. Gleichzeitig entsteht eine deutliche Druckerhöhung auf das Herz und auf das Kreislaufsystem. Dieses Valsalva-Pressing bewirkt den Abfall des Herzminutenvolumens um 55 %! Diese Gefahr durch die Pressatmung reichte in der Sportmedizin aus, Valsalva-Pressing bei Liegestützen zum Hochdrücken des Körpers zu verbieten, weil Bluthochdruck provoziert werden kann.

Die gefährlichen Folgen des Valsalva-Pressings

Plötzlich wurde der tägliche Gang zur Toilette für Menschen mit Herz-Kreislauf-Schäden zu einer lebensgefährlichen Angelegenheit.

Im Gegensatz zur Sportmedizin tat sich in der Allgemeinmedizin jedoch gar nichts, nur mit dem Unterschied, dass der Notarzt jetzt häufiger zu einem Herzanfall auf die Toilette ausrücken musste. Diese neue Errungenschaft der modernen Gesellschaft musste von vielen Menschen teuer erkauft werden, denn im Falle der Arteriosklerose kann der Bluthochdruck durch das Valsalva-Pressing leicht in einem Herzinfarkt oder Schlaganfall enden. Denn beim Valsalva-Pressing fällt nicht nur wie erwähnt das Herzminutenvolumens um 55 % ab, sondern auch das Schlagvolumen fällt um ca. ein Drittel des Ausgangwertes, die Sauerstoffsättigung geht im Durchschnitt von 95 % auf 70 %, denn während der Pressatmung findet keine Arterialisierung des Blutes statt und der venöse Rückstrom zur rechten Herzkammer wird erheblich behindert.

Auch Blinddarmentzündungen häuften sich, weil durch das Pressen aus dem Kopf heraus vermehrt Darminhalt in das Innere des Wurmfortsatzes gedrückt werden kann. Diese Fremdkörperwirkung kann zur Entzündung des Wurmfortsatzes führen. Seit wir in den westlichen Ländern auf einem Porzellanthron sitzen, tritt die akute Blinddarmentzündung epidemieartig in Erscheinung. Naturvölker, die sich weiterhin in der natürlichen Hocke entleeren, sind dagegen kaum von der Appendizitis betroffen.

Verstopfung und Darmerkrankungen sind auf dem Vormarsch

Die ungünstige Situation wird durch unsere viel zu üppige Ernährung noch verschärft. Denn die resultierende Verstopfung hat sich bereits als eine echte Bedrängnis entwickelt, die aber von der Medizin nicht ursächlich, sondern rein symptomatisch angegangen wird. Abführmittel boomen. Der vorherrschende Bewegungsmangel spielt ebenfalls eine wichtige Rolle in diesem fehlerhaften Kreislauf. Im Alltagsstress ist die chronische Verstopfung nicht mehr als Bagatelle abzutun. Nicht selten treten schwerwiegende Magen-Darm-Erkrankungen in Erscheinung, das belegen die dramatisch ansteigenden Zahlen für Darmentzündungen und Dickdarmkrebs in den letzten Jahren. Für unsere Gesundheit hat aber nicht die tägliche Nahrungsaufnahme absolute Priorität, sondern die regelmäßige Magen-Darm-Passage. Diese Einstellung wurde mir schon als jungem Mediziner von den älteren Kollegen mit auf den Weg gegeben, denn bei jeder Visite, die damals noch regelmäßig und täglich stattfand, lautete nach einer Operation die stereotype Frage: »Waren Sie schon auf der Toilette?« Eine positive Antwort wurde in der Fieberkurve mit einem braunen Strich sorgfältig vermerkt. Und erst dann wurde auch eine leicht verdauliche Speise angeboten.

Wie sieht die ideale Toilette aus?

Wenn man sich die möglichen Gefahren vergegenwärtigt, die von einer Sitztoilette ausgehen, so muss man sich wundern, dass sie in einem Land der Überreglementierungen nicht schon längst durch Gesundheitsministerien oder -ämter verboten wurde. Inzwischen wird tatsächlich weltweit versucht, die ideale Toilettenform zu finden. Erste Prototypen gibt es in der Schweiz, wo ich auf einer Autobahnraststätte auf eine moderne Schüssel am Boden stieß, einschließlich der Fixationspunkte für die Füße.

Unsere Toilettengewohnheiten machen krank

Allein durch unsere neuen Toilettengewohnheiten traten plötzlich Erkrankungen in Erscheinung, die man davor in diesem Zusammenhang nicht kannte:

- Blinddarmentzündung (Appendizitis)
- Vorwölbung von Divertikeln mit der Tendenz der Entzündung und der Bösartigkeit
- Harnblasenvorfall besonders bei Frauen, Absenkung der Gebärmutter oder Vorfall von Darmschlingen
- Hämorrhoiden
- chronische Verstopfung mit der Gefahr von Darmkrebs
- Prostataerkrankungen der Männer

Dabei hatte man Spielraum für die freie Hocke und konnte sich seitlich an Griffen mit den Händen halten. Alles sauber und hygienisch, sodass jeder direkte Kontakt der eigenen Haut mit einer Sitzschüssel vermieden wird. Wenn ich da an WC-Sitze in öffentlichen Toiletten und auch im Flugzeug oder der Bahn denke, scheint das keine schlechte Lösung zu sein.

In vielen Ländern ist die Toilette am Boden üblich. Ihre Benutzung setzt allerdings die Fähigkeit, entsprechend in die Hocke zu gehen, voraus. Eben genau die naturrichtige Hocke, die Sie auch in diesem Buch als Übung wiedererlernen. Bei einer längeren Vortragreise über Musikmedizin, die mich nach Odessa am Schwarzen Meer führte, kam mir meine Übungserfahrung sehr zupass. Schon im Zug konnte ich meine Naturhocke unter Beweis stellen, denn in Russland kennt man nur die einfache kreisrunde Bodenöffnung und danach hat sich jeder zu richten, das hat dort eine lange Tradition. In unseren Seminaren ist die naturrichtige Hocke seit Jahren fester Bestandteil, nicht nur, falls man mal verreist. Nein, sie hat zahlreiche Gesundheitseffekte, wie Sie noch sehen werden.

Das genaue Gegenteil erlebte ich wieder auf einer Vortragsreise über Musikmedizin, diesmal nach Japan mit einem Pianisten und einem Bariton, wo wir in einem Hotel der Extraklasse untergebracht waren und entsprechend komfortabel waren die Toiletten ausgerüstet. Einen derartigen Luxus hatte ich in meinem ganzen Leben noch nie erfahren. Die absolute Krönung war der Porzellanthron japanischer Machart, komfortabel ausgerüstet. Aber am Ende wusste ich nicht, welchen der zahlreichen Knöpfe ich zu bedienen hatte. Schließlich wählte ich den Knopf, von dem ich annehmen musste, dass er aufgrund seiner Prominenz der Richtige sei. Denn die Beschriftung in Japanisch konnte ich natürlich nicht entziffern. Und was passierte? Nicht die Wasserspülung sprang an, sondern die örtliche Feuerwehr, die in wenigen Minuten mit einem Löschfahrzeug vor der Tür stand. Japan ist also das Land der High-Tech-Toiletten. Und wenn man beim Pressen aus dem Kopf heraus kollabiert, kann man gleich den Rettungswagen rufen, wie praktisch.

Folgen der Pudendusschädigung

Kommen wir noch einmal direkt zum Pudendusnerv zurück. Es gibt eine ganze Reihe von Erkrankungen, die in Erscheinung treten können, wenn der Pudendusnerv in seiner Funktion geschädigt wird. Bei jungen Mädchen und Frauen ist z. B. die Endometriosehäufigkeit dramatisch gestiegen. Allein in Deutschland treten jährlich ca. 40.000 Neuerkrankungen auf. Als Auslöser steht die Schädigung des Pudendusnervs durch die innere und äußere Kompression in Verdacht. Dadurch verlieren die Gebärmutterzellen ihr Gedächtnis, sie wandern ab und lagern sich an anderen Organbezirken ab, meist am Dünn- oder Dickdarm. Bei Frauen kann es weiterhin zu Harnblasenerkrankungen und Harnblasenvorfälle kommen, wenn der Beckenboden absinkt.

Chronischer Druck auf den Pudendusnerv kann aber auch bei Männern zu Erkrankungen der Geschlechtsorgane, z. B. Prostataerkrankungen, führen. Die Prostata kann sich vergrößern, entzünden oder auch bösartig verändern. Ein harter Rennsattel im Radsport verursacht häufig Potenzstörungen, wenn über Stunden monotoner Belastung der Schamnerv in Dauerkompression gerät.

Auch die Verdauungsorgane werden beim Pudendus-Kompressions-Syndrom in Mitleidenschaft gezogen. Ständige Verstopfung kann Dickdarmkrebs begünstigen. Es kann zu Ausbildung von Divertikeln (Ausstülpungen) im Dickdarm kommen, die sich entzünden und dann eine Divertikulitis auslösen können. Diese Dickdarmdivertikel können aber auch bösartig entarten.

Warum Lächeln entspannt

Ein weiterer Einschaltkanal für unseren Entspannungsnerv ist eine bestimmte Mimik, das haben wir schon öfter festgestellt. Warum lässt sich die Wahrheit, also ob unser Gegenüber aufrichtig ist, an seinen Augen ablesen? Der entscheidende Vermittler zwischen Herz und Mimik ist der siebte Hirnnerv (N. facialis), der in enger Verbindung zum neuen ventralen Vagus steht. In unserem Kulturraum wird die Persönlichkeit des Menschen nicht im Gehirn, nicht im Bauchraum, wie in Asien, sondern im Herzen angesiedelt, was schon durch die Sprache zum Ausdruck gebracht wird: »Ich liebe dich von ganzem Herzen.« Eine Mutter »herzt ihr Kind«, das sie in innigster Liebe in den Armen hält, dabei hat sie das kleine Wesen »fest in ihr Herz geschlossen«. Die »Sache des Herzens« hat in unserem Land immer eine besondere Bedeutung, weil der ventrale Vagus mit ins Spiel gebracht wird.

Ausdruck des ventralen Vagus durch die Mimik

Gefühle, Emotionen und Intuitionen werden primär im emotionalen Gehirn gebildet, und unsere Mimik sowie der Klang unserer Stimme stellen sich hierauf ein. Aber wie gelangt dieses Signal für alle sichtbar an die Oberfläche? Nur der ventrale Vagus ist imstande, unsere tiefsten Empfindungen durch den Gesichtsausdruck zum Ausdruck zu bringen. Die Zentrale unserer Gefühlswelt ist der Hypothalamus im limbischen System, der Schaltstelle zwischen Mittelhirn, Hirnstamm und der Denkzentrale des präfrontalen Kortex:

- Interne emotionale Botschaften sind es, die vom autonomen Nervensystem über den ventralen Vagus nach außen gelangen

und ohne unsere kognitive Steuerung über bestimmte Hirnnerven vermittelt werden.
- Umgekehrt gelangen externe Sinnesreize aus der näheren Umgebung an das autonome Nervensystem und der ventrale Vagus stellt dann die Weichen für die mimische Muskulatur und für den Klang der Stimme.

Porges spricht in diesem Zusammenhang vom schützenden neuronalen Netzwerk, das den Vorgaben der Neurozeption unterstellt ist. Dabei steuert der Fazialisnerv die obere, der Trigeminus die untere Gesichtshälfte. Der Trigeminus ist aktiv, wenn wir die Mundwinkel zum Lächeln nach oben ziehen. Der Fazialisnerv ist verantwortlich für die Lachfalten um die Augen herum und er glättet auch die Sorgenfalte im Stirnbereich.

Der ventrale Vagus beeinflusst unser zwischenmenschliches Verhalten

Die Funktionen des fünften Hirnnervs (N. trigeminus), des siebten Hirnnervs (N. facialis), des neunten Hirnnervs (N. glossopharyngeus) und des elften Hirnnervs (N. accessorius) sind entscheidend für unser zwischenmenschliches Verhalten. Porges nennt diese Verbindung das »Social Engagement System« (SES).

Beim Menschen werden diese sozialen Verhaltensmuster vor allem durch den Gesichtsausdruck und durch die Stimme vermittelt.

Leicht festzustellen allein durch einen freundlich-aufhellenden Gesichtsausdruck des Nachbarn, der das Miteinander fördert. Ergänzt wird diese soziale Botschaft durch die wohlklingende Stimme im Sinne der Prosodie. Die entsprechend geschulte Stimme von Radiosprechern lädt uns zum Hinhören ein. Und auch der Erfolg von Hörbüchern hängt entscheidend vom Wohlklang der Sprecherstimme ab. Das ist das Wunder, das allein der ventrale Vagus in unserem mitmenschlichen Verhalten bewirken kann.

Aus dieser Sicht wirkt die Mimik eines Menschen wie eine Landkarte, auf der man die verschlungenen Wege im Denken des anderen ablesen kann. Insbesondere die beiden Schläfenmuskeln hinterlassen ihre Spuren in Faltenbildungen an den äußeren Augenrändern, häufig als Lachfalten ausgebildet, die dem Gesicht seine aufhellende Ausstrahlung verleihen. Frauen sollten diese »Krähenfüße« als Auszeichnung betrachten, die ihr sonniges Wesen als Herzensbotschaft so attraktiv erscheinen lässt.

Unsere »sozialen Nerven«

Die komplexe Vaguswirkung wird durch folgende Nerven weitergereicht:
- N. trigeminus: Sensibilität des Gesichtes, besonders der unteren Gesichtshälfte, der Gehörmuskeln (M. tensor tympani)
- N. facialis: Mimik der oberen Gesichtshälfte, Saugreflex, Gehörmuskel (M. stapedius)
- N. glossopharyngeus: Stimmmodulation, Schluckakt, Saugreflex
- N. vagus: Regulation des Herzens, der Bronchien, Verdauung, innerer Erregung
- N. accessorius: Kopfnicken und -wenden, dienende Körperhaltung (M. sternocleidomastoideus, M. trapezius)

Der Fazialisnerv steuert entscheidend die Mimik

Der wichtigste Zubringernerv zum ventralen Vagus für die Mimik ist der siebte Hirnnerv (N. facialis) mit seinem Hauptkern im Hirnstamm, dem Nucleus nervi facialis. Der Fazialis steuert die obere mimische Muskulatur, wie bereits berichtet, vor allem um die Augen herum. In der unteren Gesichtshälfte ist es der Trigeminusnerv (fünfter Hirnnerv), der den M. buccinator im Bereich der Mundwinkel lenkt, der die spezielle Lachstellung vermittelt. Der aber auch schon bei Kindern den »Flunsch« erzeugt, wenn das Essen nicht schmeckt: »Mag ich nicht!« Zustimmung oder Ablehnung, beides ein oft gebrauchtes Ausdruckmittel unserer unteren Gesichtshälfte.

Aber auch der große Schläfenmuskel nimmt Einfluss auf das Gesichtsrelief. Bei ihm kann der siebte Hirnnerv mit dem Vagus zusammen die Faltenbildungen nachhaltig beeinflussen. Bei Anstrengung und bei Angstzuständen bildet sich schnell über der Nasenwurzel die Zornesfalte, die aber durch die Anspannung der Schläfenmuskeln geglättet werden kann, wodurch sich der Spannungskopfschmerz des Nackens positiv verändern lässt.

Auch Zähneknirschen kann der ventrale Vagus heilen

Hohe innere Spannung drückt sich vielfach durch die Anspannung der Schläfenmuskeln in Verbindung mit der Kaumuskulatur (M. masseter) aus, nachhaltig verstärkt durch die weiten Pupillen als Ausdruck der Angst und inneren Erregung. In diesem Zusammenhang muss auch das nächtliche Zähneknirschen genannt werden. Und erst jetzt begreifen wir den Zusammenhang dieser nächtlichen Muskelaktivität mit dem hohen Stressaufkommen, wobei der neue Vagus auch hier seine heilende Wirkung entfalten kann.

Warum uns Schnarchen die Energie raubt

Auch das nächtliche Schnarchen gilt es zu beachten, das aber mit Entspannung und Erholung nichts zu tun hat. Im Gegenteil, es fördert Arteriosklerose mit Bluthochdruck, Herzinfarkte, den Typ-2-Diabetetes, Leistungsverluste und Unfälle. Schnarchen geht mit allgemeinen Energieverlusten einher, weil die erschwerte Einatmung betont wird, die aber nicht unter Vagus -, sondern unter Sympathikuswirkung steht. Hierfür sind Engstellen in den Luftwegen verantwortlich, wie vergrößerte Mandeln, verlagerte Nasenscheidewände oder verlängerte Gaumensegel.

Schnarchen als verstärktes Atemgeräusch ist durchaus mit den Kehlkopfvibrationen der Vagus-Meditation vergleichbar, nur mit einem gravierenden Unterschied:

- Kehlkopfvibrationen betonen die Ausatmung, die eindeutig vagusbetont abläuft.
- Schnarchen betont die Einatmung, die unter Sympathikuseinfluss steht, worauf der nachhaltige Energieverlust zurückzuführen ist. 30 % der Frauen und 45 % der Männer sind Schnarcher.

Die sympathikusbetonten Schnarcher erwachen müde und angespannt, sind tagsüber schläfrig und leistungsbehindert, und das bei erhöhter Fehlerquote bei der Arbeit! Auch hier kann der neue Vagus helfen

(Vagus-Meditation gegen nächtliche Schlafstörungen, Seite 91).

Wenn die Angst aus den Augen spricht

Ein wichtiges Alarmsignal des Körpers bei drohender Gefahr ist schnell erkennbar und geht direkt von den Augen aus, deren Pupillen weit geöffnet sind und damit in eine Blickstarre verfallen, aus der die Angst spricht. Das ist Ausdruck der Sympathikusdominanz, die in Gefahrensituation aus den Augen spricht. Bei Angstzuständen oder drohender Gefahr reißen wir die Pupillen auf. Der Ziliarmuskel als Linsenspanner bleibt unberührt, die Zonulafasern behalten ihre Anspannung, wodurch die elastischen Fasern verkürzt sind, und die Linse wird abgeflacht. Analog zur Kamera wird so eine große Brennweitenstellung erzielt, die Pupille ist weit geöffnet: die Angstpupille. Hier hilft sofort das Cinéma-interne-Programm der Vagus-Meditation (Seite 78), die parasympathischen Fasern in den Ziliarmuskeln werden angesprochen und der Zugang zum ventralen Vagus ist geöffnet.

Bei Ruhe, Stille und Entspannung stellen sich die Pupillen eng. Der aktive Vagus veranlasst den angespannten Ziliarmuskel zur Entspannung der Zonulafasern und das bewirkt die sofortige Lockerung der elastischen Fasern in der Linse, sodass sie sich auskugeln kann. Gegenstände in der Nähe werden scharf dargestellt und die Pupille ist auf eng gestellt.

Allein über diesen »Zoomeffekt« der Augenlinsen kann der Betrachter erkennen, ob sein Gegenüber die Wahrheit spricht oder ob man gerade einer Lüge aufgesessen ist. Herzensbotschaften können auf diesem Nervenkanal der Umgebung mitgeteilt werden, das Herz als Zentrum der Persönlichkeit wird durch die ausgesprochene Unwahrheit aus der Balance seines »guten Gewissens« geworfen.

Der Unterschied zwischen falschem und echtem Lachen

Beim falschen, aufgesetzten Lachen werden nur die Mundwinkel hochgezogen, man schürzt die Lippen und zeigt die Zähne, stimuliert durch die Muskeln der unteren Gesichtshälfte. Doch das »Mitlachen« der Augen fehlt. Das echte Lächeln dagegen lässt die Augen erstrahlen. Dies wird durch die seitlichen Schläfenmuskeln ausgelöst. Die Lachfalten an den Außenrändern der Augen hellen das Gesicht auf und die Sorgenfalte über der Nasenwurzel löst sich in Wohlgefallen auf. Diese Muskeln werden vom siebten Hirnnerv (N. facialis) gesteuert, der die Verbindung zum neuen Vagus im Hirnstamm und zum limbischen System herstellt und der auch das Herz mitsprechen lässt.

Wiederum stoßen wir auf die Polyvagaltheorie nach Porges, nach der der ventrale neue Vagus nicht nur für Tiefenentspannung und Wohlbefinden verantwortlich ist, sondern auch entscheidend das Sozialverhalten des Menschen steuert, denn in seinem Social Engagement System (SES) spielen die Hirnnerven 5, 7, 9, 10 und 11 eine entscheidende Rolle, wie bereits berichtet.

Gesichtsausdruck und Stimme entscheiden nachhaltig über unsere soziale Einbindung in das Gemeinschaftsleben.

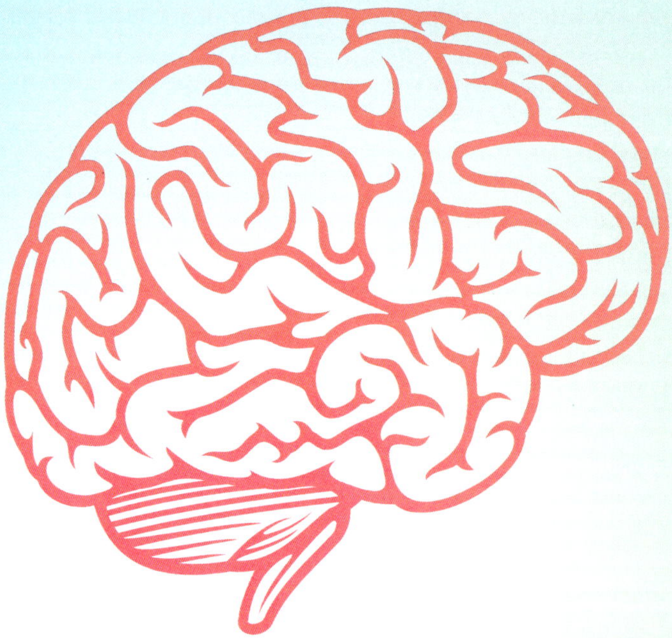

Das Einmaleins der Vagus-Meditation

Mit der Vagus-Meditation können Sie sich jederzeit und an jedem Ort entspannen. Verblüffend, wie einfach und wirkungsvoll sich der große Ruhenerv einschalten lässt.

Wie die Vagus-Meditation wirkt

Wir brauchen dringend ein Gegengewicht gegen den immer schneller werdenden Stressalltag. Wir haben uns zum Homo computeriensis entwickelt. Mit tiefgreifenden Folgen:

- Wir können Stille nicht mehr aushalten, fürchten die Leere der Langeweile, die als verlorene Zeit wahrgenommen wird.
- Wir können nicht mehr stillsitzen, wippen ständig mit den Beinen; wir ruhen nicht mehr in uns.
- Wir stehen und gehen angespannt in mehr oder weniger hohen Absatzschuhen, überfallartig nach vorn ausgerichtet. Ohne richtige Bodenhaftung der Fersen bewegen wir uns nur noch auf harten, betonierten Böden. Wir ziehen die krummen Schultern hoch, ziehen den Bauch ein, drücken die Brust heraus, wodurch sich der Schwerpunkt in Kopfhöhe befindet. Ganz anders Naturvölker wie die Indianer früherer Jahre: Sie hatten die Füße fest am Boden, gingen entspannt mit lockeren Schultern und hängenden Armen. Der Bauch war leicht vorgestreckt. Der Schwerpunkt befand sich so in der unteren Körperhälfte in enger Verbindung zum Erdboden.
- Eine latente, innere Unruhe lässt uns gleichzeitig »auf mehreren Hochzeiten tanzen«! Wir sind sprunghaft, können uns kaum noch konzentrieren und sind mit unseren Gedanken immer stets woanders, nur nicht im jetzigen Augenblick. Wir erleben die Gegenwart nur noch im unscharfen Zeitraffer-Effekt. Unsere Aufmerksamkeit ist schon auf das nächste Ereignis ausgerichtet.
- Unsere Ungeduld des Nicht-warten-Könnens macht nicht nur schlechte Laune, sie fördert auch ein schlechtes Benehmen, in dem Höflichkeit und gegenseitige Rücksichtnahme nicht mehr vorgesehen sind. Das treibt den Blutdruck in die Höhe, weil der Stressnerv Sympathikus das Sagen hat.
- Wir können oft nur schlecht unser Leistungspotenzial abrufen, weil wir uns in einem ständigen Überlastungszustand befinden.
- Unsere Entscheidungsfreudigkeit nimmt ab, weil wir ständig mit unserer Kapazität ans Limit gehen. Die Angst vor dem Versagen sitzt uns im Nacken.
- Die chronische Schwäche des Vagus bremst unsere emotionale Intelligenz aus, wir sind nicht in stabiler, innerer Kohärenz. Von Resilienz keine Spur.

- Die permanente Hyperaktivität täuscht eine hohe Geschäftigkeit vor, hinter der sich oft eine geringe Produktivität verbirgt.
- Überaktivität geht fast immer mit Unordnung einher. Ständig ist man auf der Suche nach den verlorenen oder achtlos verlegten Dingen des täglichen Lebens. Der Schreibtisch ist das reinste Chaos. Auch im Auto finden sich jede Menge achtlos abgelegte Gegenstände.

Die Wiederentdeckung der Langsamkeit

Wir haben alle keine Zeit, weil wir die Zeit schnell und teuer gemacht haben, denn Zeit ist Geld. Wir glauben, wenn wir das allgemeine Tempo erhöhen, sind wir schneller am Ziel. Das trifft sowohl für die Autobahn als auch für die täglichen Dinge des Lebens eben nicht zu. Im Gegenteil, wir sollten uns in besonders hektischen Zeiten bewusste Zeitlupentechniken zulegen:

- Nutzen Sie bei jeder Gelegenheit die Vagus-Übungen, die Sie gleich kennenlernen werden, zur Tiefenentspannung.
- Schreiben Sie, statt schnell einige Zeilen in die Tastatur zu hacken, Briefe bewusst wieder mit der Hand.
- Legen Sie sich ein Sammlerhobby zu, das zur Bedächtigkeit einlädt, wie Briefmarkensammeln.
- Oder entdecken Sie eine Beschäftigung des vermeintlichen Nichtstuns, wie Angeln.
- Langsame Bewegung in freier Natur ist auch wunderbar belebend und entspannend. Darum liebe ich das Bergwandern so sehr.
- Oder vielleicht handarbeiten Sie gern? Wie wäre es mit Stricken oder Häkeln?
- Selbst Bügeln oder Fensterputzen kann entspannend wirken, wenn wir es in Ruhe und mit Freude und Begeisterung ausführen. Die einfachen und wiederholt ausgeführten Bewegungen sind ein wirksames Anti-Stress-Programm. Und noch dazu erhält man sofort ein positives Ergebnis und man kann sich am strahlenden Fenster oder den faltenfreien Hemden erfreuen.
- Zusammen mit meiner Frau spiele ich fast täglich zwei Partien des Kartenspiels Patience. Eine herrliche Unterbrechung im täglichen Tagesverlauf, die uns optimal entspannt und stets neu aufrichtet.

Ein Wort zur Achtsamkeit

Die Achtsamkeitsmeditation rangiert bei den Entspannungsmethoden ja ganz weit oben. Doch wenn Menschen Stille nicht aushalten und die Zeiten des Nichtstuns als Langeweile verbuchen, wie sollen sie dann achtsam sein? Achtsamkeit erfordert konzentriertes Handeln und bewusste Aufmerksamkeit. Aus meiner Sicht unternimmt man hier den zweiten Schritt vor dem ersten, denn Achtsamkeit im Stressalltag gibt es kaum und kann auch nicht von den Betroffenen praktiziert werden. Erst wenn es gelungen ist, die hohe Erregungsstufe des Sympathikus-Zustandes auf den ventralvagalen Zustand herunterzufahren, erst mit der Stärke des inneren Vagus ist der Mensch imstande, auch Achtsamkeit zu leben.

Auch Übungen im Liegen sind fehl am Platze in der Meditation, weil der sympathikusbetonte Mensch in der Regel neben der hohen Herzfrequenz auch einen erhöhten Blutdruck aufweist. Und diesen inneren Druck spürt man im Liegen hinein bis in die Schläfenarterien.

Stressbedingte Erkrankungen

Stressbedingte Erkrankungen sind in der Regel auf die Dominanz des Kampf- und Fluchtnervs Sympathikus zurückzuführen, dabei hat vielfach der Regenerationsnerv Vagus das Nachsehen. Insbesondere chronischer Stress löst Erkrankungen aus, der dreidimensional auf den menschlichen Körper wirkt, wie am Buchanfang bereits erklärt:

- Allgemein auf das Herz-Kreislauf-System: Es entsteht Bluthochdruck in Verbindung mit Arteriosklerose.
- Peripher auf den Stütz- und Bewegungsapparat mit der Wirbelsäule im Zentrum.
- Zentral durch die hohe Dichte der Sinnesreize in der Informationsgesellschaft: Dies führt zu einem steilen Anstieg psychosomatischer Erkrankungen.

Jeder siebte Europäer leidet unter Angststörungen

Die Angst ist in Europa allgegenwärtig, immerhin leiden 165 Millionen Menschen an einer Angststörung. Das bedeutet, bei diesen Menschen hat die Angst krankhafte Ausmaße angenommen. Aber auch ohne Krankheitswert sind Ängste weit verbreitet, z. B. die Angst, den Arbeitsplatz zu verlieren, die Angst zu verarmen, die Angst vor dem allgegenwärtigen Terror, die Angst, krank zu werden oder auch, wichtige Freunde zu verlieren. In der Statistik liegen Angststörungen in Europa ganz vorn mit einem Anteil von 14 % der Gesamtbevölkerung, danach folgen mit jeweils 7 % Schlafstörungen und Depressionen.

Das untrainierte Herz ist leistungsschwach

Je schneller das untrainierte Herz in Ruhe schlägt, umso unökonomischer arbeitet es. Der Körper gerät in eine kritische Sauerstoffkrise, die bei bestehender Arteriosklerose weiter verstärkt wird, weil das starre Gefäßrohr seine pumpende »Windkesselwirkung« verloren hat. Dabei gilt in der Medizin die Regel: »Der Mensch ist so alt, wie seine Blutgefäße elastisch sind.« Das Windkesselprinzip drückt das elastische Schwingungsverhalten der Arterienwand im Blutstrom aus, wodurch der Bluttransport im Gefäßrohr nachhaltig unterstützt wird.

Arteriosklerose, Bluthochdruck und eine zu hohe Ruhefrequenz des Herzens sind die prägenden Entgleisungen des Herz-Kreislauf-Systems, die jederzeit im gefährlichen Herzinfarkt oder im Schlaganfall enden können. Sie sind die negativen Markenzeichen in der monotonen Anpassung des Menschen an die moderne Technik, die ihren Niederschlag im chronischen Bewegungsmangel finden.

Die allgemeine Situation wird weiter verschärft durch die dramatische Änderung der Lebensbedingungen, entscheidend ausgelöst durch moderne Medien, die dafür sorgen, dass die allgemeine Informations- und Kontaktdichte sich so weit erhöht hat, dass die Gegenwart nur noch im Zeitraffer hoher Stressbelastung wahrgenommen wird. Dieser Techniksprung hat natürlich die Lebensbedingungen nachhaltig modernisiert, aber das hatte auch einen hohen Preis:

Bewegungsmangel und Stress! So zünden wir unsere Lebenskerze gleichzeitig an beiden Enden an!

Vagus-Meditation gegen Stress-Erkrankungen

Mit der Vagus-Meditation sind wir den Herz-Kreislauf-Erkrankungen nicht mehr schutzlos ausgeliefert; in richtiger Dosierung kann der Vagus seine höchste Gesundheitswirkung entfalten. Somit gibt es Hoffnung zum Besseren: eine erlösende Zuversicht, die uns die Vagus-Meditation bietet, wenn wir sie dann täglich einsetzen. Die Vagus-Meditation hat einen entscheidenden Einfluss auf alle Herz-Kreislauf-Erkrankungen, und das bei gleichzeitiger Stresskompensation, sodass die Negativspirale gleich am Beginn ihrer Entgleisung gestoppt werden kann.

Die Vagus-Meditation als Schutzpatron des Herzens: Gewaltig ist die Vaguswirkung auf eine hohe Herzfrequenz, denn Panikattacken können Herzrasen (200 Schläge/Minute) auslösen. Bei der zarten Augenpressur erfolgt ein leichter Druck auf die geschlossenen Augen, damit wird das parasympathische Ganglion ciliare hinter dem Auge gereizt. Das Signal erreicht den Vaguskern im Hirnstamm und in Sekunden wird der Herzplexus über den Vagus erreicht, die Schlagzahl mindert sich unmittelbar, die 200er Frequenz halbiert sich.

Meditation gegen Bluthochdruck: Mediziner der Universität Würzburg untersuchten 52 Patienten, die unter leichtem bis mittlerem stressbedingtem Bluthochdruck litten. Die eine Gruppe meditierte zweimal täglich in einem Benediktinerkloster. Nach 8 Wochen war der Blutdruck bei den Teilnehmern der Meditationsgruppe statistisch signifikant gesunken im Vergleich zur Gruppe, die nicht meditiert hatte. Der blutdrucksenkende Effekt war so stark, wie man es sonst nur mit Medikamenten erreicht.

Prävention: Die Vagus-Meditation ist imstande, die gefährlichen Stresshormone Adrenalin und Noradrenalin im Blut zu senken, sodass sie hervorragend geeignet ist, schon im Vorwege Herz-Kreislauf-Erkrankungen in Zusammenhang mit einer hohen Stressbelastung zu vermeiden.

Aus Sicht der neuen Epigenetik hat insbesondere die Meditation eine Führungsrolle bei der Bildung »epigenetischer Marker«, die dann in einem weiteren Schritt die positiven Erbanlagen im Zellkern aktiv fördern, sodass auch auf diesem Wege Herz-Kreislauf-Erkrankungen vermieden werden können.

Stärkung des Immunsystems: Durch zahlreiche Studien belegt ist die positive Wirkung der Meditation auf das Immunsystem, denn die Killerzellen und Fresszellen (Makrophagen) im Blut werden nachhaltig erhöht. Auf diese Weise können Entzündungen im Körper vermieden werden, was sich auch positiv auf die Entstehung der Arteriosklerose auswirkt. Entzündungen werden auch in der Medizin als mitverantwortlich für Veränderungen auf der Intima, der Innenschicht der Blutgefäße, angesehen.

Vagus-Meditation als Entzündungskiller

Durch die positive Beeinflussung des Immunsystems mit seinen Fress- und Killerzellen kann der Vagus seine positive Wirkung auf alle möglichen Entzündungsherde im Körper entfalten. Leisten Sie sich also keine chronischen Entzündungsherde im Körper, suchen Sie nach den Ursachen und lassen Sie von Ihrem Hausarzt das C-reaktive Protein (Entzündungsmarker) prüfen.

Ein starkes Immunsystem kann Krebs seine Grenzen aufzeigen. Wir hatten bereits erfahren, dass die Killer- und Fresszellen im Abwehrsystem verstärkt werden:

- Das ist die erste Zangenbewegung, die von der Meditation ausgeht, um Krebs unter Kontrolle zu bringen.
- Die zweite Gegenbewegung kommt vom Ausdauertraining. Hier gibt es spektakuläre Studien, die klar belegen, dass durch die richtig dosierte Bewegung das Risiko beim Brustkrebs der Frau und beim Dickdarmkrebs beider Geschlechter um bis zu 30 % gesenkt werden kann.

Meditation senkt das allgemeine Schmerzempfinden

Wer regelmäßig meditiert, spürt weniger Schmerz. Das fanden Forscher der Universität Montreal heraus. Dabei wurde den Versuchspersonen ein Heizelement an die Wade gehalten, das bis auf max. 53 Grad aufgeheizt wurde: eine schmerzhaft heiße Temperatur, die jedoch noch nicht zu Verbrennungen führt. Es zeigte sich, dass Probanden ohne Meditationserfahrung ein höheres Schmerzempfinden hatten als die Versuchsgruppe der erfahrenen Zen-Lehrer. Diese ertrugen höhere Temperaturen als die Vergleichsgruppe und zeigten ein um ein Sechstel niedrigeres Schmerzempfinden.

Diese Aussage ist auch wichtig für Menschen, die unter chronischen Rückenschmerzen leiden. Denn werden diese Patienten zu intensiv medizinisch betreut, ständig krankengymnastisch versorgt und lange krankgeschrieben, so wird ein Sensibilisierungsprozess im Gehirn ausgelöst. Das Gehirn »lernt« den Schmerz, er setzt sich im Erinnerungsspeicher fest und bleibt hier lange eine feste Größe.

Vagus-Meditation, die echte Hilfe bei chronischen Rückenschmerzen.

Mit dem Vagus gegen Angst

Die Angst ist direkt mit dem Kampf- und Fluchtnerv Sympathikus verbunden, denn Angstzustände sind immer die Folge, wenn unsere Existenzsicherung gefährdet ist. Angst als Alarmsignal stimuliert unmittelbar die Stressachse (HPA-Achse: Hypothalamus – Hypophyse – Nebenniere), eine hormonal geleitete Stressreaktion ist die Folge. An Schlaf ist in dieser Situation überhaupt nicht zu denken, das Gegenteil ist der Fall:

- helle Wachsamkeit des Gehirns durch Betawellen zwischen 15 und 30 Hertz
- hohe Herzfrequenz mit erhöhtem Blutdruck
- schnelle, seitliche Flankenatmung
- Muskelanspannung
- Drosselung der Magen-Darm-Passage
- weite Pupillen

Aus neurophysiologischer Sicht können diese Reaktionen nur behoben werden, wenn es gelingt, die Dominanz des Sympathikus durch die Stimulation des Parasympathikus zu durchbrechen. Wir brauchen den Vagus, der das parasympathische System beherrscht:

- Die Vagus-Meditation beruhigt den Geist. Die Aktivität der Gehirnwellen wechselt vom Betazustand in den Alphazustand (8–15 Hertz). Im Alphazustand sind wir entspannt, mit nach innen gerichteter Aufmerksamkeit, und verfügen über eine erhöhte Lernfähigkeit.

- In tiefer Meditation können sich die Gehirnschwingungen weiter beruhigen und wir gelangen in einen Zustand komplexer Tiefenentspannung. Dies sind die Thetawellen (3–8 Hertz).

Tiefenentspannung in der Vagus-Meditation

In neuer Form der Gelassenheit treten Sorgen und Ängste in den Hintergrund, das pochende Herz, der rasende Puls, sie alle kommen in »ruhiges Fahrwasser«. Die Atmung vertieft sich und wechselt von der seitlichen Brustatmung in die tiefe, beruhigende Bauchatmung unter Betonung des Zwerchfells. Die Muskulatur entspannt sich, insbesondere der Rücken verliert seinen Hartspann. Das Glücks- und Leistungshormon Dopamin beginnt zu fließen, es steigert sich bis zu 65 %. Körperliches Wohlbefinden entfaltet innere Glücksgefühle, so dass man ausrufen möchte: »Verweile doch, du bist so schön.« Das ist die gelebte, innere Zeit des »Kairos«, ein körperlicher Zustand, von dem Sie sich wünschen, dass er nicht sobald enden möge.

Die Meditation, wie sie in diesem Buch beschrieben wird, dient der Wiederherstellung der körperlich-geistigen Gesundheit im schnellen Stressalltag bzw. der Vorbeugung stressbedingter Erkrankungen.

Doch bekanntlich ist die Meditation auch eine Methode zur tieferen Versenkung des Geistes. Ich finde in diesem Zusammenhang die Darstellung einer Kurve, die den Verlauf der Meditation beschreibt, sehr anschaulich. Die Kurve verläuft zunächst in der Horizontalen bzw. Waagerechten. Diese horizontale Dimension der Vagus-Meditation steht für unser Wissen und Wollen. Wir sind mehr oder weniger mit beiden Beinen auf dieser Welt verankert und nehmen betont Einfluss auf unsere körperlichen Befindlichkeiten. Es geht um das Herz mit dem Kreislauf, um die Atmung, um die verspannten Muskeln und die Verdauung, um das Immunsystem und um die anfängliche Beruhigung des Geistes.

Muskeln in Bewegung bilden Myokine, die u.a. gegen Brust- und Dickdarmkrebs wirken

Myokine sind Abwehrstoffe im Muskel gegen die Krebsentartung, aber nur im Zustand der Bewegung, denn dann steigt der Gehalt im Blut um das Hundertfache an. Das belegen Studien von B. Peterson aus Kopenhagen (Dänemark), die nachgewiesen haben, dass der bewegte Muskel Myokine bildet, die in der Lage sind, dem Krebs die »Stirn zu bieten«. Damit konnte gezeigt werden, dass die Muskulatur im Körper nicht nur als Bewegungsmotor einzustufen ist; der bewegte Muskel ist auch eine endokrine Drüse, die durch die Ingangsetzung der Myokine das Krebsrisiko deutlich senken kann. Bringt man jetzt Ausdauertraining mit Meditation zusammen zum Einsatz, so entsteht praktische eine geballte Ladung gegen die entarteten Zellen.

In der Lebensspirale ist das die erste Stufe, die immer noch sehr erdverbunden ist.

Die spirituelle Dimension der Meditation

Seit 2500 Jahren ist Meditation bekannt. Ursprünglich und auch heute noch diente die Meditation nicht als Entspannungsmethode, sondern als ein Weg zur Versenkung und zum Erkenntnisgewinn. Diese spirituelle Dimension möchte ich nicht unerwähnt lassen. Zu einem späteren Zeitpunkt wollen wir uns noch etwas ausführlicher damit befassen (Klang, Licht und Meditation, (Seite 162)). Denn je tiefer wir in die Meditation eindringen, umso stärker verändert sich der Geist. Aus Wissen und Wollen wird Erkenntnis. Das ist mehr als einfaches Wissen, denn wir haben aus dem Gelernten Konsequenzen gezogen, neue Rückschlüsse gewonnen und sehen das Leben mit all seinen wechselnden Ereignissen mit anderen Augen. Es ist der Beginn der senkrechten Dimension mit einer Sicht zum Höheren, in der Sinn und Werte aus einer anderen Warte beurteilt werden. Die gedachte Kurve macht also jetzt einen Schlenker und richtet sich nach oben auf.

In einem weiteren Meditationsstadium geht es nun um Kontemplation. Die Kurve verläuft senkrecht nach oben, um zu verdeutlichen, dass es nun um das Erkennen der absoluten Wahrheit geht. Der Weg dorthin wird durch die Schlagwörter Intelligenz, Intuition, Inspiration und letztlich Einsicht beschrieben. Das Ziel ist, die Stufe der Weisheit zu erreichen, die in den meisten Weltreligionen mit Gott umschrieben wird. Buddhismus und Hinduismus nennen diese höchste Instanz »Erleuchtung« bzw. »Nirvana«.

Die Meditationsstudie von Davidson

Lange Zeit war dieser Erkenntnisweg bei uns gründlich vergessen bzw. wurde in Nischen gedrängt. Die Hippieszene, die sich diesen Praktiken zuwandte, wurde kritisch beäugt. Meditation galt als »esoterisch«, was deutlich abwertend gemeint war. Der Psychiater Richard Davidson von der amerikanischen Universität Wisconsin stellte 2003 als Erster wissenschaftliche Studien zur Meditation an. So gelang es ihm, die Meditation von ihrem bisherigen esoterischen Umfeld zu befreien. Bis zu diesem Tag riskierten westliche Wissenschaftler ihre Berufskarriere, wenn sie sich zu intensiv mit diesem östlichen Weisheitswissen beschäftigten. Mit modernen bildgebenden Verfahren (Hirnscanner) untersuchte Davidson tibetanische Mönche, die über mehr als 10.000 Stunden Meditationserfahrung verfügten, um aussagekräftige, meditative Gehirnzustände in optimaler Intensität prüfen zu können.

Die tomografischen Untersuchungen zeigten eine hohe Aktivität der linken Gehirnhälfte im Frontalbereich, von der man aus der Depressionsforschung weiß, dass dies für ein Erregungsmuster guter Grundstimmung einschließlich positiver Gefühle steht. Lebensfrohe Menschen mit einer positiven Grundstimmung verfügen über einen regen linken Frontalkortex.

Mönche mit intensiver Meditationserfahrung bilden im Gehirn zudem schnelle Gammawellen um 40 Hertz mit hoher Synchronisation, die dann ihren Geist von Liebe, Mitgefühl und Mitleid durchdringen können, sodass sie sich vorbehaltlos auch für andere einsetzen können. Die eigentliche Sensation ging von diesen Gammawellen aus, die in der Regel nur kurz, sowie zeitlich-räumlich begrenzt im Gehirn auftreten. Im Zusammenhang mit dem Einfühlungsvermögen des Mitgefühls, der Liebe und des Mitleids stieg die Gamma-Aktivität der Gehirnwellen der Mönche stark an. Gammawellen sind synchron schwingende Gehirnwellen mit Frequenzen um 40 Hertz, wobei diese übergeordnete Steuerungsfrequenz offensichtlich in der Lage ist, weiträumig verteilte Hirnareale zu synchronisieren und zu vereinen. Gammawellen sind offensichtlich schnelle Gehirnwellen mit großer Durchschlagskraft. Sie können durch ihre Phasengleichheit einen Tsunami-Effekt auslösen, eine komplexe Vereinigung von Hirnwellen, die dann in der Lage sind, bei den Mönchen mit großer Meditationspraxis (50.000 Stunden) nicht nur ein vorbehaltloses Mitgefühl zu erreichen, sondern auch eine nachhaltige Veränderung des Seins in die Wege zu leiten, in der jegliches Zeitgefühl aufgehoben ist, in der der Mensch in dieser transpersonalen Bewusstseinsebene auch zu einer anderen Person wird.

Die Vagus-Meditation wirkt sofort

Ein Problem stellt sich allerdings in den Vordergrund: von den Mönchen braucht es viel Zeit und Kraft, die nur wenige erreichen, um im Gehirn die Voraussetzungen zu schaffen, dass die komplexe Synchronisation aller Gehirnschwingungen ermöglicht wird. Denn nur Gammawellen um 40 Hertz sind es, die das Denken in die Grundstimmung des vorbehaltlosen Mitgefühls transformieren. Von solchen Weltmeistern der Meditation gibt es aber nicht so viele.

Vieles spricht für die Vagus-Meditation

- Sie ist uns praktisch angeboren.
- Sie ist praxisorientiert und damit einfach umsetzbar.
- Sie ist schnell wirksam, der Vagus spricht in Sekunden an.
- Sie wirkt komplex auf den Gesamtorganismus.
- Sie führt zu keinem Suchtverhalten, was beim Ausdauertraining möglich ist.
- Weltweite Studien belegen inzwischen die hohe Gesundheitswirkung der Meditation.
- Auch die neue Epigenetik beweist den hohen Gesundheitswert der Meditation, die damit den persönlichen Lebensstil des Einzelnen entscheidend prägt.

Und wie Sie ja mittlerweile wissen, bietet uns die Vagus-Meditation eine schnelle Lösung: Ihre Wirkungen treten unmittelbar ein und nicht erst nach jahrelanger Meditationspraxis. Für unsere in erste Linie gesundheitliche Problematik ist die Vagus-Meditation die optimale Methode, denn sie hat aus meiner Sicht den höchsten Gesundheitswert für den Menschen.

Meditation kann neue Gehirnzellen bilden

Meditation verändert unser Gehirn nachhaltig, wie inzwischen viele bildgebende Verfahren gezeigt haben. Früher war man davon überzeugt, dass untergegangene Hirnzellen nicht mehr zu ersetzen sind. Heute weiß man, dass Meditation zur Bildung neuer grauer Hirnzellen anregen kann. Umgekehrt konnte man einen Substanzabbau im Mandelkern, unserem Angstzentrum, feststellen. Dieser ging mit einer Reduzierung der Stressachse (HPA-Achse) und einer Abnahme der Stresshormone einschließlich Kortisol einher. Stress und die entsprechenden Stresshormone wirken auf das Gehirn wie Gift, so gesehen kann man mit Fug und Recht behaupten:

> *Meditation kann als Geheimwaffe gegen Stress wirken. Geheim deshalb, weil sie vielen Kreisen unserer Gesellschaft immer noch fremdartig vorkommt.*

Tinnitus – das innere Echo auf die laute Welt

Und bei noch einer Erkrankung unserer lauten, hektischen Zeit, dem Tinnitus, ist die Vagus-Meditation der Retter in der Not. Der Zeitraffereffekt zum einen, der Lärm dröhnender Motoren zum anderen, das ist die bittere Realität, Stille dagegen ist der Ausnahmezustand im Stressalltag. Die Autobahnen dröhnen unter den Motoren rasender Autos, sodass die Bewohner benachbarter Städte ohne Lärmschutzwälle die Nachtruhe nicht mehr finden können. Gleiches gilt für den Zugverkehr, denken Sie allein an die lärmenden Güterzüge beim Warten am Bahnhof, wenn dieses Ungetüm donnernd durch die Bahnhofshalle dröhnt. Auch die Anrainer zahlreicher Flughäfen sind dringend ruhebedürftig, wenn man die aufheulenden Düsenaggregate der Flugzeuge kurz vor ihrem »Take-off« erlebt hat. Sogar Musiker in Sinfonieorchestern können »ein Lied davon singen«, wie Wagner, Bruckner oder auch Beethoven ihnen zusetzen können.

Die Leidtragenden sind vielfach die zweiten Geigen, die direkt dem »lauten Blech« der Trompeten ausgesetzt sind. Auch hier ist man inzwischen gezwungen, lärmschützende Glaswände im Orchester aufzubauen, denn gerade bei Berufsmusikern ist Tinnitus zu einer echten Berufskrankheit entartet.

Die Medizin steht diesem Lärmphänomen beim Tinnitus relativ hilflos gegenüber. In der akuten Phase werden durchblutungsfördernde Infusionen verabreicht, die aber auf Dauer das Problem nicht lösen können, und in der chronischen Behandlungsphase versucht man es mit externen »Noisern«, um durch diese zusätzlichen Geräuschquellen das interne Rauschen zu übertönen. Ein frustrierendes Unterfangen medizinischer Hilfe, das aber nur die ganze Hilflosigkeit der Medizin beweist.

Wie die Vagus-Meditation bei Tinnitus hilft

Langfristig bessere Erfolge leistet die Vagus-Meditation, um das gestresste Innenohr zu beruhigen. Dabei bieten sich drei Stimulationswege an:

- die Beruhigung des Innenohres über den neunten Hirnnerv, den Zungen-Kehlkopf-Nerv (N. glossopharyngeus). Dieser wird durch Kehlkopfvibrationen (Seite 74) angesprochen, dabei haben sich besonders die beruhigenden Frequenzen beim Schnurren um 30 Hertz bewährt.
- Der HNO-Spezialist Dr. Schwarz in Mosbach kombiniert diese Behandlung auch mit dem Gleichgewichtstraining auf dem Minitrampolin.
- Neben den Kehlkopfvibrationen setzte er auch einen externen Noiser ein, der die gleiche Schwingungsfrequenz von

30 Hertz aufweist wie bei den Kehlkopfvibrationen durch Schnurren. Die heilende Wirkung des Schnurrens bei Katzen (Seite 174) ist auf die gleiche Frequenz ausgelegt.

Beim Tinnitus wirkt eine Kombination der Vagus-Meditation durch Kehlkopfvibrationen mit einem Gleichgewichtstraining auf dem Minitrampolin (Seite 120). Durch die Kehlkopfvibrationen beim Ausdauertraining haben Sie automatisch eine betonte Ausatmung. Wenn Sie diesen Rhythmus in der Bewegung halten, dann können Sie sich nicht überfordern. Denken Sie daran:

Ohne Vagus keine Gesundheit, keine Resilienz

Das ist nicht nur einfach so dahingeschrieben, das ist eine Realität, die jeder von uns nutzen kann, weil unser Körper auf diese Entspannungsreaktionen ausgerichtet ist. Aber vergessen Sie nicht, der Vagus ist ein Gentleman, der gerne im Hintergrund bleibt und sich in keiner Weise, im Gegensatz zum Sympathikus, aufdrängt. Sie sollten dem ventralen Vagus »die Hand reichen« und speziell die Vagusbremse durch die Vagus-Meditation initiieren. Seit Jahren arbeiten wir mit dieser Methode, und das mit sehr gutem Ergebnis. Eine Kursteilnehmerin brachte es so zum Ausdruck: »Durch die Vagus-Meditation kam ich in einen Zustand, von dem ich mir wünschte, dass diese Zeit niemals enden möge!«

Wie die Vagus-Meditation entstand

Die Wurzeln der Vagus-Meditation liegen in den Wirren des Vietnamkriegs. Ich arbeitete zwei Jahre (1969–1971) als leitender Chirurg auf dem deutschen Hospitalschiff »Helgoland«. Dieses Schiff war in Saigon und direkt an der Front in DaNang im Einsatz und wurde von der Bevölkerung als »Schiff der Hoffnung« verehrt.
Mein Ansatz war damals mein guter Wille, als junger Mensch auch offen zu sein für globale Entwicklungen, besonders für Menschen unter Kriegsbedingungen, die aber auch unter einer schlechten chirurgischen Versorgung zu leiden hatten. Zurückgekehrt bin ich als ein Beschenkter, der von diesen leiderprobten Menschen vieles lernen konnte:

- die hohe Leidensfähigkeit von Menschen, die nicht immer gleich ihren behandelnden Mediziner an der Seite hatten
- die hohe Duldsamkeit und innere Ruhe von Menschen zu erleben, die allein durch ihre Erfahrung in Meditation imstande waren, Schicksalsschläge besser wegzuzustecken

Nach Deutschland zurückgekehrt, habe ich mich neben meiner chirurgischen Tätigkeit an die Bücher gemacht, um meine Kriegserfahrungen mit unserer Anatomie und Physiologie abzugleichen, und so ist die Vagus-Meditation als komplexe Tiefenentspannung mit neurophysiologischer Erklärung entstanden.

Die Praxis der Vagus-Meditation

Bei den Übungen der Vagus-Meditation, die Sie jetzt kennenlernen, geht es nicht um höhere Erkenntnisse, sondern primär um unsere körperliche Befindlichkeit.

Sie können die Vagus-Meditation einsetzen, um das Herz-Kreislauf-System zur normalisieren, also einen zu hohen Blutdruck zu senken, die Atemfunktion zu verbessern, um Spannungen im Stütz- und Bewegungsapparat abzubauen, also z. B. bei Stressbedingten Nacken- oder Rückenschmerzen, und um die Magendarmpassage zu regulieren. Neue Energieschübe durchströmen den Körper und der Stressalltag wird nicht mehr als belastend wahrgenommen.

Bevor die sehr leicht durchführbaren Übungen beschrieben werden, möchte ich noch einmal erläutern, warum und wie diese einfachen Techniken ihre Wirkungen entfalten.

Jede Meditation beginnt mit betonter Ausatmung, die möglichst lange gehalten wird. In der Vagus-Meditation wird die Ausatmung durch Kehlkopfvibrationen automatisch verlängert. Die strömende, lange Ausatmung erreichen wir, wenn unsere Stimmbänder durch die ausströmende Luft in Erregung versetzt werden, damit verbunden ist ein stärkerer Einsatz der Atemhilfsmuskeln und des Zwerchfells.

Diese Vibrationen des Kehlkopfes durch Schnurren, Summen, Singen und Brummen können leise wie bei einem Kätzchen, summend wie bei einer Biene, melodiös wie bei einer Amsel und laut brummend wie bei einem Bär erklingen!

Das erste Standbein der Vagus-Meditation ist betonte Ausatmung in Verbindung mit Kehlkopfvibrationen.

Über die Knochenleitung setzt sich dieser Schall fort bis in die Brust-, Bauch- und Beckenhöhle, eine schwingende Resonanz ist die Folge. Das laute Brummen wie ein Bär wirkt sich damit bis hinab auf den Beckenboden aus. In der Vagus-Meditation schwingt praktisch der ganze Körper. Mit der gemeinsamen Vibration unterschiedlicher Strukturen wird eine ungewöhnliche Tiefenwirkung erreicht.

Mit Augenübungen den ganzen Körper entspannen

Das zweite Standbein der Vagus-Meditation ist die Einstellung unserer Augen auf ihre eigene Motorik mit gleichzeitiger Stimulation des dritten Hirnnervs, des motorischen Augennervs, dessen Kerngebiet im Hirnstamm im oberen Bereich liegt (Edinger-Westphal-Kern), um dann von hier auf den Vaguskern zu treffen, der tief im »Südpol« angesiedelt ist und in einem zweiten Entspannungsimpuls Herz, Lunge und Bauchraum erreichen kann.

Das zweite Standbein der Vagus-Meditation wirkt über die motorischen Augennerven. Dabei können wir die Entspannung über das Cinéma interne, die Nahakkommodation und/oder die Augenpressur erzielen.

Der dritte Hirnnerv steuert die Pupille, er schließt sie und signalisiert damit Entspannung. Weit geöffnet, steht die Pupille für Angst, Bedrängnis und für die Sorgen von heute und morgen. Aber auch die obere mimische Muskulatur wird beeinflusst, wiederum eine Gemeinsamkeit, die die Vagus-Meditation mit der Polyvagaltheorie zusammenführt. Der dritte Hirnnerv steht aber auch für das Lachen mit den Augen und durch die Verbindung über den Fazialisnerv ist auch das Herz erreichbar, der Sitz unserer Persönlichkeit, sodass man die Wahrheit auch immer an den Augen ablesen kann.

Nun folgen die praktischen Übungsanleitungen. Ich bezeichne diese sieben Basistechniken zur Entspannung auch gern als Rettungsanker im Stressalltag. Sie sind schnell zu erlernen und dann in jeder Pause einfach umsetzbar.

Übung: betontes Ausatmen

Bitte achten Sie in Zukunft auf das Ausatmen, denn es wirkt entspannend. Wenn wir ausatmen, lassen wir los und geben ab. Eine einfachere Methode, zur Ruhe zu kommen, als das betonte Ausatmen gibt es nicht. Beim Singen, Summen, Brummen etc. wird unser Ausatmen automatisch verlängert. Darum ist die nächste Übung der Kehlkopfvibrationen so essenziell.

- Doch wir können die Ausatmung natürlich auch verlängern, ohne Töne zu erzeugen. Konzentrieren Sie sich dazu zunächst für eine Weile nur auf Ihre Atmung. Nehmen Sie wahr, wie die Luft durch Ihre Nase ein- und ausströmt. Achten Sie bei den nächsten Ausatmungen darauf, die Luft möglichst lange und vollständig ausströmen zu lassen.
- Sie können auch Zählen zuhilfe nehmen, also beim Einatmen z. B. von 1 bis 4 zählen und beim Ausatmen von 1 bis 6 oder von 1 bis 8, so dass Sie doppelt so lange ausatmen wie einatmen. Schon die Achtsamkeit auf Ihre Atmung hat einen Entspannungseffekt, der durch die Verlängerung der Ausatmung noch verstärkt wird.
- Das betonte Ausatmen steht Ihnen überall und jederzeit als Entspannungsanker zur Verfügung. Machen Sie diese kleine Übung täglich, so oft es geht. Auch in Konfliktsituationen ist es ein super Mittel, die Ruhe zu bewahren, auch wenn Sie verbal provoziert werden. Antworten Sie nicht sofort, sondern atmen Sie erstmal bewusst und lange aus. Allein dieser Vorgang nimmt dem Konflikt seine Schärfe.

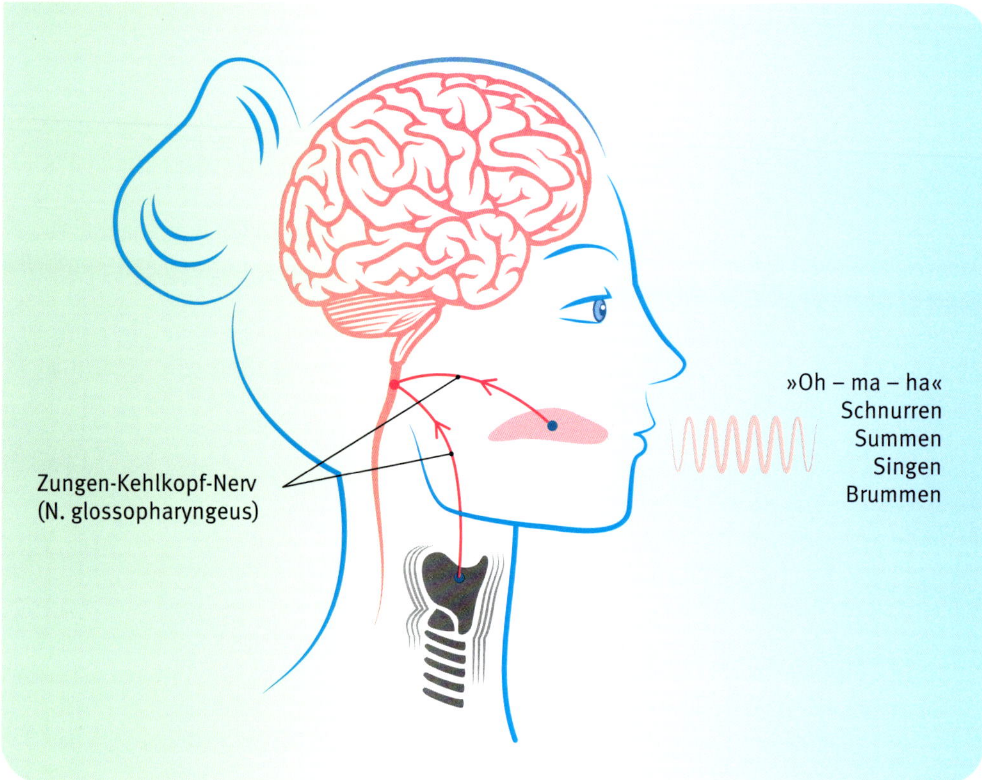

Übung: Kehlkopfvibrationen (schnurren, summen, singen, brummen)

Bei den Kehlkopfvibrationen summen, schnurren, brummen und singen Sie und aktivieren so den neunten Hirnnerv (den Zungen-Kehlkopf-Nerv). Hier erhalten Sie schon einmal eine Kurzanleitung. Ausführlichere Beschreibungen, wie Sie und wann Sie tönen können, folgen später (Seite 85).

- Wenn das freie Tönen für Sie ganz ungewohnt ist, legen Sie sich doch zu Beginn eine meditative CD auf. Bitte schließen Sie dann die Augen und konzentrieren Sie sich auf die Ausatmung durch die Nase. Beginnen Sie nun, mit der Musik mitzusummen.
- Nach fünf Minuten gehen Sie vom Summen ins Schnurren (tiefer als Summen) über. Das heißt, Sie lassen nun den Kehlkopf vibrieren und bauen die Vokale A, O und U ein. Sie können z. B. die Silben »Oh – ma – ha« tönen.
- Gehen Sie dann noch tiefer hinunter und lassen Sie ein Brummen ertönen. Gehen Sie spielerisch an die Übung heran. Experimentieren Sie mit Ihrer Stimme und achten Sie auch auf die körperliche Wirkung des Tönens. Es geht hierbei nicht um »schönes Singen«.

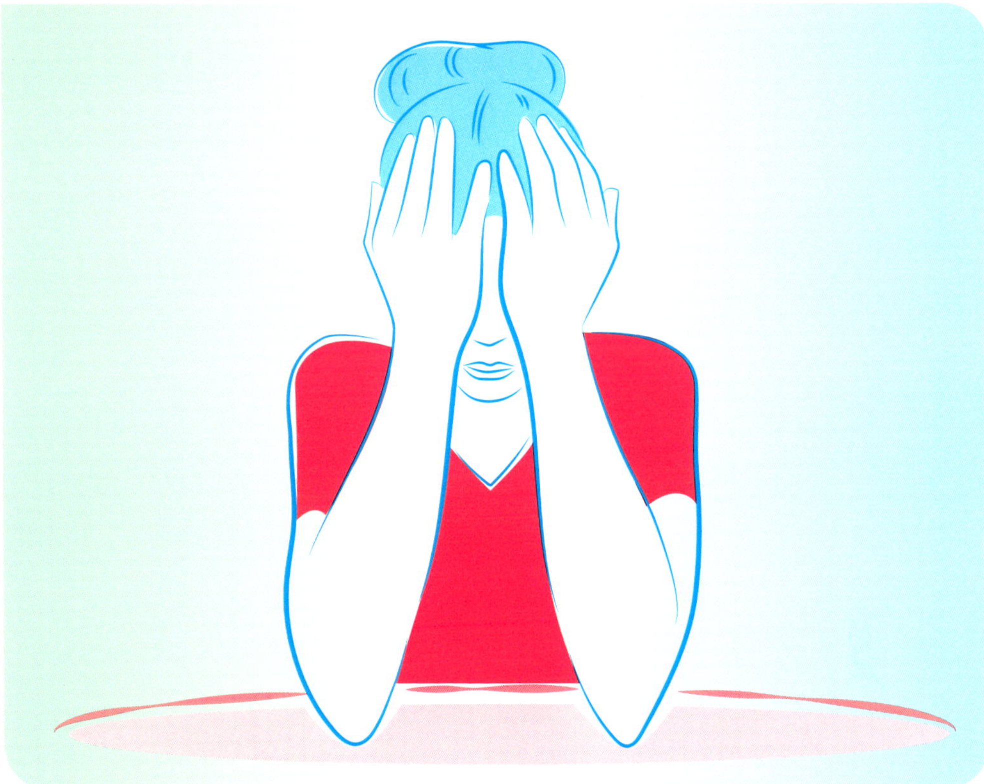

Übung: Augenpressur

- Schließen Sie Ihre Augen und stützen Sie beide Arme mit beiden Ellbogen auf einer Tischfläche ab. Nehmen Sie die Hände vor die Augen und drücken Sie mit den Handballen gegen Ihre Jochbögen über den Augen, sodass der Handdruck auf die Augen nur zart vorgenommen wird.
- Als Alternative können Sie zur Handentlastung die Handrücken dem Gesicht entgegendrehen. Jetzt drücken Sie behutsam mit den Streckseiten der beiden Zeige- und Mittelfinger gegen die geschlossenen Augen, die beiden Daumen finden Halt an den Jochbögen.
- Vor allem bei langer Bildschirmarbeit empfiehlt es sich, immer einmal wieder kleine Pausen mit dieser Augenpressur-Übung zu machen. Wenige Minuten reichen schon.

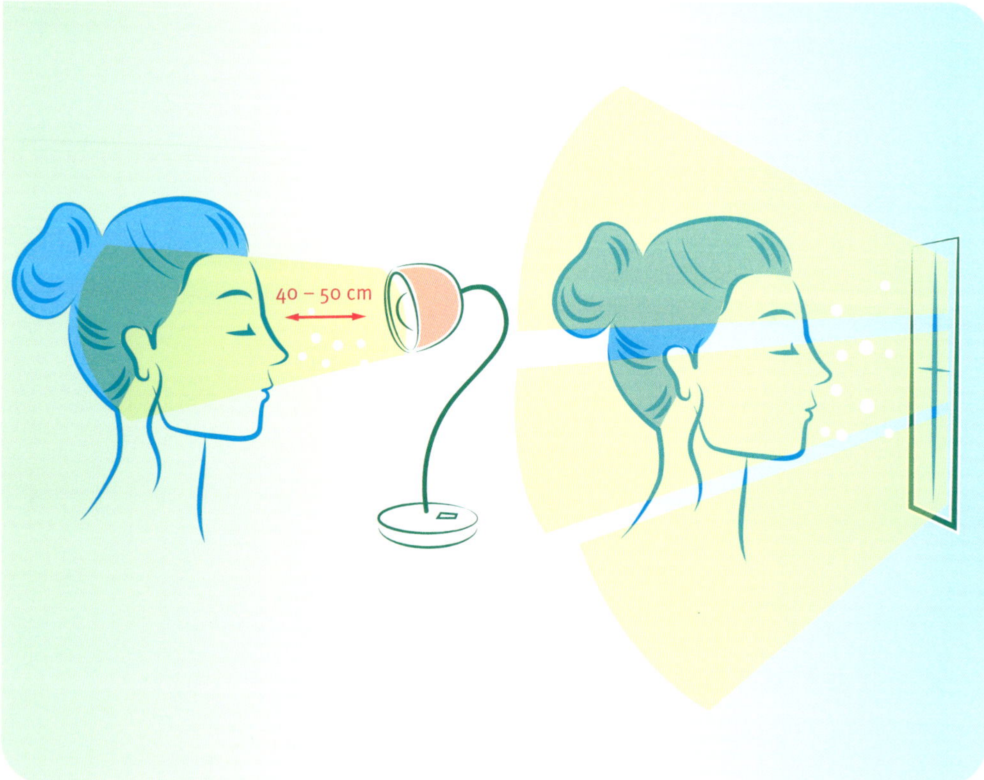

Übung: Cinéma interne

Mit Cinéma interne ist der Farbfilm hinter den Augenlidern gemeint, den Sie abrufen können, wenn Sie Ihre Augen schließen und dann versuchen, das Innere der Augenlider anzuschauen. Fokussieren Sie bei geschlossenen Augen auf das Schwarz hinter den geschlossenen Augenlidern. Bei geringem Lichteinfall kann man leicht das hellere Grau hinter den Oberlidern vom dunkleren der Unterlider unterscheiden.

- Bei zusätzlichem Lichteinfall vor einem sonnendurchfluteten Fenster oder vor einer 100-Watt-Glühbirne tauchen Farben auf, oft zunächst ein Gelb, das in Rot, Blau oder Grün übergehen kann. Das ist individuell sehr verschieden.
- Vereinzelt schwirren kleine, schwarze Punkte, die »fliegenden Mücken«, durch das Blickfeld der geschlossenen Augen. Diese kleinen schwarzen Punkte gilt es mit den Augen wiederholt einzufangen. Dabei handelt es sich um Eiweißflocken im Augenwasser, versuchen Sie, sich darauf zu konzentrieren.
- Sie können als Variante auch zwischen der Augenpressur und dem Cinéma interne hin und her wechseln.

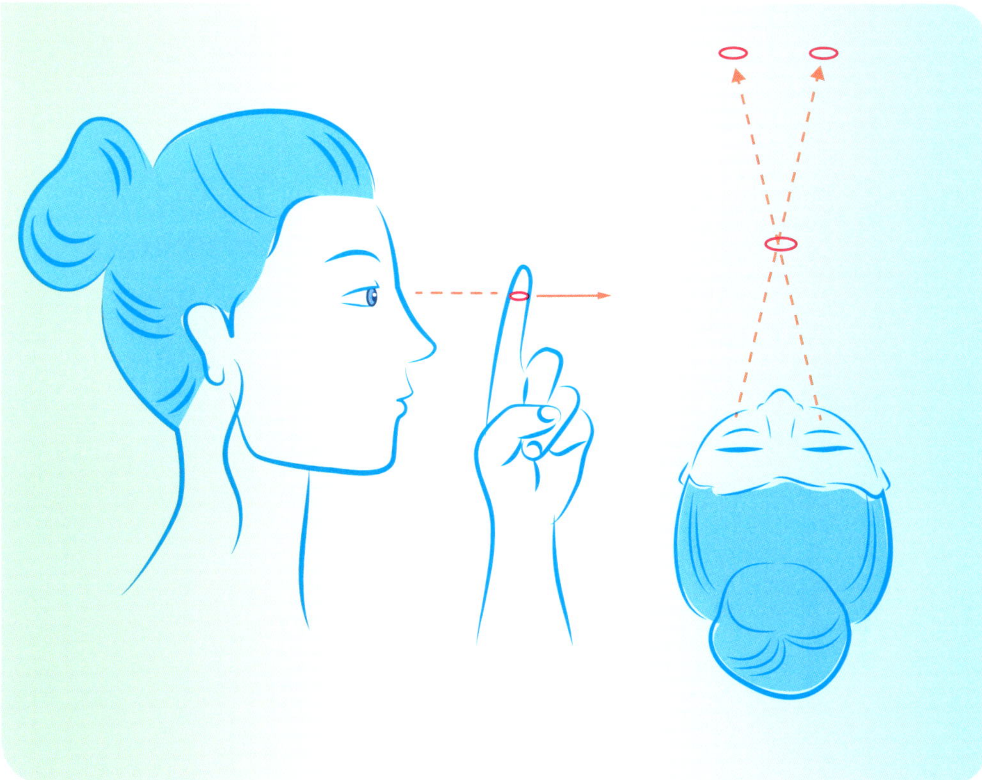

Übung: Doppelbilder sehen

Die dritte Entspannungstechnik über die Augen basiert auf dem Akkommodationstraining; dabei wird die Fähigkeit des Auges trainiert, Gegenstände in der Nähe scharf zu sehen. Wir nennen es auch »Zoomen mit den Augen« oder »Doppelbilder sehen«.

- Bitte nehmen Sie zu Beginn Ihren Zeigefinger senkrecht vor die Nasenspitze. Fixieren Sie jetzt die Nasenspitze und bewegen gleichzeitig den Zeigefinger von der Nase weg. Betrachten Sie jetzt Nasenspitze und Finger zusammen und Sie sehen zwei Zeigefinger. Bitte üben und experimentieren Sie so lange, bis es Ihnen gelingt, ein Doppelbild in der Nähe zu sehen.
- Später können Sie auch eine brennende Kerze in der Mitte oder Gegenstände, die weiter entfernt sind, verdoppeln. Sie können, wenn Sie zwei Gegenstände sehen, diese mit den Augen umkreisen, sodass die Augen einer liegenden Acht folgen.
- Am Anfang wird das Doppelbild nach einigen Sekunden wieder verschwinden. Sie können es dann erneut abrufen. Mit der Zeit kann man das Doppelbild länger halten und es funktioniert auch mit Gegenständen in der Ferne besser.

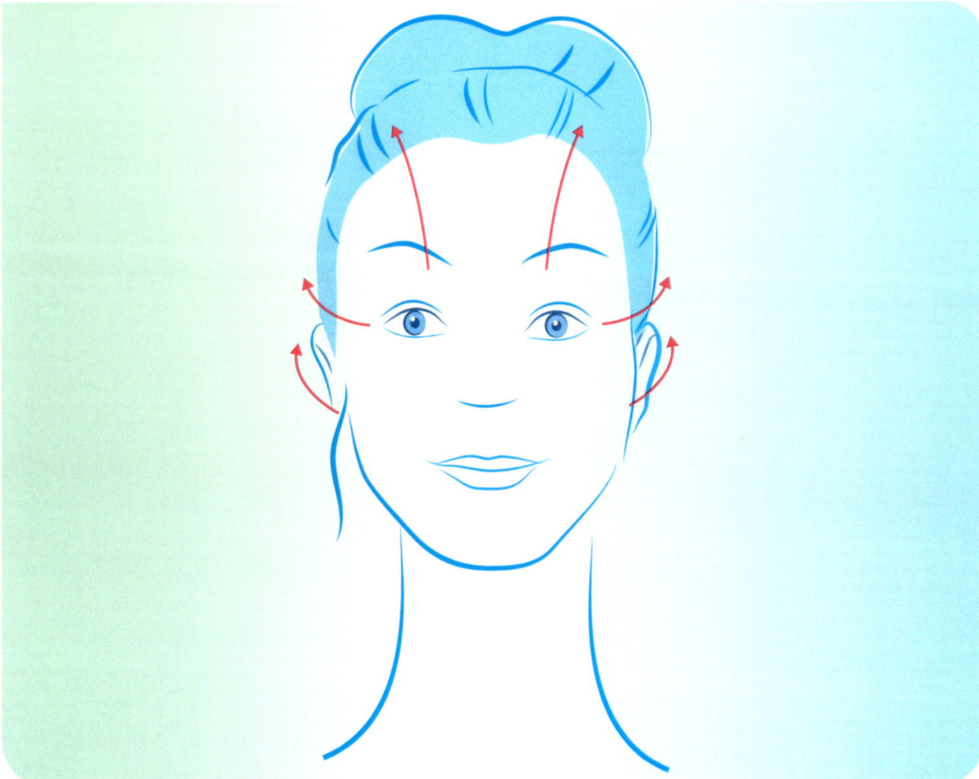

Übung: Lachen mit den Augen

Machen wir uns häufig Sorgen oder grübeln angstvoll, zeigt sich das oft auch im Gesicht: Die Augenbrauen sind zusammengezogen, sodass über der Nasenwurzel eine Falte (Zornesfalte) entsteht. Auch eine lange Bildschirmarbeit kann zu dieser angestrengten Mimik führen. Entspannend und auflockernd wirkt dagegen herzhaftes Lachen, bei dem die verkrampfte Gesichtsmuskulatur entspannen kann und die Stirn wieder glatt wird.

- Sie können die Zornesfalte aber auch »glatt ziehen«, indem Sie Ihre beiden Schläfenmuskeln anspannen. Dabei ziehen Sie auch die Kopfhaut und Ihre Augenbrauen nach oben. Und Sie können auch versuchen, Ihre Ohren nach hinten zu ziehen. Oder Sie probieren mal, ob Sie mit Ihren Ohren wackeln können.
- Sie bekommen ein gutes Gefühl dafür, welche Muskeln die Gegenspieler der gerunzelten Augenbrauen und der Zornesfalte sind, indem Sie diese Sorgenmiene einmal bewusst einnehmen und dann wieder bewusst glattziehen.
- Wenn Sie Ihre Finger bei den Übungen auf Ihre Schläfenpartie oder Ihre Ohren legen, spüren Sie auch direkt, wo sich etwas anspannt bzw. bewegt.

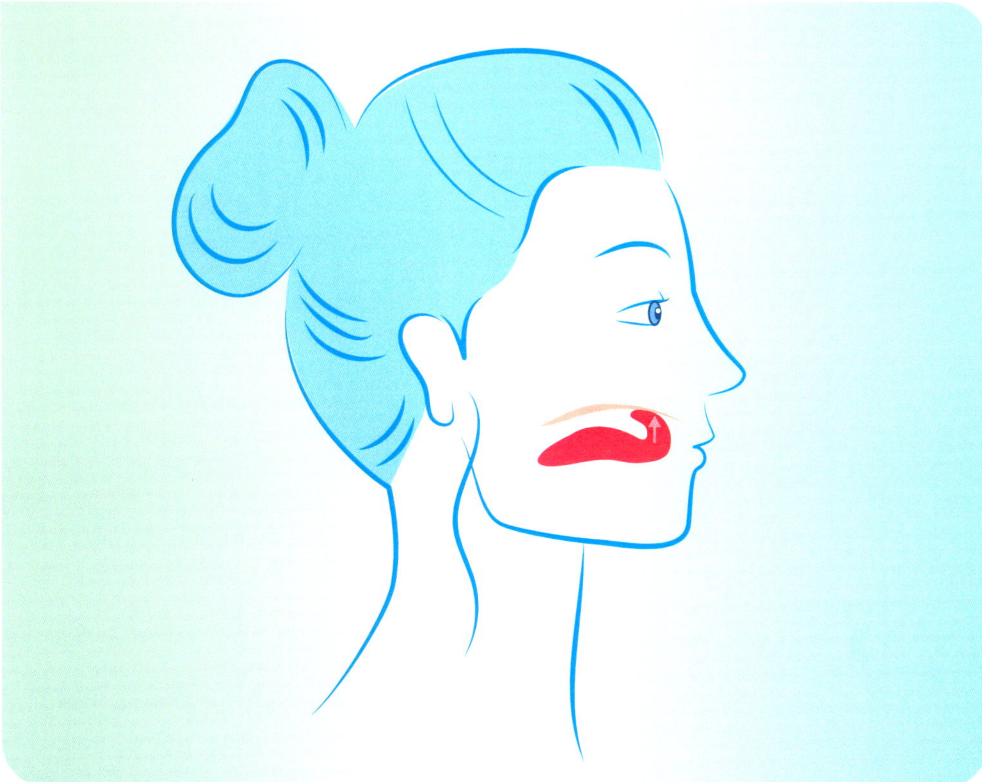

Übung: Zungenstretching

Das Zungenstretching können Sie auch in der Öffentlichkeit machen, da andere Menschen es nicht wahrnehmen.

- Schieben Sie die Zunge im Mund nach vorne, anschließend rollen Sie die Zungenspitze nach oben und heften sie an den oberen, harten Gaumen.
- Bei einer Verstärkung der Zugkraft spüren Sie den Druck bis in den Zungengrund.
- Nun achten Sie bitte darauf, ob Sie die Entspannung bis in die Halsregion und bis zum Innenohr spüren.
- Bei dieser Übung stimulieren Sie den Zungenkehlkopfnerv, der eine Verbindung zur Schaltzentrale der Entspannung hat.

Tiefenentspannung für Augen und Rücken

Besonders wirksam ist diese Tiefenentspannung bei langer Bildschirmarbeit, dabei erholen sich nicht nur schnell die ermüdeten Augen, sondern auch der Rücken. Dieses komplexe Entspannungsprogramm bietet sich gerade im schnellen Stressalltag an, denn Sie können die Übung jederzeit bei langer Sitzarbeit simultan mit der ganzen oder halben Entspannungshocke (Seite 106) auf dem Arbeitsstuhl kombinieren. Gleichzeitig mit der Rückenentlastung erweitern Sie den eingeengten Spinalkanal, der bei vielen Menschen nach alten Bandscheibenschäden oft schmerzhaft eingeengt ist.

Wie Ihr Körper zu einer klingenden Stradivari wird

Wir zeigen Ihnen jetzt eine Übung, die nicht nur neu, sondern auch spektakulär zugleich ist. Sie ist vergleichbar mit der klingenden Stradivari, die durch ihre Konstruktion imstande ist, das ganze Instrument in eine betörende Klangstimmung zu versetzen, die einmalig ist und die dieses Instrument zu einer Wundergeige in der gesamten Musiklandschaft hat werden lassen. So gesehen kann man auch den menschlichen Körper mit diesem Wunderinstrument vergleichen, weil wir in beiden klangvolle Schwingungen durch Resonanz aufbauen können. Was wir nur lernen müssen, ist der richtige Umgang mit dem Geigen- bzw. dem Menschenkörper, um die ganze Klangfülle in uns entdecken zu können.

Lassen wir unseren Körper schwingen und klingen wie eine Stradivari.

Auf diesem Weg müssen wir herausfinden, wie es in unserem Körper möglich ist, das Klangbild entspannender Schwingungen zu erzeugen, die den gesamten Organismus in Resonanz versetzt, sodass schließlich durch Isomorphie (Schwingungen unterschiedlicher Körper in Resonanz) ein Tsunami schwingender Entspannung in uns selbst entsteht. Diese Ganzkörperschwingung ist dann eine totale Vagus-Meditation.

Zunächst beginnen wir damit, die Stradivari in unserem menschlichen Körper zu entdecken:

- Der Geigenkörper bestehend aus Holz der Extraklasse, geschlagen im Winter im hohen Bergwald. Ausgewählt für die kostbare Geige wurden nur die Klinger, in Spezialwerkstätten verarbeitet, wobei Spezialleim die einzelnen Hölzer verbindet. Besondere Farbmischungen ergaben dann die besondere Leuchtkraft des Geigenkörpers und dahinter stand dann ein Geigenbaumeister, der sein Handwerk als Kunst betreibt, sodass schließlich ein Mysterium im Geigenhandwerk entstehen konnte.
- Dieser Geigenkörper ist durchaus vergleichbar mit dem menschlichen Körper, und der Spannungszustand der Geigensaiten muss ständig kontrolliert und diese neu gestimmt werden. Das gilt auch für den menschlichen Körper, dessen Stütz- und Bewegungsapparat möglichst elastisch eingestellt sein sollte. Gefragt ist daher ein ständiges Elastizitätstraining, weil hierdurch der Schwingungszustand besonders der Sehnen und Faszien optimal gestaltet werden kann.
- Dann sind da die Geigensaiten, schwingende Elemente, die voller Töne stecken. Töne, die in den unterschiedlichsten Klangfarben allein durch das Greifen mit

der linken Hand des Musikers erzeugt werden können. Imponierend allein das Vibrato, ausgelöst durch einen Finger der linken Hand, indem die Fingerkuppe ihr schwingendes Stakkato auf einer Geigensaite vollführt.

- Der menschliche Körper hat auch seine klingenden Saiten, ausgeführt im Kehlkopf durch spezielle Stimmbänder, die besonders auf die Vokale A, O, U und I reagieren. A, O und U erzeugen dunkle Tonschwingungen, die ein hohes Entspannungspotenzial aufweisen, I dagegen als heller Ton steht für Aufmerksamkeit, ein Kopfton, der einem Alarmsignal entspricht.
- Die eigentliche Tonbildung auf der Geige wird durch das Streichen mit dem Geigenbogen auf den Saiten ausgelöst, die durch die Reibung mit den Haarteilen des Bogens erreicht wird, dabei sorgt das Harz Kolophonium für einen bestimmten Reibungswiderstand.
- Ganz anders natürlich die Tonbildung der Stimmbänder des menschlichen Kehlkopfes. Hier ist es speziell die Ausatmungsluft, die die Stimmbänder in klingende Vibrationen versetzt, und unterschiedliche Klangfarben sind die Folge. Bei der Vagus-Meditation geht es um vier Klangqualitäten: Schnurren wie ein Kätzchen, Singen wie eine Amsel, Summen wie eine Biene und Brummen wie ein Bär.

Wir beginnen mit Kehlkopfvibrationen

Damit sind wir bei unserem Eingangssignal totaler Tiefenentspannung angelangt: Kehlkopfvibrationen, ausgelöst durch betonte Ausatmung! Dabei ist darauf zu achten, dass die Ausatmung lange anhält, die Einatmung bleibt unbetont.

Die betonte Ausatmung erreichen wir durch den Einsatz aller Ausatmungsmuskeln.

Der Schwerpunkt Ausatmung setzt einen hohen Einsatz aller Atemmuskeln voraus, einschließlich der Atemhilfsmuskeln: der äußeren Zwischenrippenmuskeln, der seitlichen Halsmuskeln, des Zwerchfells und der Bauchmuskeln. Unterstützend wirkt auch der Katapulteffekt des durch die Einatmung gedehnten Bindegewebes. Die elastischen Fasern kehren danach in ihre Ursprungslänge zurück. Diese zusätzliche Energie kann bei der Ausatmung mit genutzt werden.

Das schwingende Eingangssignal der Tiefenentspannung – die Kehlkopfvibrationen – steht jetzt wie der Ton auf der Stradivari im Raum und breitet sich in dreidimensionaler Richtung allseitig aus. Der direkte Ausbreitungsweg des Klanges im menschlichen Körper ist nicht die Luft, auch nicht das Vakuum. Die Tonübertragung im menschlichen Körper geschieht vornehmlich über unsere Knochenstrukturen. Warum ist das wichtig? Weil die Schallübertragung auf dem Knochenweg weitaus wirksamer ist, als die Weiterleitung des Klanges über den Luftweg, denn der Schall breitet sich in der Materie schneller aus als in der Luft.

Die Klangübertragung auf unserer körpereigenen Stradivari geht also folgendermaßen vonstatten: Wir erzeugen einen Klang in unserem Kehlkopf und dieser wird über unsere Hals-, Brust- und Lendenwirbelsäule in unseren Brust-, Bauch- und Beckenraum und bis hinab in die Extremitäten weitergeleitet.

Auf diesem Wege entsteht eine vibrierende Ganzkörperschwingung. Eine Vibrationswelle der Entspannung breitet sich aus, die praktisch alle Organsysteme erfasst. Dieser schwingende Körperklang durchläuft den menschlichen Körper und erreicht schließlich den Zustand einer stehenden Welle, weil zentrifugale und zentripetale Schwingungen sich überlagern. Dieser Schwingungszustand stellt sich auch in allen Organsystemen ein, hinein bis in die Körperzellen. Die unterschiedlichen Zellverbände existieren nicht unabhängig voneinander, sondern sie sind eng mit dem Ganzen verbunden, wie der Amerikaner B. Lipton beweisen konnte. Auf diesem Wege werden nicht nur Töne und Klänge übertragen, auch Gedanken können so vermittelt werden: Lipton postulierte: »Die Körperzelle denkt von Anfang an.«

Übung: Vagus-Ganzkörpervibration

- Sie begeben sich an einen ruhigen Ort, an dem Sie für die Dauer der Übung ungestört sind.
- Sie sitzen aufrecht auf einem Stuhl oder liegen bequem im Bett oder bewegen sich rhythmisch auf einem kleinen Trampolin.
- Jetzt betätigen Sie wechselweise die vier parasympathischen Einschaltknöpfe: wechselnde Klänge durch die Kehlkopfvibration mit betonter Ausatmung. Sie verspüren die schwingenden Brust-, Bauch- und Beckenregionen, und das in Synchronisation mit der klingenden Ausatmung.
- Wiederholt und ganz sporadisch setzen Sie die lumbale Beckenbodenvibration in Gang, indem Sie die gesamte Beckenmuskulatur einschließlich der unteren, lumbalen Rückenmuskeln anspannen.
- Sie entwickeln ein Gefühl für die einsetzende Tiefenentspannung, achten Sie darauf. Erspüren Sie das Anfluten des Dopamins, das bis zu 65 % gesteigert werden kann. Dieses erwünschte Glücksgefühl bewirkt als »erinnertes Wohlbefinden«, dass im Sinne der Imagination positive Erinnerungsbilder aus der Vergangenheit auftauchen, die die positive Stimmung in Ihnen nachhaltig steigern. Sie erleben ein anderes Zeitgefühl, sind im »Kairos« der gefühlten, nicht der gemessenen Zeit, in der es keine Zeitbegrenzungen mehr gibt. Damit erleben Sie die Gegenwart in bewusster Achtsamkeit. Sie nehmen den Augenblick so in sich auf, wie er in ganzer Fülle zur Darstellung kommt.
- Ihr Gehirn beruhigt sich. Es wechselt vom Beta- in den Alphazustand mit Schwingungen zwischen 7 und 15 Hertz. Damit sehen Sie die Dinge um sich herum klarer und können den Erscheinungen auf den Grund gehen.
- In diesem Zustand absoluter Tiefenentspannung wechselt Ihre bewusste Wahrnehmung aus der ersten Person hinüber in die transpersonale Bewusstseinsebene. Sie beurteilen diese Welt nicht mehr aus dem starken »Ich« heraus. Sie gehen zu allen Ereignissen dieser Welt auf Distanz, ohne die Ereignisse zu beurteilen und zu bewerten. Sie lassen die Welt so, wie sie nun mal ist.
- In diesem schwebenden Zustand absoluter Isomorphie (gleiches Schwingen von Körpern) erleben Sie die Ganzkörpervibration von Kopf bis Fuß durch die übereinstimmende Resonanz aller Schwingungen. Und jetzt braucht es nicht mehr viel, um in diesem erinnerten Wohlbefinden länger zu verweilen:
- Wiederholtes Cinéma interne, Kehlkopfvibrationen, muskelanspannende Beckenvibration. Dazwischen schwelgen Sie in wohliger Tiefenentspannung. Sie geben

sich ganz dem Entspannungsgefühl hin. Losgelöst von allen Sorgen und Ängsten dieser Welt, können Sie diesen Augenblick einfach genießen.

Mit den vier parasympathischen Einschaltmechanismen ist es jetzt für Sie jederzeit möglich, den Körper nach jeder Stressbelastung durch Synchronisation der unterschiedlichen Schwingungen in den Zustand harmonischer Resonanz zu bringen. Konstruktive Wellen bauen sich auf, die durch die ergänzende Wirkung der Wellenberge ausgeprägte Energiegipfel durch Tsunami-Effekte entstehen lassen. Über die Fokussierung dieser unterschiedlichen Schwingungsmuster auf die Körpermitte ist es dann möglich, eine stehende Welle aufzubauen, in der alle Wellenberge konstruktiv zusammenlaufen, ein Energiegipfel ist die Folge und eine extreme Tiefenentspannung komplexer Wirkungsbreite ist die Folge. Der ergänzende Dopamin-Flash sorgt dafür, dass der Meditierende in den allgemeinen Zustand des »Verweile doch, du bist zu schön« gerät.

Lassen Sie Ihre Stimme erklingen

Auch wir Mensch können schnurren wie eine Katze, und das in einem Frequenzbereich unter 40 Hertz; hierbei steht die Beruhigung des Körpers unter Stress im Vordergrund, und das auf einfache und schnelle Art. Der Mensch kann aber weitaus mehr mit seinem Kehlkopf bewirken, als nur einfach zu schnurren, über die Stimmbildung steht ihm ein ganzes Register variabler Lautbildungen zur Verfügung. Das Entspannungssignal wird durch Kehlkopfvibrationen über die drei S (Schnurren, Summen, Singen) durch den Vagus vermittelt. Mit den motorischen Fasern erreicht die Vibration über parallel verlaufende parasympathische Nervenfasern den Vagus im Hirnstamm: Die Entspannung beginnt unter Einbeziehung von Herz, Lunge und Bauchraum, weil der Einflussbereich des Vagus bis hierhin reicht.

Der Kehlkopf, unser körpereigenes Instrument, kann weitaus mehr als nur schnurren. Durch die Sprache verfügt der Mensch über Vokale, Konsonanten und Umlaute, dabei sind es die Klinger, die gesprochen oder gesungen eine hohe meditative Wirkung auslösen können.

Die Klinger in unserer Sprache können ihr Schwingungsvermögen auf den Körper vollmundig bei betonter Ausatmung entfalten. Diese Resonanztöne lauten M, N, L, S, NG, J, W. Hiervon unterscheiden sich die Vokale A, E, I, O, U, die Konsonanten B, T, D, R, H, K, G, P, V, F, Z und schließlich die Umlaute Ä, Ö, Ü. Weit oberhalb des Kehlkopfes werden die Konsonanten gebildet, vornehmlich im vorderen Bereich der Mundhöhle über die Lippen, wie B, P, F. Das D liegt im mittleren Bereich zwischen Zunge und Gaumen, während K und G mehr im hinteren Gaumen geformt werden. Insgesamt bleibt die Aussage, dass die Konsonanten in der Meditation kaum eine Rolle spielen. Das hängt zum einen mit ihrer fehlenden Resonanz zusammen, zum anderen mit ihrer Distanz zum Kehlkopf, sodass kein Entspannungssignal entstehen kann.

Unsere Resonanztöne

Ganz anders dagegen die Klinger, die durch die hohe Ansprache an den Kehlkopf eine intensive Entspannungsbotschaft an das emotionale Gehirn absenden können, an Herz, Lunge und Bauchraum.

M Eine Sonderstellung unter den Klingern erreicht das M: Es schwingt zwischen Kehlkopf und vorderer Mundhöhle, nach oben bis in den Kopf hinein, hinab bis in den Brustraum. Aus gutem Grund finden wir das breit ausgelegte M in den Mantras des Ostens mit der Silbe »Om«, dem gegenüber steht das »Amen« des Westens. Wird das M auf besondere Weise akzentuiert, so signalisiert es Zustimmung im Gespräch, Wohlgefallen und die Freude über den Genuss einer ganz besonderen Speise.

N Das N wirkt ebenso wie das M, ausgehend vom Kehlkopf, aufsteigend bis in die Mundhöhle und den Kopf, hier aber gepresster durch das Andrücken der Zunge an den Gaumen. Nach unten reicht die Wirkung bis an die Brustwand heran.

NG Die Klinger NG entstehen zwischen Kehlkopf und Mundhöhle mit Akzentverstärkung durch den Nacken; sie wirken nach unten, aber auch bis an die Brustwand heran.

L, W, J Bei den Klingern L, W, J wandert die Stimmbildung vom Kehlkopf nach oben, dabei öffnet sich der Mund, sodass eine betonte Lautmalerei betrieben werden kann.

Die Vokale

Die Vokale A, E, O, U lassen sich durch den geöffneten Mund optimal lautieren, ausgehend vom Kehlkopf. Das A strahlt nach oben bis in die Mundhöhle hinein, es ist am klarsten in seiner Öffnung. Das E liegt mehr in der hinteren Mundhöhle, es wirkt gepresst durch die Einengung zwischen Zunge und Gaumen. Das O verlässt den Kehlkopf nach unten, bis an die obere Brustwand heran, seitlich einstrahlend bis in die Flanken. Mit dem U gelangen wir schließlich in den tiefen Keller: Ausgehend vom Kehlkopf, geht es hinab bis ans Zwerchfell und fließt bis in den Bauch- und Beckenraum.

Das I unter den Vokalen fällt völlig aus dem Rahmen. Durch seine geringe Anbindung an den Kehlkopf, ausgelöst im Gaumen-Nacken-Bereich mit Einstrahlung bis in die Schädeldecke, ist es eher ein Stresston. Das I ist definitiv kein Ton, der Entspannung auslösen kann.

Mit den Klingern sowie mit den Vokalen A, O und U steht Ihnen ein breites Angebot an Kehlkopfvibrationen zur Verfügung; weit über das Schnurren hinaus meditieren Sie summend oder singend, laut oder leise, ganz der momentanen Situation entsprechend.

Übung: Schnurren und Vokale tönen

Sie können die entspannenden Kehlkopfvibrationen jederzeit einsetzen, sowohl tagsüber, um im Stressalltag in Sekunden die komplexe Tiefenentspannung auszulösen, als auch nachts, um leichter einzuschlafen (Seite 91).

- Sie begeben sich möglichst an den Rand des Alltagsgeschehens und suchen sich ein ruhiges Plätzchen.
- Nehmen Sie eine bequeme, aber aufrechte Sitzhaltung auf einem Stuhl ein.
- Wenn Sie mögen und es Ihnen bereits möglich ist, wechseln Sie auf der Sitzfläche wiederholt in die halbe oder ganze Hocke (Seite 106).
- Konzentrieren Sie sich nun auf die Atmung, die Sie aus der Welt der Zerrissenheit zurück in die eigene Mitte führt.

- Achten Sie auf eine möglichst lange Ausatmung. Wie Sie bereits wissen, ist dies ein Entspannungssignal für Ihren Körper.
- Setzen Sie nun die Kehlkopfvibrationen in Gang. Zunächst sind Augen und Mund geschlossen und Sie atmen konsequent durch die Nase. Das ist die Phase des Schnurrens, wie eine Katze. Dabei vibriert der Kehlkopf im hinteren Bereich des Gaumens, der leicht eingeengt wird, und der Resonanzboden reicht bis in die Halswirbelsäule hinein.
- Tönen Sie dann – bei weiterhin geschlossenen Augen – die Vokale A, O und U, damit gestalten Sie Ihr Spiel auf der körpereigenen Stradivari: Die Stimmbänder ersetzen die Geigensaiten und der Luftstrom der Ausatmung den Geigenbogen.
- Tönen Sie zunächst das A, dabei spüren Sie das Mitschwingen am Zungengrund einschließlich der Halswirbelsäule. Das A können Sie aber auch singen, z. B. mit einem Halleluja.
- Singen oder tönen Sie, solange Sie mögen bzw. solange Ihre Pausenzeit es zulässt. Je länger Sie einzelne Vokale oder Worte wie Halleluja oder Oh-ma-ha tönen, desto wirksamer werden sie.
- Das O klingt im Vergleich zum A dunkler, der Schwingungsgrund liegt tiefer in Höhe der unteren Halswirbelsäule und reicht bis zur oberen Brustwand. Achten Sie gern einmal darauf, in welchen Körperbereichen Sie die Vibrationen spüren können.
- Bleiben Sie, wenn Sie mögen, beim Oh-ma-ha, aber ziehen Sie jetzt die erste Silbe lang, um das O zu betonen. Oder singen Sie einfach oh, ho, ho und unterlegen Sie eine eigene Melodie. Oder Sie nehmen ein Volkslied, das mit »Oh« beginnt.
- Mit dem gesungenen U landen Sie dann endgültig im Keller, sodass der untere Brustkorb mit dem Zwerchfell erfasst wird. Sie können einfach ein lang gezogenes U tönen oder eine eigene Melodie unterlegen. Oder Sie singen: Summ, summ, summ, Bienchen summ herum. Dabei können Sie Bienen visualisieren, wie sie von Blume zu Blume fliegen.
- In das U-Lied können Sie auch das »Brummen wie ein Bär« einfließen lassen, verbunden mit einem tiefen Atemstoß, einem Hustenreiz ähnlich.

Wann Ihnen die Vagus-Meditation hilft

Der Mensch in seinem Verhalten ist einem natürlichen Rhythmus unterworfen, der entscheidend vom Verlauf der Sonne bestimmt wird. Am hellen Tag ist die Zeit hoher Betriebsamkeit, die aber in keinem Fall endlos fortgesetzt werden kann, sondern wiederholt von erholsamen Pausen zu unterbrechen ist. Dagegen ist in der dunklen Nacht ein erholsamer Schlaf unverzichtbar, aber auch diese Zeit verläuft nicht gleichmäßig, sondern wird von unterschiedlichen Schlaftiefen bestimmt.

Durch die Anpassung an die Technik hat sich allerdings dieser natürliche Lebensrhythmus des Menschen nachhaltig verändert:

- Der erste Schritt in Richtung Überaktivität wurde mit der Erfindung des elektrischen Lichts durch den Amerikaner Edison eingeleitet, der 1779 die elektrische Glühbirne erfand. Damit wurde die Nacht zum Tag gemacht und inzwischen leiden wir unter der Lichtverschmutzung: Städte leuchten taghell in der Nacht, im reflektierten Licht verlieren die Sterne ihre ursprüngliche Leuchtkraft.
- Im Computerzeitalter wurde die Pausenkultur endgültig zu Grabe getragen, denn

Laptop, Smartphone & Co. sind praktisch rund um die Uhr im Einsatz, nicht nur lokal, sondern weltweit und eine neue Form der »Hellhörigkeit« beschäftigt den Menschen Tag und Nacht.

- Aber auch die gute Mittagspause, die früher vielfach mit einer kurzen Schlafunterbrechung angereichert wurde, hat durch die Gegenwart moderner Medien längst ihren festen Stellenwert im Stressalltag verloren. Die eine Stunde Unterbrechung am Mittag wird primär zur Nahrungsaufnahme genutzt, meist diskutierend in munterer Kollegenrunde, was durchaus zu begrüßen ist. Aber von Entspannung im Kreis der Mitarbeiter ist keine Spur, sodass am späten Nachmittag die Arbeit nur noch schleppend vorangeht; dabei geht der Blick sehnsüchtig zur Uhr: Wann ist endlich Feierabend?
- Spät am Abend nach all den Horrormeldungen im Fernsehen folgt dann oft noch ein blutrünstiger Krimi. Wie soll dann der Mensch in der Nacht noch seine wohlverdiente Ruhe finden?

Alle wissen es, alle nehmen es ohne Aufschrei zur Kenntnis, jedoch der Tagesstress nimmt seinen Lauf. Mehr als 80% der arbeitenden Bevölkerung leiden inzwischen unter Schlafstörungen. Das nehmen die moderne Gesellschaft allgemein, die Mediziner speziell, die verantwortlichen Politiker nicht ausgenommen, ohne Beanstandung zur Kenntnis, obwohl in den entsprechenden Gremien längst alle »roten Lampen« aufleuchten müssten.

In dieser Multitasking-Gesellschaft ist bei der Klärung dieser Kardinalfragen praktisch jeder auf sich allein gestellt. Mit öffentlicher Unterstützung durch Medizin und Politik kann im Moment kaum gerechnet werden.

Sorgen Sie selbst für Entspannung

Der Verlust unserer Pausenkultur ist der hohe Preis für die Anpassung an das Technikzeitalter und im Sinne der Selbstorganisation natürlicher Prozesse sollte jeder für sich dafür sorgen, dass er regelmäßig seine hohe Betriebsamkeit in Arbeit und Freizeit durch bestimmte Perioden der Entspannung ausgleicht, dafür ist die Vagus-Meditation das Gebot der Stunde:

- Ohne Vagus keine erholsame Nachtruhe, ohne Vagus keine Gesundheit.
- Nur der Vagusnerv ist in der Lage, die Dominanz des Stressnervs Sympathikus unmittelbar und nachhaltig aufzuheben.
- Die Vagus-Meditation ist neurophysiologisch begründet und daher ohne weltanschauliche Prägung.
- Sie ist schnell und einfach im Stressalltag umsetzbar, mit einem Wirkungseintritt in Minuten.
- Es handelt sich um ein einfaches Prozedere. Spezielle Meditationsräume oder Übungshilfsmittel sind nicht erforderlich. Ein Stuhl genügt.
- Man erzielt eine komplexe Tiefenentspannung und eine hohe Gesundheitswirkung durch den zentralen Stressabbau.
- Sie können eine enorme Leistungssteigerung mit einem hohen Wohlfühlfaktor für den restlichen Tag erreichen, indem Sie einfach nur in jeder Mittagspause Ihre Vagus-Siesta machen.

Die Vagus-Meditation sollte in zwei Tagesabschnitten absolute Priorität haben: mittags gegen 14 Uhr und nachts bei Schlafstörungen. In diesen beiden Zeitabschnitten weist die Aufmerksamkeitskurve, die einen wellenförmigen Verlauf zeigt, ihre tiefsten Wellentäler auf.

Mittagspause: auch entspannen

Die Mittagspause wird in unserer Gesellschaft leider völlig falsch eingeschätzt und sträflich vernachlässigt. Kein Mensch ist in der Lage, von morgens bis abends eine gleichbleibend hohe Leistung zu erbringen. Mittags gegen 14 Uhr erreicht die Aufmerksamkeitskurve ihren ersten Tiefpunkt und nachts gegen 4 Uhr folgt das zweite Tief. Jeder Mensch braucht mittags gegen 14 Uhr eine kurze Auszeit, wenn er am Nachmittag noch einmal durchstarten möchte. Dafür genügen maximal 15 Minuten. Aus Sicht der Vagus-Meditation ist es sinnvoll, eine Auszeit von maximal 15 Minuten, nicht mehr, aber auch nicht weniger zu nehmen, damit der Leistungsturbo sich am späten Nachmittag noch einmal beschleunigen kann. Eine griechische Metastudie belegt: Eine 15-minütige Vagus-Episode mittags zwischen 13 und 14 Uhr ergibt für den Resttag eine Leistungssteigerung von 37 %, gleichzeitige Herz-Kreislauf-Prävention eingeschlossen.

An diesen 37 % kommt kein Unternehmer vorbei, auch nicht der Betriebsrat oder die Gewerkschaft. Allein das Stimmungshoch der Vagus-Meditation verbessert das allgemeine Arbeitsklima nachhaltig. Dafür sorgt allein der neue Vagus, der die soziale Kompetenz jedes einzelnen Mitarbeiters derart verbessern kann, dass Mobbingkrisen Ausnahmesituationen werden. Der Mensch ist durch diese kurze Auszeit ganz einfach in einer besseren Verfassung; er ist besser drauf, die allgemeine Mobbing-Rate sinkt. Mit der Verbesserung der Koordination durch die Vagus-Meditation steigt nicht nur die Leistung, auch das Verletzungsrisiko sinkt.

So wirkt die Vagus-Siesta

Und gerade bei der Gestaltung dieser täglichen Auszeit kann die Vagus-Meditation ihre ganze Stärke ausspielen, weil sie schnell und einfach umsetzbar ist. Alles, was man braucht, ist ein Stuhl im Abseits, denn welcher mittelständische Betrieb kann sich schon einen separaten Meditationsraum leisten? Das mag in Hamburg bei Großverlagen möglich sein, nicht jedoch in der kleinen Druckerei um die Ecke.

Vagus-Meditation in aufrechter Sitzhaltung auf einem Stuhl. Das ist das schnell nutzbare Entspannungs-Ambiente, das an jedem Arbeitsplatz erfolgen kann.

Die Vagus-Siesta bietet den praktischen Ausgleich des biologischen Tiefs mittags 15 Minuten auf einem Stuhl in aufrechter Sitzhaltung, in ganzer oder halber Hocke auf der Sitzfläche, optimalerweise vor einem sonnendurchfluteten Fenster. So lässt sich das Cinéma-interne-Programm leichter abrufen. Dazu wird geschnurrt, gesummt oder gesungen, um die Ausatmung zu betonen. Der Vagus in seiner Wirkung verdrängt den Sympathikus, die komplexe Tiefenentspannung kann beginnen.

In Sekunden bewirkt der Vagusnerv die Beruhigung des Herzens, auf die alle Welt so sehnsüchtig wartet. Blutdrucksenkung, Herzfrequenzsenkung, Atemvertiefung und ein deutliches Sauerstoffplus fürs Gewebe sind die unmittelbare Folge. Die abirrenden Gedanken im angestrebten Betazustand des Gehirns beruhigen sich, langsame Schwingungen des Alphazustands vermitteln wieder eine hoffnungsvolle Sicht und der monoton belastete Rücken findet wieder zur alten Stärke zurück.

Übung: Ihre tägliche Vagus-Siesta

Gönnen Sie sich dieses kurze Präventionsprogramm zur täglichen Tiefenentspannung durch die Vagus-Meditation für 15 Minuten, egal ob Sie bei der Arbeit, zu Hause oder unterwegs sind.

- In jeder Mittagspause abseits vom Getriebe sitzen Sie aufrecht auf einem Stuhl oder wechselweise in halber oder ganzer Hocke.
- Sie schließen die Augen und fixieren die Augenlider von hinten. Vor einem hellen Fenster tauchen schnell verschiedene Farben des Cinéma-interne-Programms auf.
- Auch kleine schwarze Punkte huschen durch das Blickfeld; auf all diese Erscheinungen konzentrieren Sie sich.
- Parallel betonten Sie die Ausatmung durch Kehlkopfvibrationen. Sie schnurren, summen, singen oder brummen wie ein Bär.
- Parallel zur Vagus-Meditation setzen Sie wiederholt die lumbale Beckenbodenvibration (Rückenrodeo, Seite 110) ein.
- Im Sitzen spannen Sie nun dynamisch die unteren Rückenmuskeln, die Beckenbodenmuskeln sowie die Gesäßmuskeln an.
- Gleichzeitig drücken Sie den Rücken in Höhe der Schulterblätter gegen die Lehne.
- Diese Pudendus-Stimulation entlastet den Schamnerv, ergänzt den Vagus in der totalen Tiefenentspannung und die Beckenorgane finden zurück zu ihrer zentralnervösen Anbindung ans Gehirn.

Ihre Entspannungsinseln durch Rituale verankern

Rituale, wie die mittägliche Vagus-Siesta, sind wie Leuchtfeuer im grauen Stressalltag, die uns auf die richtige Spur bringen. Rituale sind markierte Handlungen in einer Zeit ohne Zeit, die den hektischen Alltag erhellen. Verbinden Sie dazu einen Vorgang des täglichen Lebens mit einer Entspannungsübung, z. B. Ihre Mittagspause mit der Vagus-Siesta. Das Gehirn entwickelt neue neuronale Netzwerke, die nach 4–6 Wochen im Gedächtnisspeicher fest verankert sind, sodass man danach das eine ohne das andere nicht mehr tun kann. Dies sind die Hebb'schen Lernregeln (kanadischer Wissenschaftler).

Das Internet bringt uns um unseren Schlaf

Hauptverantwortlich ist die ständige Erregung des Körpers durch die hohe Dichte zentraler Sinnesreize. Man braucht sich ja nur noch umzuschauen, um zu sehen, was im täglichen Miteinander allein durch das Handy passiert. Besonders die junge Generation kommuniziert nicht mehr von Angesicht zu Angesicht, sondern nur noch über ihr Smartphone gebeugt. Egal wo sie zu Fuß unterwegs sind, auf Bahnhöfen, im Zug, im Restaurant: Der Kopf ist gesenkt und der Blick klebt am Mini-Screen. Wir sind permanent online. Diese gerufenen »Geister« werden wir auch nachts kaum noch los. Auch in der Freizeit werden die Handys nicht mehr aus der Hand gelegt, die inzwischen in einem Museum mehr Aufmerksamkeit fordern als die alten Meister im Hintergrund.

Vagus-Meditation gegen nächtliche Schlafstörungen

Nachts bei Schlafstörungen schalten wir sofort auf unseren Vagus-Modus komplexer Tiefenentspannung, den wir schon mittags am Arbeitsplatz schätzen gelernt haben. Wir schnurren leise wie eine Katze oder summen in Wiederholung eine Kurzmelodie und rufen parallel unseren Cinéma-interne-Film ab.

Cinéma interne in der Nacht lebt von der Müdigkeit des Tages, die uns ergreift, wenn wir im Bett liegen und sich dennoch der Schlaf nicht einstellen will. Dafür ist der Kopf noch voller Gedanken, weil die Informationsflut des Tages im Gehirn noch deutliche Spuren hinterlassen hat. Sorgen und Ängste treten hervor, weil nachts – im Gegensatz zum hellen Tag – eher eine depressive Stimmungslage herrscht. Nachts sind nicht nur alle Katzen grau, sondern es dominiert auch leichter ein negatives Gedankengut.

In der Vagus-Meditation können sich zwei Impulse im Gehirn behaupten, um Sie von Ihrer pessimistischen Grundstimmung abzulenken:

- Sie konzentrieren sich ganz auf das Schwarz hinter den geschlossenen Augen und stellen sich auf wechselnde Farbmuster ein, die allmählich in Erscheinung treten. Haben Sie ein bisschen Geduld, ein zartes Grau, ein leichtes Blau oder auch die Farbe Gelb gewinnen an Konturen, gemäß alter Meditationsweisheit: die Finsternis, die leuchtet.
- Neben diesem Cinéma interne praktizieren Sie leise Kehlkopfvibrationen (schnurren, brummen, summen) und der Schlaf wird nicht lange auf sich warten lassen.

Vertrauen Sie sich ganz Ihrem Entspannungsnerv, dem Vagus an, er ist der stärkste Nerv im menschlichen Körper mit dem größten Verteilungsgebiet. In Ihrem Körper macht sich schnell eine wohltuende Tiefenentspannung breit und Sie werden sanft einschlummern.

Übung: Singen Sie sich in den Schlaf

Wenn Sie nachts aufwachen sollten und nicht gleich wieder einschlafen können oder wenn Sie beim Zubettgehen schwer in den Schlaf finden, nutzen Sie die beruhigende Wirkung der Kehlkopfvibrationen (Seite 74).

- Sie beginnen mit der einfachsten Form der Kehlkopfvibration: Jede Ausatmungsphase wird durch das leise Schnurren der Stimmbänder begleitet, dabei bleibt der Mund geschlossen.
- Die erste Stufe der Entspannung durch die Stimulation des Vagus über den neunten Hirnnerv ist ausgelöst, das Herz beruhigt sich, die Atmung vertieft sich.
- Ohne das Schnurren zu unterbrechen, können Sie es mit den Silben »Oh – ma – ha« verstärkend unterlegen. Akzentuieren Sie am Schluss das »Ha« mit betonter Ausatmung.
- Weiter stimulierend auf den Vagus wirkt bei all diesen Kehlkopfvibrationen Ihre Singstimme, die Sie leise intonierend mit in die Tiefenentspannung einbringen können.
- Falls Ihnen nichts einfällt, was Sie singen möchten, nehmen Sie doch das »Glory, glory, Halleluja«, wobei Sie das »ja« am Ende mit der verstärkten Ausatmung besonders lang ziehen.

- Auch das wiederholte Brummen wie ein Bär verstärkt die Tiefenentspannung; es hört sich ein bisschen an wie ein Hustenreiz, der bis ins Zwerchfell, ja sogar bis ins Becken hineinwirkt.

Die ideale Schlafposition

Optimal ist die halbschräge Bauch-Seiten-Lage rechts oder links, die vor allem dem Spiralaufbau der Wirbelsäule am nächsten kommt und daher sehr erholsam wirkt. Das Kopfkissen schieben Sie zur Seite, um eine Überstreckung des Kopfes im Nacken zu vermeiden. Viele liegen gerne auf der herzabgewandten Seite, dabei wird der rechte Arm nach unten gestreckt. Sie liegen mit dem Kopf auf der rechten Gesichtshälfte, der linke Arm ist angewinkelt und er liegt vor dem gedrehten Kopf. Das rechte Bein ist ebenfalls gestreckt und das linke im Kniegelenk fast rechtwinklig gebeugt und liegt so angezogen auf der linken Körperseite. In dieser Position ist Ihr Körper spiralförmig ausgerichtet und der innere Energietransport verläuft auf optimalen Bahnen. In dieser Haltung liegen Sie auch nicht direkt auf dem Herzen, denn unter Stresseinwirkung ist oft der Herzschlag so präsent, dass in der Regel das Liegen auf der Herzseite eher als unangenehm empfunden wird.

Wenn Sie eine andere Schlafhaltung bevorzugen, also auf dem Rücken oder auf einer der beiden Seiten liegen, benötigen Sie ein Kopfkissen. Ich empfehle dafür eines, das sich der Kopfform anpasst und an den richtigen Stellen Halt gibt. Ein Federkissen ist ungünstig. Ein Kissen mit einer Füllung aus Hirse- oder Dinkelspreu ist besser geeignet. In Österreich verwendet man spezielle Holzspäne. All diese Materialien passen sich Ihrer Kopfform an; sie sind

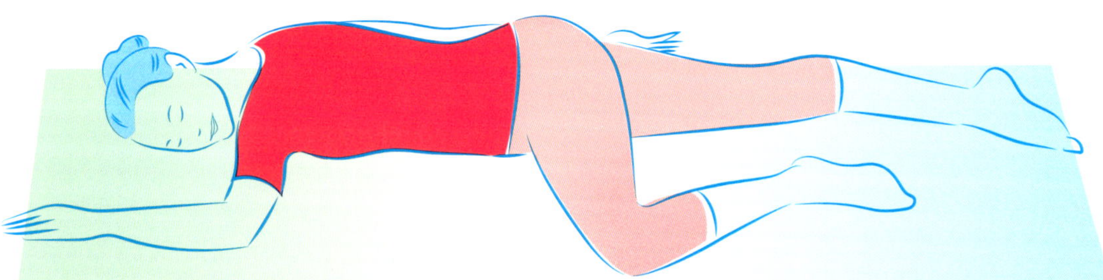

plastisch verformbar und darauf kommt es an. In Rücklage sollte das Kissen die hintere Kopfrundung ausgleichen, damit der Kopf insgesamt nur leicht angehoben wird. In Seitenlage gilt es, den Hohlraum zwischen Kopf und Schulter auszugleichen. Menschen mit breiteren Schultern benötigen daher ein stärker gefülltes Kopfkissen als solche mit schmalen. Mit so einem anschmiegsamen Kopfkissen aktivieren Sie auch Ihr erinnertes Wohlbefinden: Die behütete Einschlafzeit Ihrer Kindheit taucht aus der Erinnerung auf, als Sie mit Ihrem Teddy oder Ihrer Puppe im Arm selig einschliefen.

Die Gestaltung des Schlafzimmers

Wenn Sie mittags eine Vagus-Siesta für 15–30 Minuten einlegen, sollten Sie dies im gemütlichen Sessel oder auf dem Sofa tun, aber nicht im Schlafzimmer. Dieses sollte der Nachtruhe vorbehalten bleiben. Am Tag ist für Sie das Schlafzimmer verschlossen, es ist Ihr Nachtzimmer, auf das Ihr Gehirn im Sinne des erinnerten Wohlbefindens programmiert ist. Es sollte wirklich ein »schlafendes Zimmer« sein, das schon beim Betreten die anstehende Nachtruhe signalisiert. Hier werden Sie von Möbeln und Ausstattungen erwartet, die eine direkte Verbindung zur Nacht herstellen:

- beruhigende Landschaftsbilder mit entspannenden Szenarien, kein Segelschiff in rauer See, keine schwindelerregenden Berggipfel
- gedeckte Farben und eine Zimmerdecke wie ein Sternenhimmel
- keinerlei elektronische Geräte außer vielleicht einem CD-Player zum Abspielen meditativer Musik

Ich empfehle auch, Netzfreischalter im Schlafzimmer zu verwenden, damit Sie über einen Raum verfügen, der nicht vom allgegenwärtigen »Mobilfunk-Müll« erreicht werden kann.

Ihre Vagus-Pausen im schnellen Stressalltag

Sie können die wunderbare Vagus-Meditation fast überall und jederzeit nutzen. Hier einige Beispiele:

- Zum Ausgleich des Mittagstiefs täglich an jedem Arbeitsplatz. Diese essenzielle Auszeit sollte ca. 15 Minuten dauern.
- Im Flugzeug während der Start- und Landephase oder falls Turbulenzen während des Fluges auftauchen, die Ihnen Angst machen. Zünden Sie alle drei Entspannungskanäle mit Cinéma interne, Kehlkopfvibrationen und wenn möglich dem Rückenrodeo.
- Vor jeder Prüfung, eine Viertelstunde abseits auf einem Stuhl! Je ruhiger Sie durch die Vagus-Meditation werden, desto besser kommen Sie in der Prüfung an Ihren Gedächtnisspeicher.
- Müdigkeit auf der Autobahn kann tödlich sein! Fahren Sie sofort den nächsten Parkplatz an, verriegeln das Auto von innen und gönnen sich einige Minuten eine erfrischende Vagus-Meditation.
- Wenn Sie lange warten müssen und Ungeduld aufkommt, z. B. im ärztlichen Wartezimmer: Mit betonter Ausatmung und dem Abrufen von Doppelbildern an der Wand verliert jede Wartezeit ihren Schrecken.
- Sie hilft auch gegen Schmerzen aller Art: Sie werden ruhiger, können sich besser auf die Schmerzen einstellen.

Schmauen statt Kauen

Statt unser tägliches Essen hastig, nur kurz gekaut, herunterzuschlingen, sollten wir es lieber ganz entspannt und ausgiebig kauen und genießen – schmauen eben. Das ist äußerst gesund und auch meditativ.

Kauen ist ein typisches motorisches Geschehen, bei dem die Kaumuskulatur rhythmisch angespannt und entspannt wird. Der wichtigste Kaumuskel liegt beidseits der Kieferwinkel, der M. masseter. Er wird vom fünften Hirnnerv (N. trigeminus) gesteuert.

Sehen und Riechen

Aber bereits vor dem Kauen beginnt die Nahrungsaufnahme mit dem Sehen und Riechen der Speisen. Dabei arbeiten Augennerven und der Riechnerv (N. olfactorius), unser erster Hirnnerv, zusammen. Der Geruchssinn ist für uns existenziell, damit wir giftige oder verdorbene Nahrung als gefährlich erkennen, bevor sie im Mund landet. Jeder weiß, wie wichtig das Aussehen und der Geruch des Essens für uns sind. Schon beim Anblick oder Essensduft kann einem das Wasser im Munde zusammenlaufen.

Der Riechnerv ist der Nerv, bei dem die Sinnesbotschaft über die Geruchsempfindung direkt an die Hirnrinde gelangt. Dieser Nerv spielt bei der Gedächtnisentwicklung eine wichtige Rolle, sodass Gerüche einen sehr wichtigen Erinnerungsfaktor darstellen. Bei der früheren Nahrungssuche, aber auch gegenwärtig beim Einkaufen spielt der Sehnerv eine entscheidende Rolle, das wissen alle Lebensmittelhändler nur zu gut und nutzen es oft weidlich aus.

Herunterschlingen oder schmauen?

Nach dem Sehen und Riechen wandert der Bissen in den Mund, die Geschmacksprüfung beginnt mit dem Kauen durch das Einspeicheln der Nahrung. Die Speichelsekretion wird vom fünften Hirnnerv (N. trigeminus) sowie vom siebten und neunten Hirnnerv gesteuert.

Und jetzt steht jeder von uns vor der Wahl:

- Unter der Dominanz des Stressnervs Sympathikus beginnt der Schluckakt unmittelbar, ohne dass die aufgenommene Nahrung ausreichend durch die Backenzähne zermahlt und eingespeichelt wurde.
- Im ventral-vagalen Zustand haben wir dagegen alle Zeit der Welt: Jeder Bissen wird im Mund so lange gekaut, bis er zu

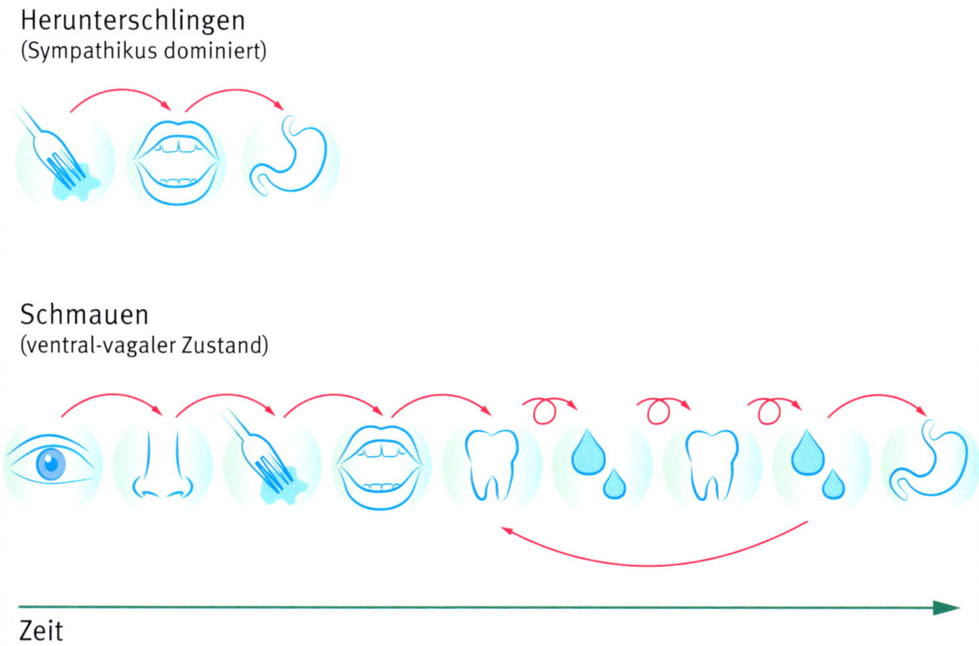

einem flüssigen Brei eingespeichelt wurde, sodass bereits im Mund die Vorverdauung der Nahrung beginnt. – Das nennt man Schmauen.

Die Methode des Schmauens

Der Begriff stammt von dem Schauspieler Jürgen Schilling, München, der das Schmauen entwickelte und u.a. auch Seminare dazu gibt (www.schmauen.com). Die Methode soll nicht nur überschüssige Pfunde purzeln lassen, sondern auch dabei helfen, den Insulinspiegel des Körpers zu regulieren und so die Folgen von Fehlernährung positiv zu beeinflussen. Krank- und dickmachende Verhaltensmuster sollen durch das Schmauen nachhaltig durchbrochen werden. In das tägliche Erlebnis des Schmauens ist auch die entspannende Wirkung der Vagus-Meditation eingeschlossen, weil vagale Entspannungsmuster die Grundlage des Schmauens bilden:

- Schmauen wirkt durch die Kraft, die aus der Wiederholung kommt, denn der Vorgang des Kauens ist ein sich ständig wiederholendes rhythmisches Geschehen.
- Der Schluckakt wird entscheidend vom neunten Hirnnerv (N. glossopharyngeus) gesteuert, der neben den motorischen Fasern auch parasympathische führt und damit ein Zubringer zum Vagus ist.
- Das verlängerte Schmauen ist eine spezielle Sinneserfüllung, die unser Empfinden und unsere Gefühle anspricht.
- Die zentrale Leitstation ist das »emotionale Gehirn«.
- Schmauen ist somit meditativ wirksam, man nimmt sich wieder Zeit für Essen und Trinken, wird zum Genießer und kann dabei sogar wunderbar entspannen.

Langes Sitzen (am Bildschirm) ausgleichen

Wir verbringen den Großteil unseres Tages im Sitzen. Warum ist das auf die Dauer extrem ungesund und wie können wir mit einfachen Übungen gegensteuern?

Die Naturvölker sind klüger als der »Homo sedativus«, der durch seine überschnelle Anpassung an die Technik altbewährte Körpernormen preisgab, um jetzt feststellen zu müssen, dass zu langes Sitzen krank macht. Hinzu kommt, dass wir nicht nur zu lange sitzen, sondern auch verkehrt. Was an unseren Sitzgewohnheiten verkehrt ist, wollen wir gern näher erläutern.

Dazu muss man sich vergegenwärtigen, wie wir Menschen saßen, bevor es Stühle und andere Sitzgelegenheiten gab: Wir hockten uns einfach hin. Darauf, wie eine naturrichtige Hocke aussieht, kommen wir später noch zu sprechen. Waren wir mit der Arbeit an der Stelle oder mit dem Ausruhen fertig, begaben wir uns wieder in die aufrechte Körperhaltung, um weiterzugehen. Tagsüber wechselten wir also zwischen der naturrichtigen Hocke und der Körperstreckung. Dieser ständige Wechsel zwischen Körperstreckung und Hocke wäre für uns Menschen normal und gesund.

Wie sich das Sitzen auf Stühlen auswirkt

Beim Sitzen auf einem Stuhl jedoch verharren wir ständig in einer Mittelstellung, die weder der Entspannungshocke noch der Leistungsstreckung des Körpers gerecht wird. Die stützende Muskulatur des Rückens ist in Höhe der Lendenwirbelsäule im Stehen maximal verkürzt. Sie befindet sich damit in einer ständigen Energieabgabe-Position. In der naturrichtigen Hocke dagegen ist die lumbale Muskulatur erweitert. Nur in dieser Stellung kann wieder Sauerstoff und Energie an die untere Rückenmuskulatur einschließlich der Lumbalfaszien gelangen.

In unserer typischen Sitzhaltung befindet sich der lumbale Abschnitt in einer Mittelstellung, die Muskulatur ist gering angespannt und minimal erweitert. Aus Sicht der Biomechanik ergibt es daher überhaupt keinen Sinn, lange Sitzarbeit wiederholt durch Tätigkeiten an einem Stehpult entasten zu wollen. Das Gegenteil ist sogar der

Fall, die lumbale Rückenmuskulatur gerät am Stehpult unter Dauerstress. Betriebe, Krankenkassen eingeschlossen und sogar die Berufsgenossenschaften sind mit dieser Empfehlung einem Schildbürgerstreich aufgesessen. Mir ist aber nicht bekannt, wer dafür die Verantwortung trägt.

Lange Sitzarbeit kann nur durch die Entspannungshocke wirksam ausgeglichen werden; vor dem Stehpult ist zu warnen.

Bei Naturvölkern findet man auch heute kaum Stühle. Doch wir setzten uns brav auf Stühle und wurden so schnell zu Bedienungsgehilfen unterschiedlicher Maschinen, um monotone Arbeiten im Sitzen zu verrichten. In dieser frontbetonten Bedienungshaltung verloren unsere Arme und Hände sämtliche Freiheitsgrade der Bewegung, denn sie wurden ab sofort nur noch als verlängerte Hebel technischer Geräte bzw. zum Tippen auf der Tastatur missbraucht. Bedienungsarbeit im Sitzen ist für viele bis heute das Gebot der Stunde, weil Motor, Maschine und Computer den Arbeitstakt in dieser monotonen Haltung vorschreiben. Chronische Rückenschmerzen sind der hohe Preis für diese monotone Anpassung an die Technik.

Wir haben den Bodenkontakt verloren

Der »Homo technicus« büßte gleichzeitig seine naturrichtige Entspannungshocke ein, weil er durch das Tragen von Absatzschuhen den vollständigen, direkten Kontakt zum Boden verlor. Bei der Fortbewegung mit Absatzschuhen verhindert die Verlagerung des Gewichts nach vorn ein gleichmäßiges Abrollen des Fußes über Ferse und Vorfuß. Sind wir mit Absatzschuhen unterwegs, sind unsere Wadenmuskeln dauerangespannt und verkürzt. Auf lange Sicht verkürzt sich dabei auch die Achillessehne. Der modische Absatzschuh fordert seinen Tribut mit Wadenkrämpfen, Achillessehnenbeschwerden, schmerzhaften Fersenspornbildungen und Krallenzehen.

Rücken- und Knieerkrankungen

Mit dem Verlust der naturrichtigen Hocke explodierten die degenerativen Erkrankungen des Rückens und der Kniegelenke:

- Die Rückenerkrankungen nahmen dramatisch zu, weil speziell die untere Rückenmuskulatur nicht mehr aus ihrer Dauerspannung herausgenommen werden konnte und auch der Spinalkanal konstant eingeengt blieb.
- Es gab auch einen deutlichen Anstieg der Knieerkrankungen durch die hohe Fehlbelastung in der falschen Hocke, in der die Kniegelenke in Außenrotation stark unter Druck geraten, was diese reinen Scharniergelenke nicht leisten können. Speziell der Innenmeniskus wird in der falschen Hocke regelrecht zwischen der inneren Oberschenkelrolle und dem Schienbeinkopf in die Zange genommen. Er kann dann schon bei einer leichten Verdrehung einreißen.
- Auch die Kniescheibe wird fehlbelastet, weil insbesondere die innere Facette unter einen starken Druck gerät. Knorpelverletzungen sind die Folge.

Die Hocke ist eine natürliche Haltung für uns

Der Fetus im Mutterleib und auch noch Kleinkinder zeigen uns, dass die Hocke eine von der Natur vorgegebene normale Haltung für uns ist. Wir verbringen die ersten neun Monate unsers Lebens – geschützt im Bauch unserer Mutter – in einer Entspannungshocke. Diese Haltung sorgte für einen optimalen Energietransfer, sodass wir uns gut entwickeln konnten. In dieser Hocke erlebten wir aber auch eine Tiefenentspannung, die mit einem Klangerlebnis der Sonderklasse verbunden war. Eingehüllt von unserem »intrauterinen Orchester«, dabei war das Lungengeräusch der mütterlichen Atmung mit dem Ch-Ch-Ch das Melodieinstrument und der Herzschlag spielte den Rhythmus dazu. Dieser vorherrschende Klangraum formte unsere ganze Aufmerksamkeit. Denn ab der 16. Schwangerschaftswoche kann das werdende Kind hören und das Gehörte verankert sich im Gedächtnisspeicher. Ein meditatives Klangerlebnis in pränataler Zeit, das sich richtungsgebend für das spätere Leben auswirkt. Im Mutterleib durchlief unser Körper seine wichtigsten Entwicklungsstufen. Zusammengekauert in der Hocke verliefen die aufbauenden Stoffwechselvorgänge optimal, weil so die Transportwege auf kürzesten Bahnen verlaufen konnten.

Die Entspannungshocke und die meditativen mütterlichen Herz- und Atemgeräusche sind unsere Elementarerlebnisse in der pränatalen Zeit.

Die körperliche Seite der naturrichtigen Hocke

- Kleinkinder spielen bevorzugt in der naturrichtigen Hocke. Die Füße stehen dabei parallel am Boden. Auch die Fersen sind vollständig am Boden. Dies spricht für elastische Waden und Achillessehnen, die zu diesem Zeitpunkt noch nicht durch Absatzschuhe in Verkürzung geraten sind.
- Die Kniegelenke sind scharnierartig gebeugt, nicht nach außen verdreht, denn ein Scharniergelenk kann nur in einer Richtung bewegt werden. Seitliche Rotationskräfte, wie sie in der »europäischen Krampfhocke« auftreten, kann das Knie kaum ausgleichen.
- Der Rücken ist gleichmäßig gerundet, die lumbale Rückenmuskulatur durch maximale Längenerweiterung entspannt und das Becken hat sich fast bis auf die Fersen abgesenkt.

Die geistig-meditative Seite der naturrichtigen Hocke

- Das Kind ist im Spiel voll konzentriert, und das in hoher Achtsamkeit, denn die gesamte Gedankenwelt ist eng mit dem Spiel verbunden. Es »verliert sich im Spiel«, Vater und Mutter sind für diesen Moment vollkommen ausgeblendet.
- Alle Sinnesempfindungen drehen sich um das Spiel direkt vor den Augen, so dass allein hierdurch die Gedanken gebündelt werden, sie können kaum abweichen.
- In dieser Haltung verläuft der gesamte Energietransport ökonomisch, weil der Körper einer komprimierten Spirale gleicht, in der die Nachschubwege auf kurzen Distanzen ablaufen. Allein im Stehen braucht der venöse Rückstrom zum rechten Herzen lange Wege und muss hohe Widerstände überwinden. In der Hocke sind die Widerstände des fließenden Blutes am geringsten.

Die europäische Krampfhocke

Bis zum Eintritt in die Schule haben aber die Kinder in westlichen Ländern die naturrichtige Hocke verlernt. Denn ab dem zweiten Lebensjahr beginnt die Anpassung an Absatzschuhe und das Sitzen auf Stühlen, so dass sich zunehmend die Waden, die Achillessehnen und die untere, lumbale Rückenmuskulatur verkürzt. Das Ende dieser Entwicklung ist die europäische Krampfhocke im Erwachsenenalter: Die Fersen erreichen nicht mehr den Boden, die Kniegelenke werden meniskusbelastend nach außen verdreht und die lumbale Rückenmuskulatur ist chronisch bretthart verkürzt.

Menschen, die auch im Erwachsenenalter oft am Boden kauernd arbeiten, erhalten sich ihre Fähigkeit zur natürlichen Entspannungshocke. In asiatischen Ländern ist diese oft noch zu beobachten, weshalb ich sie auch als Saigonhocke (Seite 99) bezeichne. In unserer westlichen Welt ist sie – außer bei spielenden Kleinkindern – leider nicht mehr zu beobachten. Mit gravierenden Folgen:

Mit dem Verlust der naturrichtigen Hocke hat die westliche Gesellschaft einen wichtigen Stützpfeiler für den Erhalt von Elastizität und Rückengesundheit verloren.

Die natürliche Hocke wiedererlernen

In der Regel sind bei Europäern die Achillessehnen durch das lange Tragen von Absatzschuhen so verkürzt, dass sie die Naturhocke nicht einnehmen können. Sie müssen dabei stets die Fersen vom Boden abheben und drehen gleichzeitig die Kniegelenke meniskusbelastend nach außen. Die Rückenmuskulatur bleibt angespannt und sie ist in der Regel bretthart aufgerichtet.

Zum Wiedererlernen der naturrichtigen Hocke brauchen Sie anfangs die Hilfestellung durch Stuhl, Wand oder Tür. Im Folgenden finden Sie die Übungen dazu. Später lernen Sie noch eine vorbereitende Übung auf dem Minitrampolin (Seite 124) kennen.

Wie ich die Saigonhocke kennenlernte

Ich habe bereits geschildert, dass ich als junger Arzt zwei Jahre lang die chirurgische Verantwortung auf dem deutschen Hospitalschiff »Helgoland« im Vietnamkrieg hatte. Ich wollte wirksam diesem leidgeprüften Volk zur Seite stehen, bin aber beschenkt und reich an Erfahrung zurückgekehrt. Begegnet bin ich der Kraft der Meditation, die dieses Volk so stark gemacht hatte, und der allgegenwärtigen Hocke, die im Alltag dieser Menschen so typisch war. Rückenbeschwerden waren selten und dazu kam die innere Kraft der Resilienz, die die Menschen, die Kinder eingeschlossen, schwerste Kriegsverletzungen und schmerzhafte Napalmverbrennungen mit großer innerer Stärke zu begegnen wussten. So ist die Saigonhocke mit mir nach Deutschland gekommen und noch heute profitieren viele Menschen von dieser Energiespeicherposition.

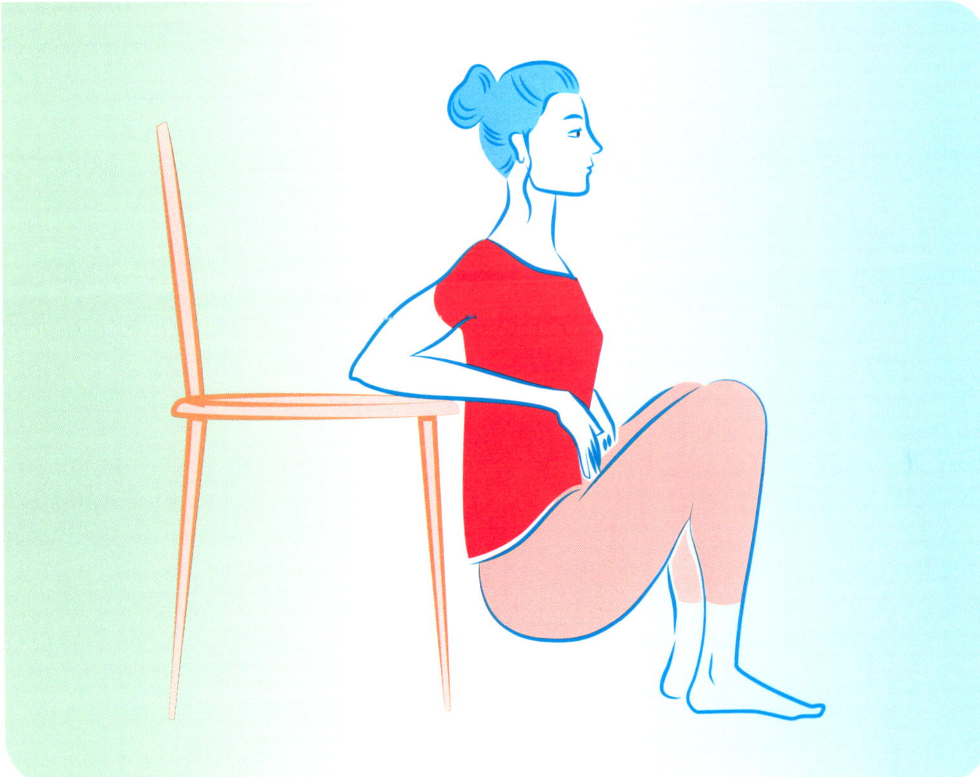

Übung: Ellbogensitz vor einem Stuhl

- Gehen Sie vor einem stabil stehenden Stuhl in die Hocke (mit dem Rücken zum Stuhl) und stützen sich dabei mit beiden Ellbogen auf dem Stuhlsitz ab.

- Ihre Fersen sollten dabei fest am Boden bleiben und das Becken schwebt kurz über dem Boden.

- Der Rücken ist ganz gerade, sodass sich Ihre Wirbelsäule in senkrechter Haltung aushängen kann.

- Bleiben Sie 7 Sekunden oder auch länger in dieser Haltung.

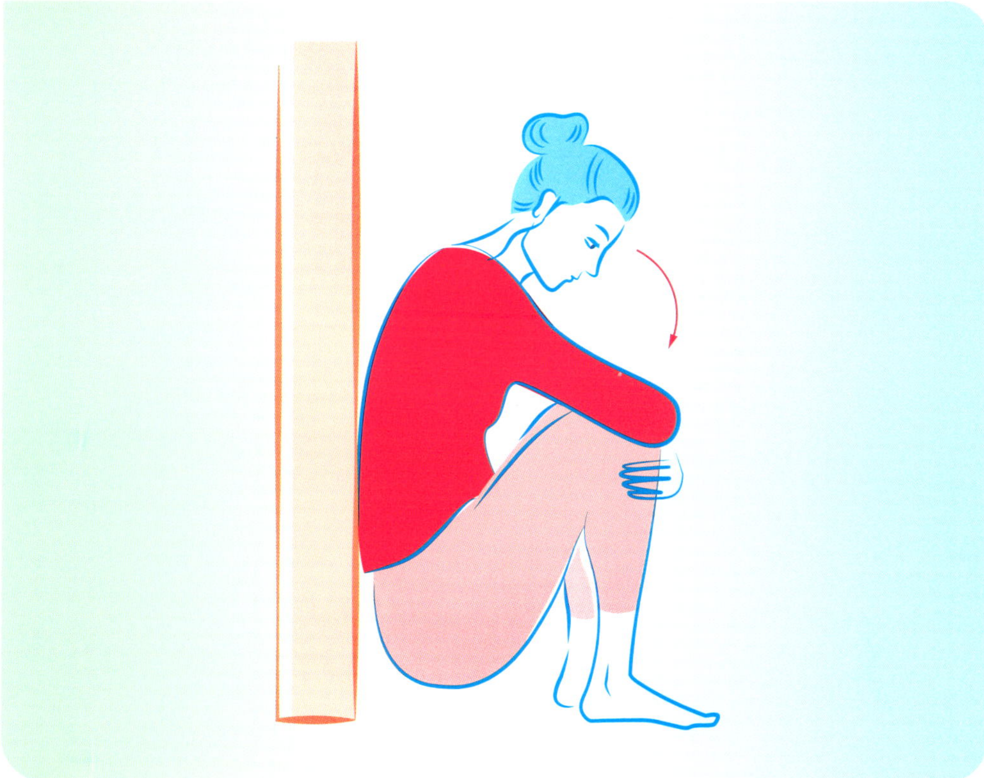

Übung: Hocke vor der Wand

- Stellen Sie sich mit dem Rücken zur Wand. Ihre Füße stehen parallel und fest mit den Fersen am Boden. Gehen Sie in die Hocke. Stützen Sie sich mit Ihrem Rücken an der Wand ab.

- Beugen Sie den Oberkörper leicht vor und umklammern mit beiden Armen Ihre Knie und ziehen diese an den Körper heran.

- Spannen Sie aus dieser Stellung heraus wiederholt Ihre Waden an – mindestens 7 Sekunden halten.

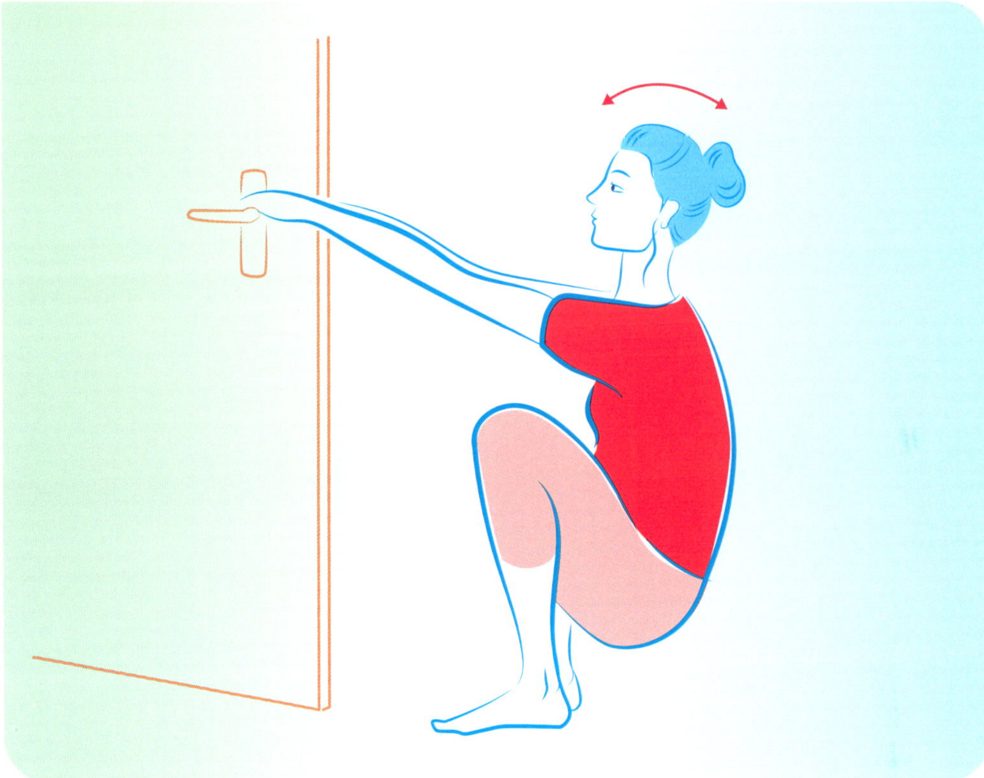

Übung: Hocke am Türgriff

Als Hilfsmittel, um in die naturrichtige Hocke zu kommen, können Sie auch die Türgriffe einer geöffneten Tür verwenden.

- Halten Sie sich mit beiden Händen und gestreckten Armen an den beiden Türgriffen fest.

- Gehen Sie nun in die naturrichtige Hocke. Das heißt, Ihre Füße stehen parallel und Sie lassen Ihre Fersen fest am Boden stehen, während Sie so weit wie möglich nach unten in die Knie gehen.

- Achten Sie darauf, dass Ihr Rücken dabei maximal gerundet wird.

- Wenn Sie in der Hocke angekommen sind, können Sie leichte Wippbewegungen vor und zurück machen.

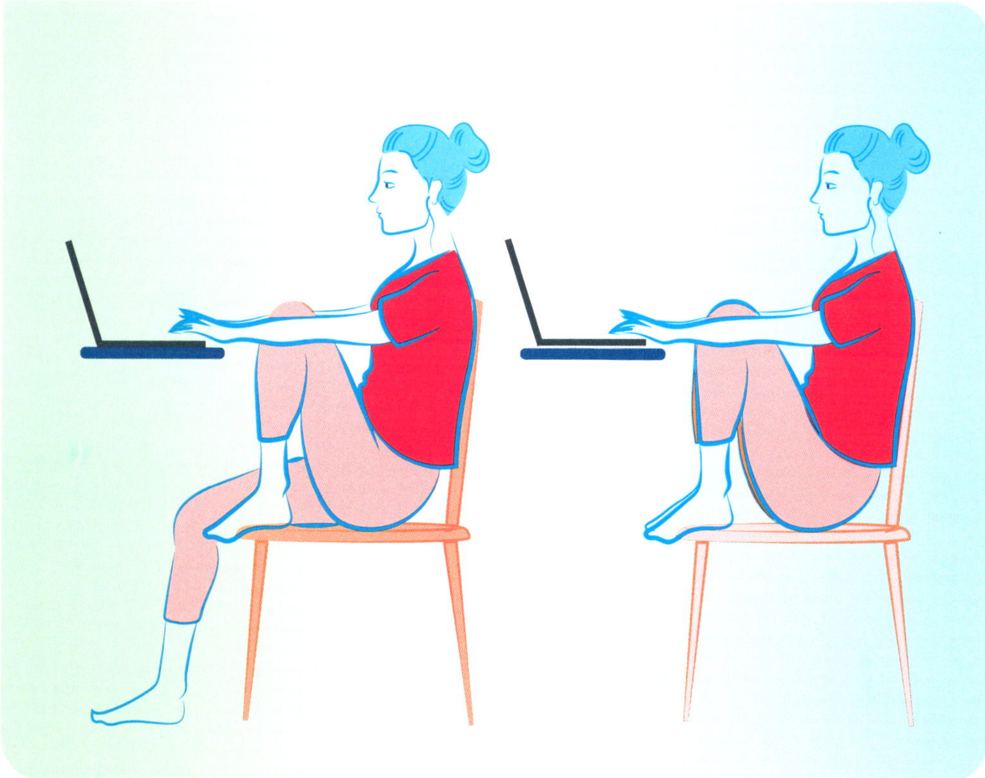

Übung: halbe und ganze Hocke auf dem Stuhl

Wenn Sie einen Bürojob haben und viel am PC arbeiten, ist die halbe bzw. ganze Hocke auf dem Stuhl eine super Sache.

- Winkeln Sie dazu wie gezeigt erst ein Bein an und stellen den Fuß auf Ihrem Stuhl ab. Halten Sie diese Position zunächst nur kurz.

- Wenn für Sie die halbe Hocke kein Problem mehr darstellt, können Sie auch in die ganze Hocke auf dem Stuhl gehen.

- Ziehen Sie dazu beide Füße auf den Stuhlsitz, so dass Sie jetzt in einer wunderbaren Dehnungsposition vor Ihrem Rechner auf dem Stuhl hocken. Dabei können Sie sogar weiterarbeiten.

- Nehmen Sie die halbe oder ganze Hocke immer wieder einmal in kurzen Episoden bei ihrer Sitzarbeit ein, aber nur so lange, wie es Ihnen angenehm ist.

Übung: naturrichtige Hocke

Die vorbereitenden Übungen werden Sie bei regelmäßigem Training hoffentlich dazu befähigen, irgendwann wieder die freie Naturhocke (Saigonhocke) zu beherrschen.

- Bei der Naturhocke stehen beide Füße fest mit den Fersen auf dem Boden. Die Füße sind parallel ausgerichtet.

- Dadurch weisen die Knie nach vorn. Das ist wichtig, damit die Kniegelenke knorpelschonend nach vorn zeigend und gleichmäßig belastet »eingeklappt« werden.

- Das ist die energiespeichernde tiefe Entspannungshocke, wie sie heute noch von Naturvölkern praktiziert wird.

Vorbereitende Übungen

Bei vielen Menschen sind die Achillessehnen so verkürzt, dass sie die naturrichtige Hocke nicht ausführen können. Dann trainieren Sie einfach die vorbereitenden Übungen

- Ellbogensitz vor einem Stuhl (Seite 100)
- Hocke vor der Wand (Seite 101)
- Hocke am Türgriff (Seite 102)

so lange, bis Sie diese Fähigkeit wiedererlangt haben.

- Wenn Sie diese wiedererlernt haben, herzlichen Glückwunsch! Erhalten Sie sich diese Fähigkeit, indem Sie die natürliche Hocke, so oft es geht, in Ihr Alltags- und Arbeitsleben einbauen.

- Achten Sie bei der Gartenarbeit auf die richtige Ausführung der Naturhocke. Gehen Sie im Tagesgeschehen immer mal wieder in die naturrichtige Hocke, z. B. beim Telefonieren, beim Lesen, bei Handarbeiten, wenn Sie draußen unterwegs sind, wenn Sie mit Kindern spielen usw. In dieser Haltung ist der Körper in der Lage, seine verlorene Energie neu aufzufüllen, daher passt sie ideal zur Vagus-Meditation.

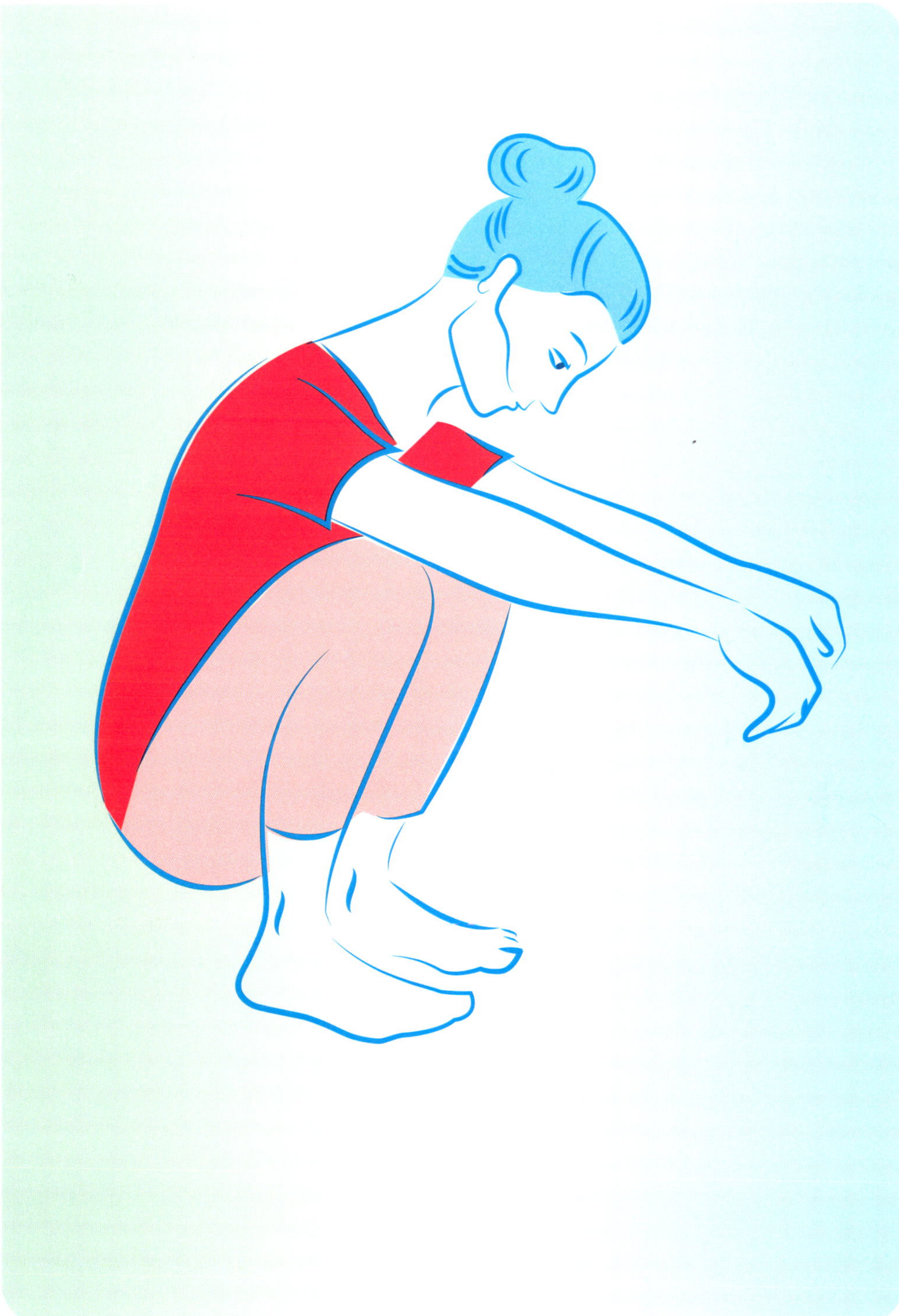

Übung: Pendelhocke

Die Naturhocke ist unsere optimale Energiespeicher-Position. Es gibt keine zweite Dehnungsübung bei der so viele Muskel-Sehnen-Gruppen zeitgleich gedehnt werden können. Mit der Pendelhocke dehnen Sie:

- die Rückenmuskulatur in Höhe der Halswirbelsäule und der Lendenwirbelsäule, wodurch der oft verengte Spinalkanal erweitert wird
- die Gesäßmuskeln und den Beckenboden einschließlich des puborektalen Schließmuskels, der in dieser Stellung geöffnet ist
- die Oberschenkelstrecker samt der Patellasehne
- Ihre Wadenmuskeln plus Achillessehnen
- Ihre Fußsohlenfaszie (besonders gut gegen Fersensporn)
- Ihre Zehenbeuger (wirkt gegen Krallenzehen)
- Ihre Unterarmbeuger
- die Beugesehnen der Finger beider Hände

Toll, oder? Und so geht's:

● Aus der tiefen Hocke heraus runden Sie den Rücken in Höhe der Lendenwirbelsäule. Ihre Füße stehen parallel und Ihre Fersen haben festen Bodenkontakt ①.

● Jetzt heben Sie beide Fersen an und verlagern die Kniegelenke nach vorn auf den Boden.

● Stützen Sie sich mit Ihren Händen ab. Dabei weisen die Finger nicht nach vorn, sondern Sie drehen die Hände nach außen und legen sie so vor sich auf den Boden, dass die Finger nach hinten, zum Körper hin, weisen ②.

● Hand und Finger sollten fest auf dem Boden liegen, die Finger sind maximal gestreckt die Handgelenke werden stark gedehnt (90°-Winkel).

● Jetzt pendeln Sie mit dem Körper ein paarmal vor und zurück, von der hinteren Fersenhaltung zur vorderen Handstütze.

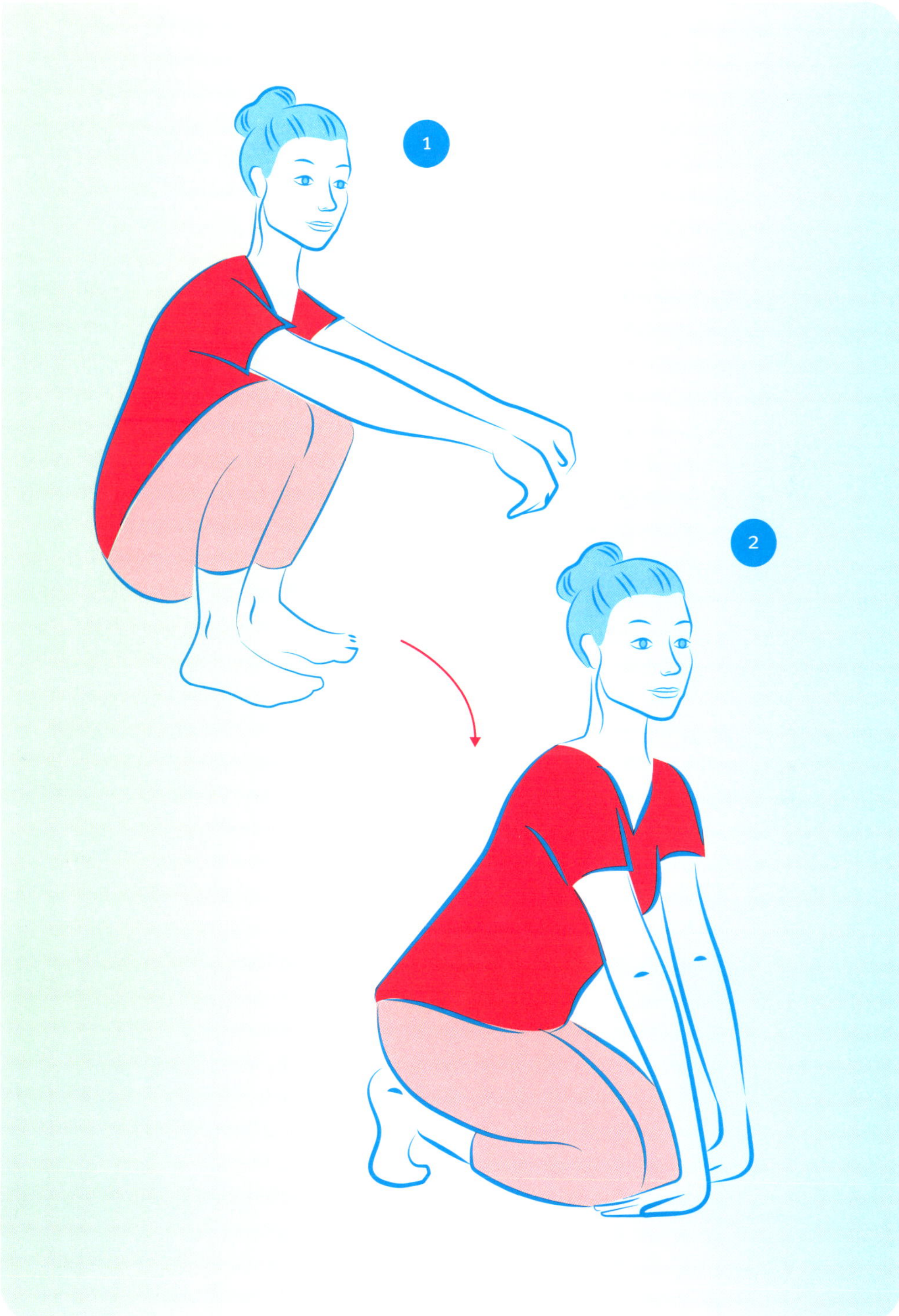
1
2

Übung: Rückenrodeo

Bei jeder Gelegenheit praktizieren Sie die folgende lumbale Beckenbodenvibration (Rückenrodeo):

- Sie benötigen dazu einen stabil stehenden Stuhl bzw. Sitz. Im Sitzen spannen Sie nun dynamisch die unteren Rückenmuskeln, die Beckenbodenmuskeln sowie die Gesäßmuskeln an. Gleichzeitig drücken Sie den Rücken in Höhe der Schulterblätter gegen die Lehne.

- Sie bewegen sich auf dem Stuhl wie ein Reiter beim Morgenritt und entlasten hierdurch den Pudendusnerv nachhaltig.

- Diese lumbale Beckenbodenvibration begleitet Sie nun ständig durch den langen Sitzalltag: Sie praktizieren die Entlastung schon morgens im Liegen im Bett, um rückengerüstet in den Tag zu kommen, im Auto an jeder roten Ampel im Stadtverkehr, die mit neuer Erwartungshaltung ertragen wird, auf langen Zugreisen, wann immer Sie wollen!

- Mit dem Rückenrodeo hangeln Sie sich rücken- und pudendusentlastend durch den Stressalltag, ein optimales Training im Vorübergehen.

- Diese belebende Beckenbodenvibration in ständiger Wiederholung liefert Ihnen nicht nur eine schnelle parasympathische Tiefenentspannung des Beckens, sondern auch gleichzeitig eine Kräftigung des Beckenraumes und der unteren Rückenmuskulatur, exzentrisch im Aufbau und daher mit hoher Wirksamkeit!

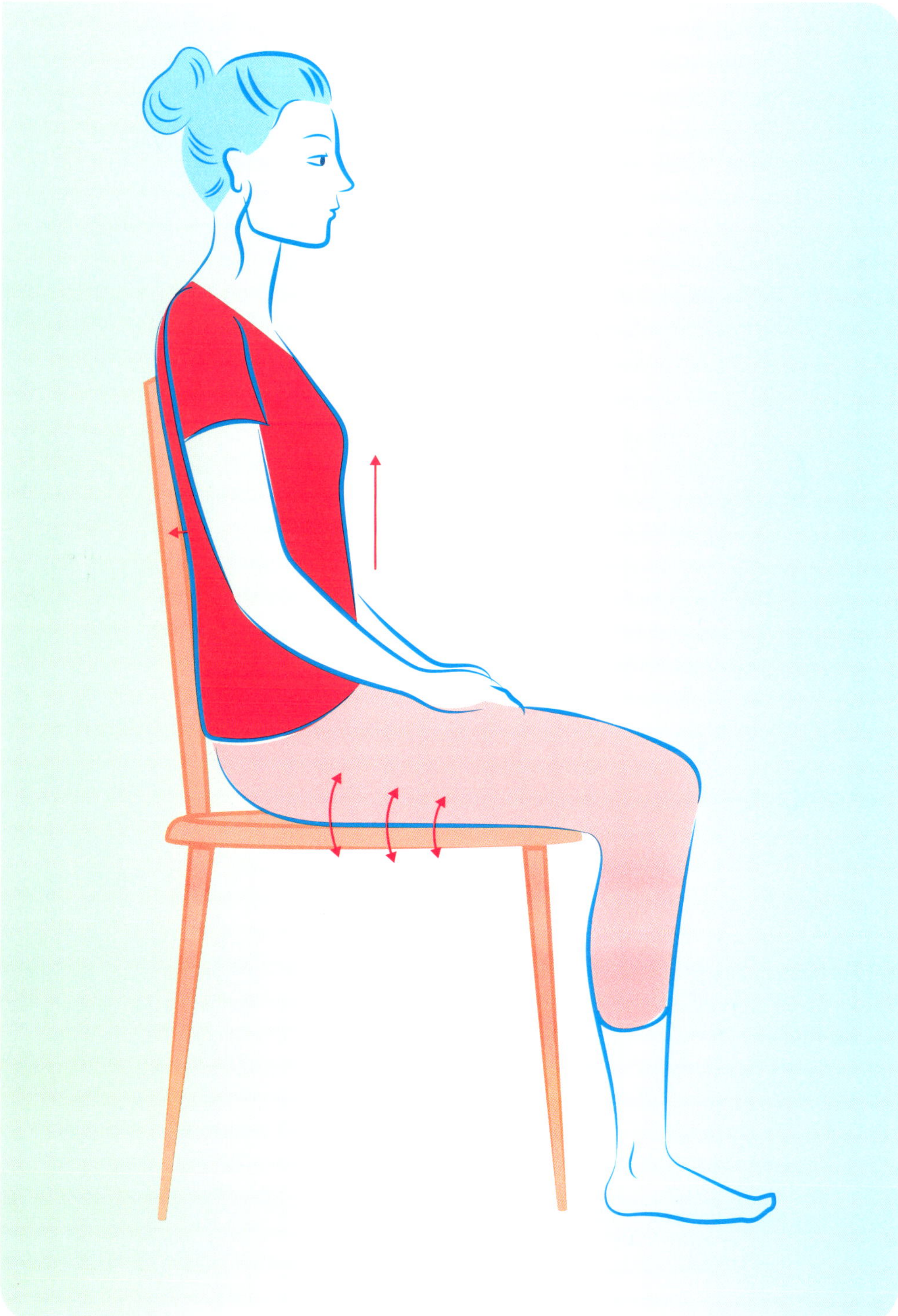

Auswirkungen unseres monotonen Sitzalltags

Unser sitzender Arbeitsalltag, bei dem wir über Stunden monotone Bewegungen an der Computertastatur oder anderen technischen Geräten ausführen, hat weitreichende Folgen:

- Die frontalbetonte Bedienungshaltung der Arme und Hände bewirkt eine Leistungsverkürzung aller beugeseitigen Muskeln der oberen Extremitäten.
- Die direkte Folge ist ein Abweichen beider Schultergelenke nach vorn im Sinne einer chronischen Brustbeinbelastungshaltung.
- Hiermit verbunden ist eine weitere Verkrümmung, denn auch die Brustwirbelsäule folgt der Frontalverschiebung der Schultergelenke.
- Durch den sekundären Spannungsaufbau der oberen Extremitäten entstehen zahlreiche Kompressionssyndrome. Denn die dauerangespannte Muskulatur treibt die sie begleitenden peripheren Nerven in die Enge. Kompressionssyndrome der Arme und Hände sind die Folge.

Doch nicht nur der Oberkörper wird krumm und verspannt, wenn wir tagein, tagaus in schlechter Haltung sitzen, sondern auch alle anderen Gelenke und Muskeln werden in Mitleidenschaft gezogen:

- Bei langer Sitzarbeit werden die Hüftgelenke kaum noch gestreckt, sie verharren in ständiger rechtwinkliger Stellung. Damit verlieren alle Hüftbeugemuskeln, speziell aber der große Hüftlendenmuskel (M. iliopsoas), ihre Flexibilität.
- Das Gangbild verändert sich, weil schon im Schrittansatz der Gegenschwung aus den Hüften nicht mehr vollzogen werden kann.
- Die Folge sind einseitige Frontalbewegungen der Beine beim Gehen, damit wird das Gangbild eckig und kurzschrittig.
- Aber auch Rückenbeschwerden häufen sich, weil der verkürzte Hüftlendenmuskel die Lendenwirbelsäule besonders im Stehen nach vorn verlagert (Lordose), so dass es leicht zu Bandscheibenschäden kommen kann.

Die vorherrschende Bedienungsfunktion der Hände bewirkt eine Verkürzung aller Beugesehen, weil die Streckleistung der Finger kaum noch vorgesehen ist:

- Verkürzungen und knotige Verdickungen der Beugesehnen sind die Folge.
- Damit verlieren die Beugesehnen oft ihr Gleitvermögen in den Sehnenfächern und können blockieren.
- Kompressionssyndrome wichtiger Handnerven sind die Folge.

Die Gelenke versteifen, die Sehnen schrumpfen

Im Vordergrund dieser negativen Anpassungsvorgänge stehen Sehnen- und Nervenprobleme, weil sich primär nicht die Muskeln, sondern vielmehr die kraftübertragenden Sehen verändern. Die chronischen Gelenk- und Rückenveränderung bewirken Schrumpfungsvorgänge bei den Sehnen, die vor allem ihre Grundlänge verlieren und somit kaum noch mit elastischer Längenerweiterung reagieren können. In den Sehnen lagern aber sogenannte Sehnenspindeln, Nervenrezeptoren, die die Spannung im Gewebe kontrollieren. Sie treten aber nur dann in Aktion, wenn die Sehnen durch den Gegenschwung weit über ihre Grundlänge hinaus gedehnt werden.

Der Mensch versteift vorzeitig durch die monotone Anpassung an die Technik.

Wird aber die krumme Körperhaltung ein Dauerzustand, so sind die Sehnenspindeln praktisch außer Funktion, Sehnenverkürzungen führen dann auf Dauer in eine allgemeine Gelenkversteifung.

Wir brauchen Sehnenstretching

Die Sehnenspindeln sprechen auf Spannung an, die aber nur durch die Sehnenerweiterung über den Gegenschwung ausgelöst werden kann. Wird jetzt die Sehne durch Längenerweiterung gezielt gedehnt und findet dann gleichzeitig eine intermittierende Muskelanspannung durch Vibration statt, so spricht unmittelbar die Sehnenspindel auf dieses zusätzliche Spannungspotenzial an. Eine zusätzliche regionale Entspannung gewinnt an Raum und der Bewegungsumfang des entsprechenden Gelenkes erweitert sich. Das ist die Geburtsstunde des Sehnenstretchings. Gleich lernen Sie dazu vier extrem wirksame Übungen kennen.

Bauen Sie die Übungen am besten fest in Ihren Alltag ein. Besonders bei monotoner Arbeit sollten Sie die Stretching-Übungen im 2-Stunden-Rhythmus machen. Jede Übung sollte über jeweils 7 Sekunden praktiziert werden. Ihre Stretching-Einheiten müssen also gar nicht lange dauern. Dieser 2-stündige Wiederholungsrhythmus ist erforderlich, weil bei fortgesetzter Arbeit die Muskel-Sehnen-Kette nach erfolgter Dehnung bereits nach 90 Minuten wieder die höchste Spannungsstufe erreicht hat.

Und hier kommen die vier Stretching-Übungen, um den negativen Folgen des Sitzalltags entgegenzuwirken.

Wohltaten für den Pudendusnerv

Wie können wir uns gegen das Pudendus-Kompressionssyndrom schützen?

- Vermeiden Sie lange, monotone Sitzphasen auf harten Unterlagen und stehen Sie bei jeder Gelegenheit auf, z. B. bei Handykontakten, wenn Sie zum Drucker gehen, kurzes Treppentraining etc. Bleiben Sie aber nicht still stehen, sondern gehen Sie hin und her.
- Praktizieren Sie bei längerer Bildschirmarbeit immer einmal wieder die halbe oder ganze Hocke (Seite 106). Dabei können Sie sogar weiterarbeiten.
- Praktizieren Sie wiederholt den Ellbogensitz (Seite 100). Dazu benötigen Sie einen stabil stehenden Stuhl (ein Bürostuhl mit Rollen ist nicht geeignet) oder einen niedrigen Tisch. Dabei hängen Sie Ihre Wirbelsäule vor der Sitzfläche aus, die Ellbogen stützen den Oberkörper auf der Sitzfläche ab, die Füße stehen parallel und fersenbetont am Boden. Jetzt beträgt der untere Bandscheibendruck 0 kg, der im Sitzen bei ca. 120 kg liegt. Allein hierdurch können Sie Bandscheibenvorfälle reduzieren!

Übung: Kreuzhang

Zunächst eine wunderbare Übung, die Sie täglich mehrfach machen sollten, um der Brustbeinbelastungshaltung entgegenzuwirken, die entsteht, wenn wir täglich stundenlang am Rechner sitzen. Dabei werden die Schultergelenke geöffnet und die Brust aufgedehnt. In der zweiten Position werden zusätzlichen der Rücken, die Waden und Achillessehnen gedehnt und in der dritten auch noch die Fußsohlen.

Dazu benötigen Sie eine geöffnete Tür, genauer gesagt, den Türrahmen derselben. Denn dort legen Sie Ihre Hände auf bzw. halten Sie sich mit Ihren Fingern fest, während Sie sich in die Dehnungspositionen begeben.

Position ①

- Gehen Sie durch die Tür hindurch und bleiben Sie ca. 1 Meter dahinter stehen. Strecken Sie dann die Arme nach hinten in Schulterhöhe aus und legen Sie die Handflächen gegen den inneren Türrahmen. Dabei werden alle Finger- und Armbeuger sowie die beugeseitigen Schultermuskeln gedehnt.

- Wenn Sie in dieser Position leichte Kniebeugen machen und die gespreizten Finger so weit strecken, dass sich die Fingerspitzen vom Türrahmen abheben, erzielen Sie eine noch stärkere Dehnungswirkung.

Position ②

- Um nun auch Rücken und Waden zu dehnen, rutschen Sie nach unten in die natürliche Entspannungshocke. Die Hände lassen Sie dabei am Türrahmen nach unten rutschen.

- Achten Sie darauf, die Fersen am Boden zu lassen und die Knie nach vorn auszurichten. Die Lendenwirbelsäule sollte schön rund gemacht werden, damit die Lendenmuskeln gedehnt werden.

- In dieser Position können Sie mit den Becken leicht auf und ab wippen, so werden auch die große Lumbalfaszie und die Achillessehnen erreicht.

- Falls Ihnen die Entspannungshocke noch nicht gelingt, weil Waden und Achillessehnen noch zu stark verkürzt sind, lassen Sie Position 2 und 3 zunächst weg und trainieren stattdessen die vorbereitenden Übungen für die Hocke (Seite 99).

Position ③

- Wenn Sie jetzt als dritte Position die Kniegelenke nach vorn auf den Boden verlagern (dabei heben sich die Fersen und Sie haben nur noch mit den Zehen Bodenkontakt), wird die Schulterdehnung weiter intensiviert und zusätzlich zur Dehnung der Wade und der Achillessehne auch noch die gesamte Fußsohle mit einbezogen.

- Wenn Sie noch etwas mehr Dehnung vertragen, könnten Sie nun noch dynamisches Faszien-Stretching einbauen, indem Sie mit dem Oberkörper vor und zurück pendeln bzw. die Knie und Fersen auf und nieder bewegen.

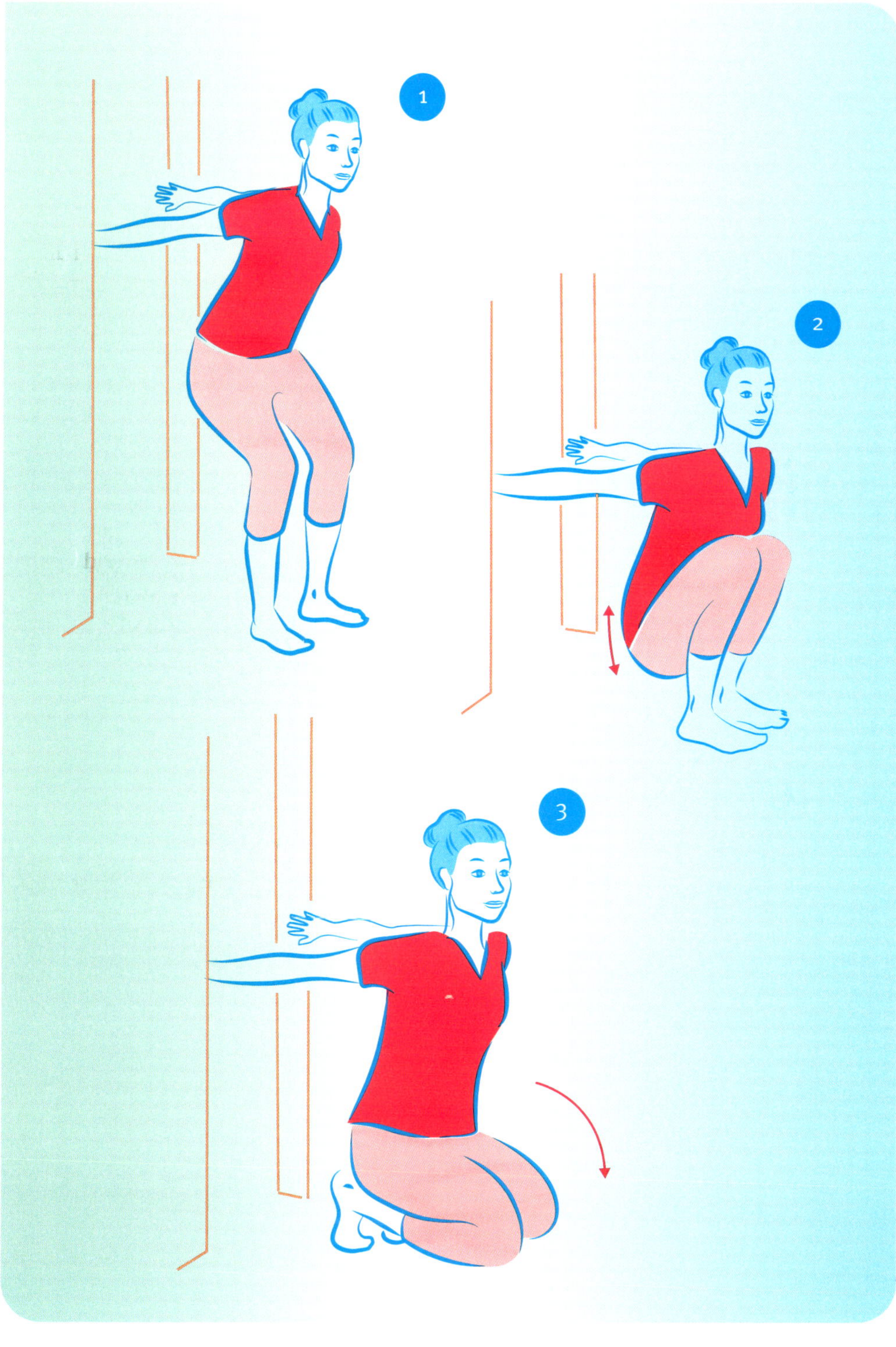
1
2
3

Übung: Storchenbein im Sitzen

Mit dem Storchbein aus dem Sitzen heraus dehnen Sie die durch langes Sitzen verkürzte Hüftlendenmuskulatur sowie die vordere Oberschenkelmuskulatur.

- Diese Übung machen Sie ab jetzt am besten jedes Mal, wenn Sie nach längerem Sitzen aufstehen. Sie benötigen dazu allerdings einen fest stehenden Stuhl (ohne Rollen).

- Setzen Sie sich aufrecht an den vorderen Stuhlrand und führen ein Bein nach hinten unter die Sitzfläche. Der Fußrücken weist dabei zum Boden. Schieben Sie den Fuß, so weit es geht, nach hinten.

- Halten Sie sich mit beiden Händen an der Stuhlkante fest und lehnen sich mit dem Oberkörper nach hinten. Dabei sollten Sie aber nicht ins Hohlkreuz gehen.

- Versuchen Sie, die maximal mögliche Öffnung des Hüftgelenks zu erreichen. Wenn Sie optimal flexibel sind, bilden die Vorderseite des Körpers und des Oberschenkels eine gerade Linie.

- Sie intensivieren die Dehnung, wenn Sie den Oberkörper weiter nach hinten lehnen und mit dem maximal nach hinten geschobenen Fußrücken gegen den Boden drücken.

- Zum dynamischen Stretching können Sie in dieser Haltung aus den Hüftgelenken heraus leicht wippende Bewegungen machen.

- Anschließend die Übung mit dem anderen Bein unter dem Stuhl durchführen. Sie können auch beide Beine gleichzeitig unter den Sitz schieben.

Ihr Faszien-Quartett

Das ideale »Faszien-Quartett«, um trotz eines stressigen Bürojobs ein Leben lang elastisch, geschmeidig und entspannt zu bleiben, sind folgende vier komplex wirksame, doch einfach und jederzeit durchführbare Dehnungsübungen:

- Kreuzhang: am besten jedes Mal im Türrahmen, wenn Sie aus dem Büro gehen.
- Storchenbein: im Stehen oder auf einem Stuhl, idealerweise nach jeder längeren Sitzarbeit.
- Robbenflossen: nach jeder längeren Arbeit an der Tastatur.
- Natürliche Entspannungshocke: Ihr »Kauer-Power-Ritual« in ständiger Wiederholung im Beruf, im Haushalt und im Garten, auf Reisen und im Sport.

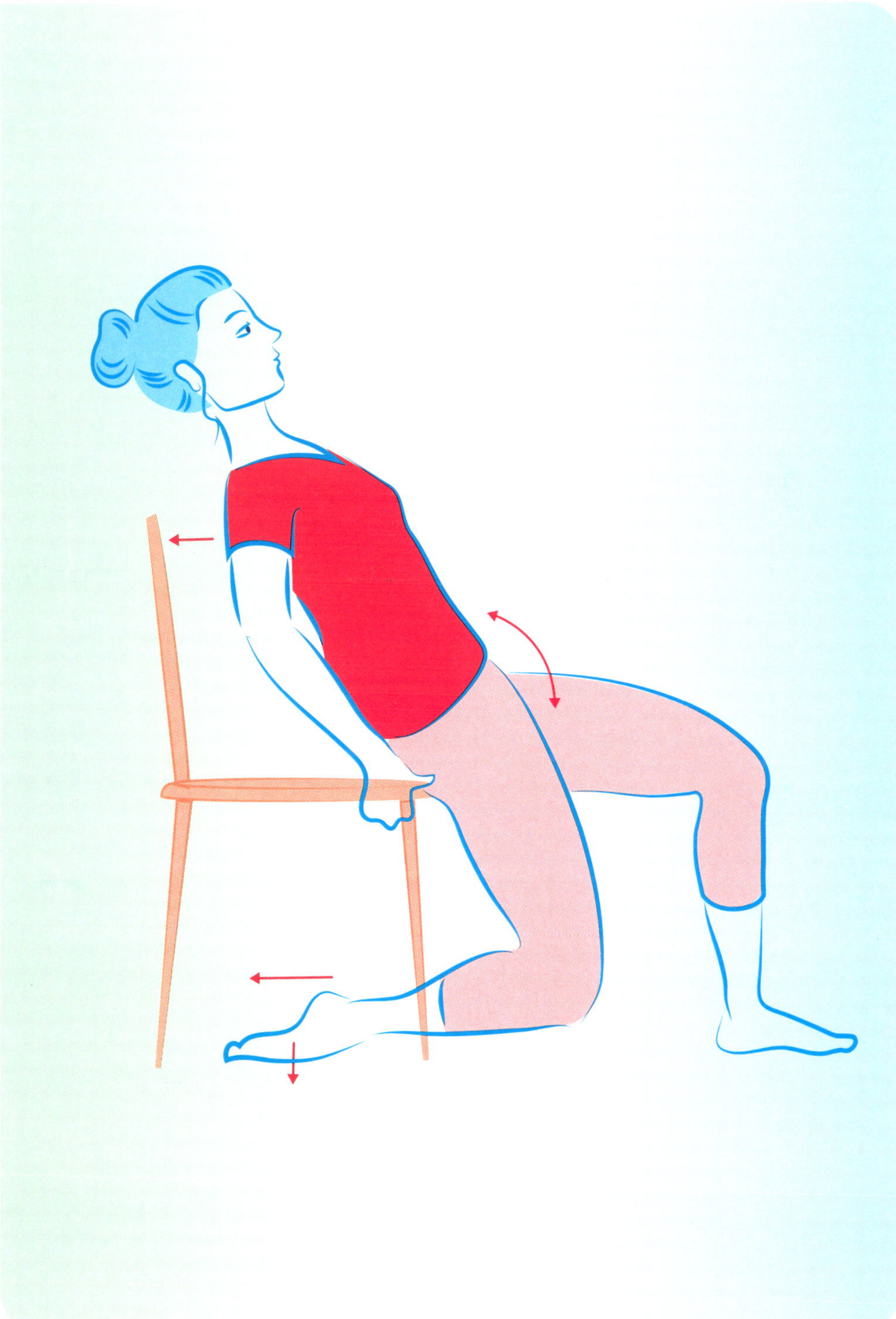

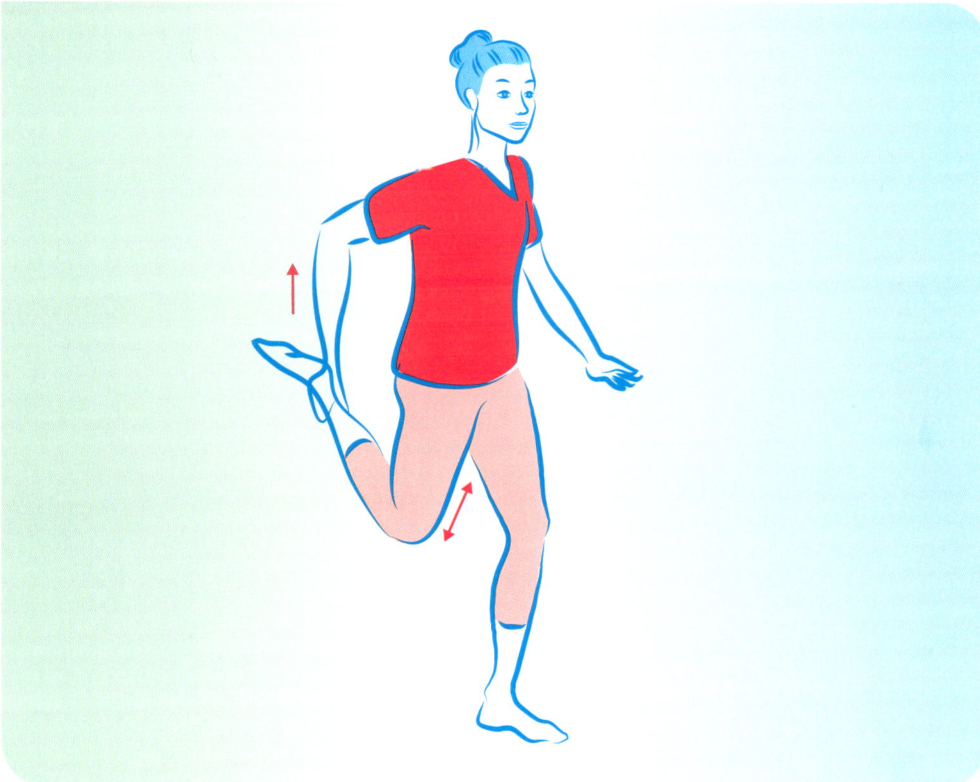

Übung: Storchenbein im Stehen

Diese einfache Übung wirkt ebenfalls der Verkürzung der beim Sitzen geschrumpften Hüftlendenmuskulatur entgegen und dehnt die vordere Oberschenkelmuskulatur.

- Halten Sie sich im Stand mit der rechten Hand irgendwo fest und heben dann den linken Fuß nach hinten oben (in Richtung Gesäß) an.

- Das Knie des Standbeins sollte leicht gebeugt und nicht ganz durchgestreckt sein.

- Fassen Sie mit der linken Hand das Fußgelenk und ziehen es nach oben.

- Wenn Sie noch keine deutliche Dehnung der vorderen Oberschenkelmuskeln spüren, könnten Sie diese noch wiederholt anspannen und/oder mit dem Oberkörper leicht vor und zurück wippen.

- Verfahren Sie dann mit der anderen Seite genauso.

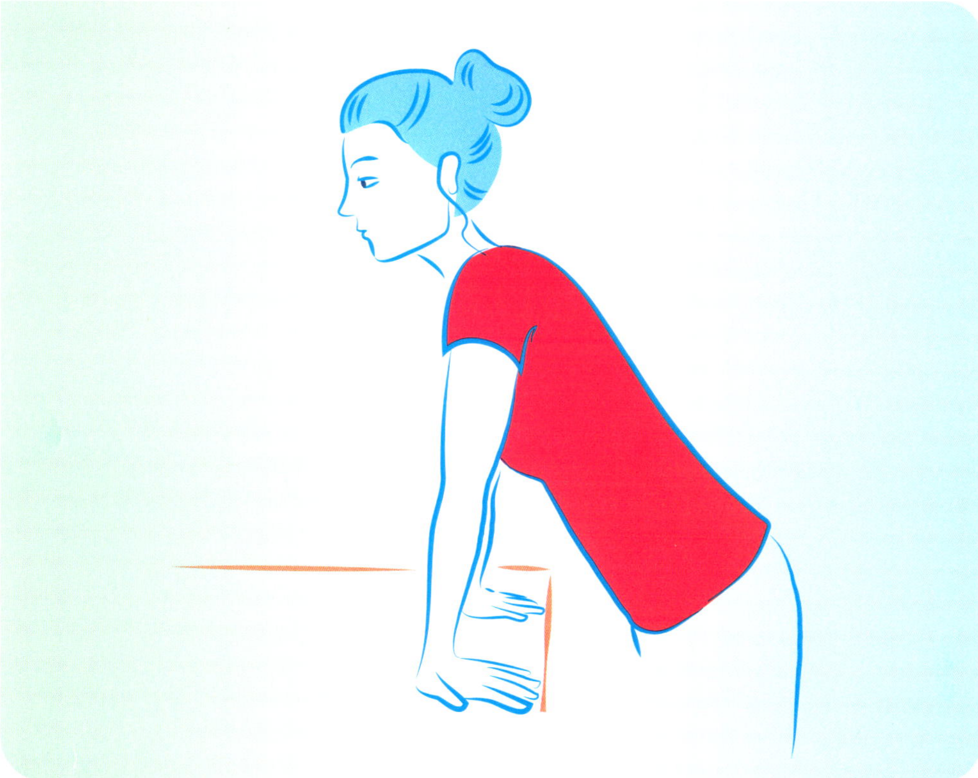

Übung: Robbenflossen

Und nun noch eine Übung zur Dehnung der Handgelenke. Eine Wohltat nach der Arbeit am Rechner.

- Beenden Sie von nun an jede längere Arbeit an der Tastatur mit der Robbenflossen-Übung.

- Legen Sie im Stehen Ihre beiden Hände so auf einer Tischplatte ab, dass die Daumen nach außen und die Finger nach hinten weisen.

- Dabei sind beide Handgelenke maximal überstreckt. Die gesamte Handfläche und die gestreckten Finger sollten fest auf der Tischplatte liegen.

- Sollte Ihnen diese Haltung leicht gelingen, können Sie die Überstreckung der Handgelenke noch intensivieren, indem Sie Ihren Oberkörper nach hinten verlagern.

- Dynamisches Stretching erreichen Sie durch Vor- und Rückpendeln des Oberkörpers.

Ihr entspannendes Bewegungsprogramm

Wenn Sie die Vagus-Meditation mit Ausdauertraining verbinden, erzielen Sie die höchste Gesundheitswirkung durch die komplexe Stimulation des Parasympathikus – Ihres Entspannungsnervs.

Genauso wie die Natur über Regenerationskräfte verfügt, kann sich auch der menschliche Organismus trotz Stressalltag immer wieder regenerieren. Auf den folgenden Seiten finden Sie kleine Übungsprogramme und Anregungen zur Prävention und Regeneration, damit Sie bis ins hohe Alter ein möglichst erfülltes Leben führen können.

Energie als schöpferische Kraft gewinnt der Mensch immer aus der Stille, nie aus Dauerbelastungen, daher beginnen wir mit konstruktiven Pausen im Stressalltag durch die wiederholte Vagus-Siesta. Ein Stuhl in einer ruhigen Ecke genügt, auf dem Sie eine Weile ganz für sich sein können. In der halben oder ganzen Hocke schließen Sie die Augen und lassen den Cinéma-interne-Film hinter den geschlossenen Lidern ablaufen, parallel singen, summen, brummen oder schnurren Sie. Das kann auch sehr leise sein. Mit diesen Kehlkopfvibrationen wird Ihre Ausatmung automatisch betont und der neue ventrale Vagus wird die Körperregie übernehmen: Er schenkt Ihnen in Sekunden Ruhe, Stille und Entspannung. Nur wer tief atmen kann, hat den Mut eines Löwen!

- Der ideale Start in Ihren Tag ist Tanzjogging auf einem Minitrampolin. Machen Sie am besten jeden Morgen so ein atemgesteuertes Ausdauertraining für 30 Minuten.
- Das wichtigste Energiekonzept der Natur ist Elastizität, nicht die reine Kraft. So behaupten sich die Blätter am Baum im Sommersturm! Hochwirksames Faszienstretching als Kurzpausen im Stressalltag hilft Ihnen bei monotoner Arbeit und ist ein wirksames »Training im Vorübergehen« im Betrieb, zu Hause und auf Reisen.
- Lassen Sie am besten jeden Tag mit einem abendlichen Spaziergang ausklingen. Diese leichte Bewegung an der frischen Luft bringt den Körper zur Ruhe und gehört zu den einschlaffördernden Ritualen.

Training auf dem Minitrampolin

Absolvieren Sie Ihr Ausdauer-Koordinations-Training idealerweise direkt nach dem Aufstehen auf dem Minitrampolin. Das dient der nachhaltigen Herz-Kreislauf-Prävention und dem Koordinationstraining.

Ihr Herz schlägt ruhiger

Als Erstes ist eine Absenkung der Herzfrequenz zu nennen, weil neben der Vaguswirkung auch das Ausdauertraining in seiner Frequenzminderung berücksichtigt werden muss. Allerdings stellt sich die Schlagzahlreduzierung beim Ausdauertraining erst verzögert nach 4–6 Wochen ein. Dabei kann nach sportmedizinischen Studien davon ausgegangen werden, dass eine Absenkung der Pulsfrequenz in Ruhe um 10 Schläge/Minute möglich ist. Sie können diese Entwicklung leicht kontrollieren, indem Sie morgens im Bett immer den Ruhepuls messen und aufzeichnen. Im Laufe der Trainingswochen werden Sie feststellen, dass er mit zunehmendem Training absinken wird. Damit haben Sie die Bestätigung, dass Ihr neuer Lebensstil in Ihrem Körper angekommen ist.

Sie sind leistungsfähiger

Mit der Pulsreduzierung geht eine gewaltige Verbesserung der allgemeinen Sauerstoffversorgung aller Körperzellen einher. Besonders das Herz profitiert von dieser Energieersparnis, denn je langsamer das Herz in Ruhe schlägt, umso mehr Sauerstoff gelangt ins Blut. Und je langsamer Ihr Herz in Ruhe schlägt, umso leistungsstärker kann es bei anstehenden Belastungen arbeiten, sei es bei Ihrer Joggingrunde oder anderen sportlichen Aktivitäten.

Gut trainiert haben Sie auch mehr vom Urlaub

Mit einem ruhigen Herzen haben Sie demnächst auch mehr von Ihrem Urlaub, denn die Akklimatisation verbessert sich deutlich und damit nimmt auch der Erlebnisfaktor zu, weil Sie sich einfach besser fühlen, sei es bei einer Wanderung in den Alpen oder beim Schwimmen im Mittelmeer. Auch das Verletzungsrisiko ist nachhaltig reduziert; diese Aussage gilt insbesondere für den gefährlichen Skisport im Winter. Gehen Sie nie mehr untrainiert auf die Abfahrtspiste. Ob Urlaub oder Alltagsaktivitäten, durch das folgende Programm steigern Sie Ihre Erlebnisfähigkeit und vermindern das Verletzungsrisiko.

Bereiten Sie sich 4 oder besser noch 6 Wochen mit den folgenden Übungen sorgfältig auf Ihren Urlaub vor, dabei liegt ein Schwerpunkt im täglichen Ausdauertraining: So werden Sie schon die Anreise mit schwerem Gepäck viel leichter bewerkstelligen. Man denke nur an die langen Strecken, die im Flughafen oder auf dem Bahnhof – oft im Laufschritt, weil Bus oder Bahn mal wieder Verspätung hatten – zurückgelegt werden müssen. Gut trainiert bleibt Ihnen auch bei diesen Herausforderungen nicht so schnell die Luft weg.

Ausdauertrainiert sind Sie schneller an das Reizklima der Nordsee, im Hochgebirge, auf Teneriffa, Korsika oder wohin auch immer die Reise geht gewöhnt und können schon gleich mit Ihren Urlaubsaktivitäten starten. Gut trainiert und mit einem niedrigen Ruhepuls können Sie am nächsten Tag nach der Anreise bereits mit einer Bergtour, einer Rad- oder Wandertour beginnen, damit wird das gesamte Urlaubsprogramm für Sie reichhaltiger.

Übung: Tanzjogging

- Sie stehen auf dem rechten Bein, das linke schwingt aus der Hüfte gestreckt nach vorn, der linke Fuß setzt in leichter Vibration auf und Sie wippen 2-, 3- oder 4-mal fersenbetont auf der Matte.

- Jetzt springen Sie kontrolliert von rechts ins linke Standbein. Sie landen mit der hinteren Außenkante der Ferse, nach außen gekippt im Supinationsschwung. Danach abrollen in den Vorfuß und leichtes Abkippen des Vorfußes nach innen-unten durch den Pronationsschub.

- Danach schwingen Sie wieder in den rechten Fuß und das Abrollprozedere wiederholt sich, wie auf der linken Seite – und das über 30 Minuten ohne Pause.

- Sie konzentrieren sich voll auf diese Bewegung und der Standfuß vollführt exakt alle vier Bewegungsgrade. Das heißt, Sie achten auf das Abrollen der Füße auf der Matte in den vier Freiheitsgraden: Fußstreckung bei der Fußlandung, Supination, Beugung mit Vorfußbelastung und abschließender Pronationsschub beim Abstoßen (Die Anatomie des Faszienlaufens (Seite 126)).

- Das Trampolin verlangt die ganze Konzentration und damit wird dieses Joggen/Tanzen zur bewegten Meditation. Es ist nicht nur körperliches, sondern auch »geistiges Jogging«.

- Dazu die Armarbeit in Diagonaltechnik, beim Abrollen des linken Fußes wird der rechte Arm in Frontposition geführt, im Ellbogen gebeugt und in der Vorbewegung maximal gestreckte Finger und nur im Rückschwung Faustschluss, wechselweise rechts und links.

- Wechselweise können Sie die Arme nach hinten nehmen, die gefalteten Hände zusammen, Sie können auch die gestreckten Finger nach hinten halten, dabei geht die Beinarbeit weiter. Auch das Laufen mit auf den Hüften abgestützten Händen ist möglich.

Achten Sie auf die konstante Nasenatmung

Bei geschlossenem Mund atmen Sie konsequent durch die Nase ein und aus. Solange Sie die Nasenatmung halten können, können Sie sich nicht überfordern und bleiben im aeroben Bereich, in dem alle Zellen ausreichend mit Sauerstoff versorgt werden. Müssen Sie den Mund öffnen, um genug Luft zu bekommen, so sind Sie zu schnell für Ihren Trainingszustand. Dann verlangsamen Sie das Tempo, bis Sie die richtige Geschwindigkeit für die Nasenatmung erreicht haben.

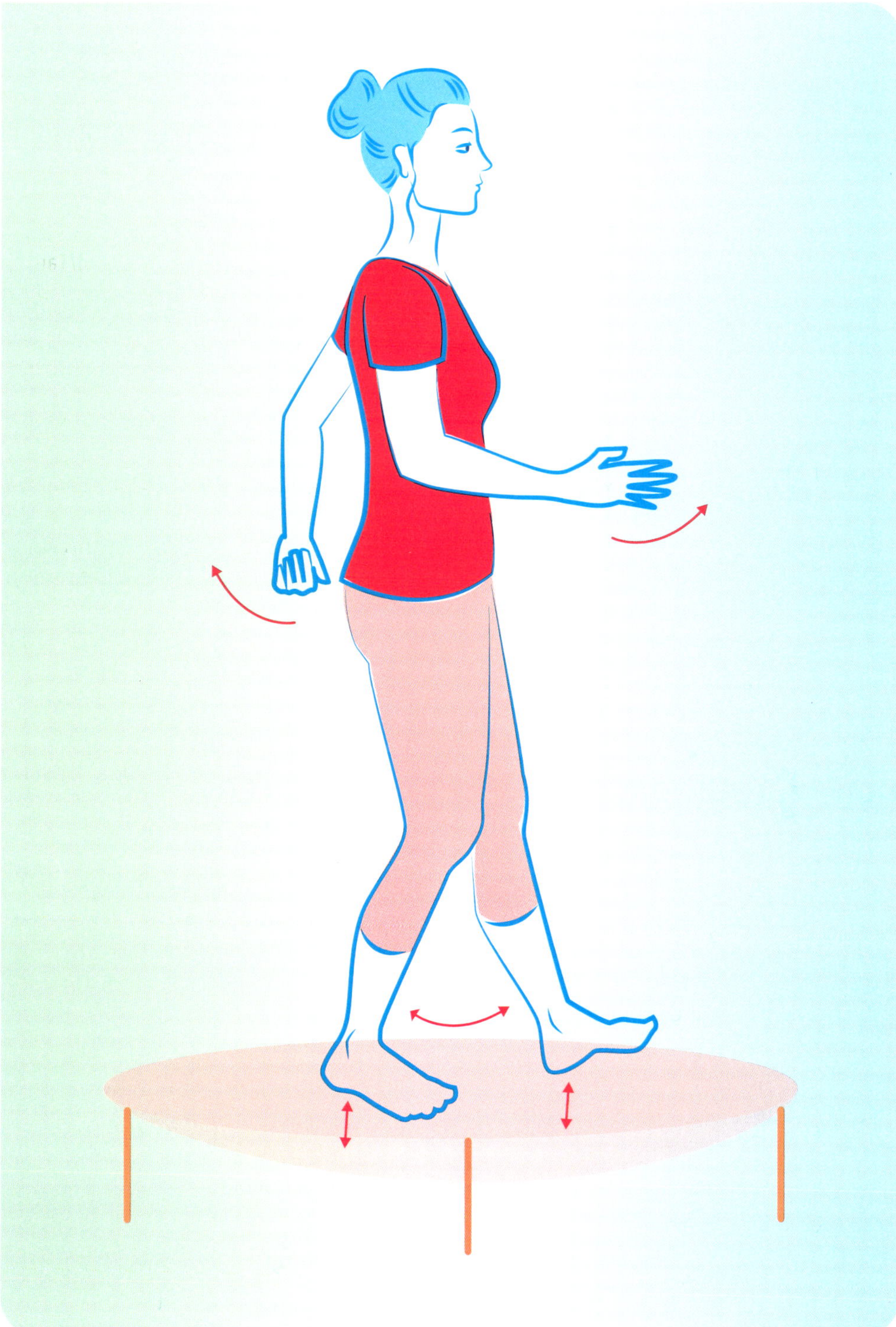

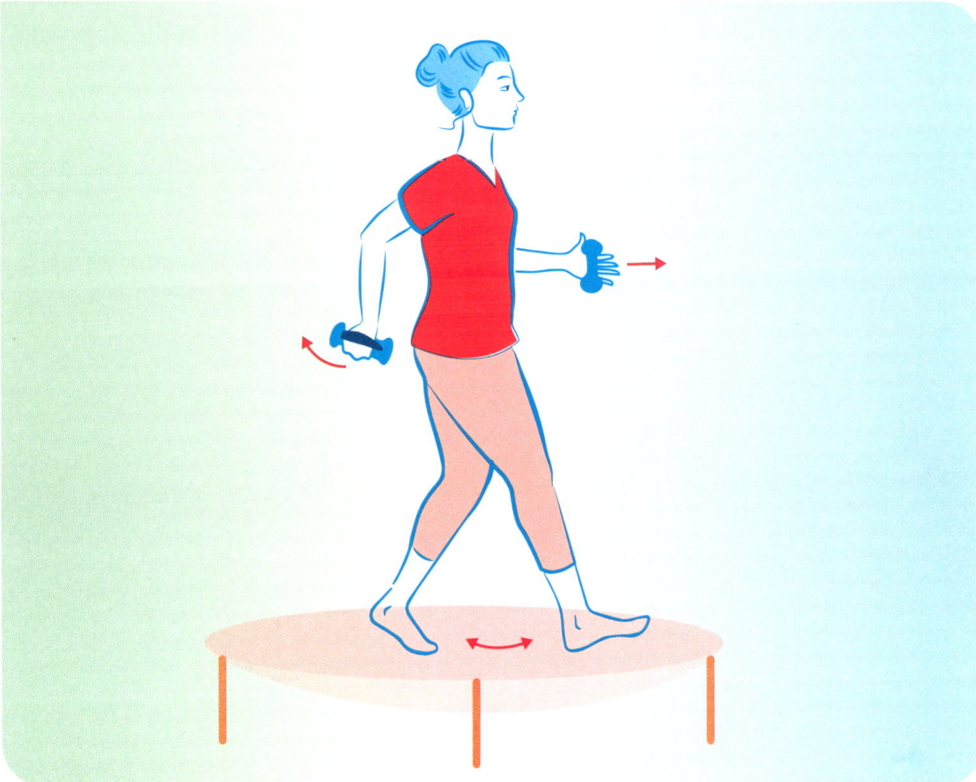

Übung: Lauftraining mit Handgewichten

Nach dem Ausdauertraining folgen noch 5 Minuten Krafttraining für die Arme mit zwei 1-kg-Handgewichten mit Schlaufen.

- Das Gewicht liegt in der Hohlhand, das Lauftraining geht weiter, in der Vorbewegung der Hände mit Gewicht absolute Fingerstreckung, in der Rückbewegung Faustschluss, und das über 5 Minuten.

- Dieses tägliche Ausdauertraining wird Sie bald leichtfüßig durch den Alltag tragen. Und da die Deutschen inzwischen Reiseweltmeister sind, werden Sie auch Klimazonenwechsel leichter ertragen, sei es an der See oder im Hochgebirge.

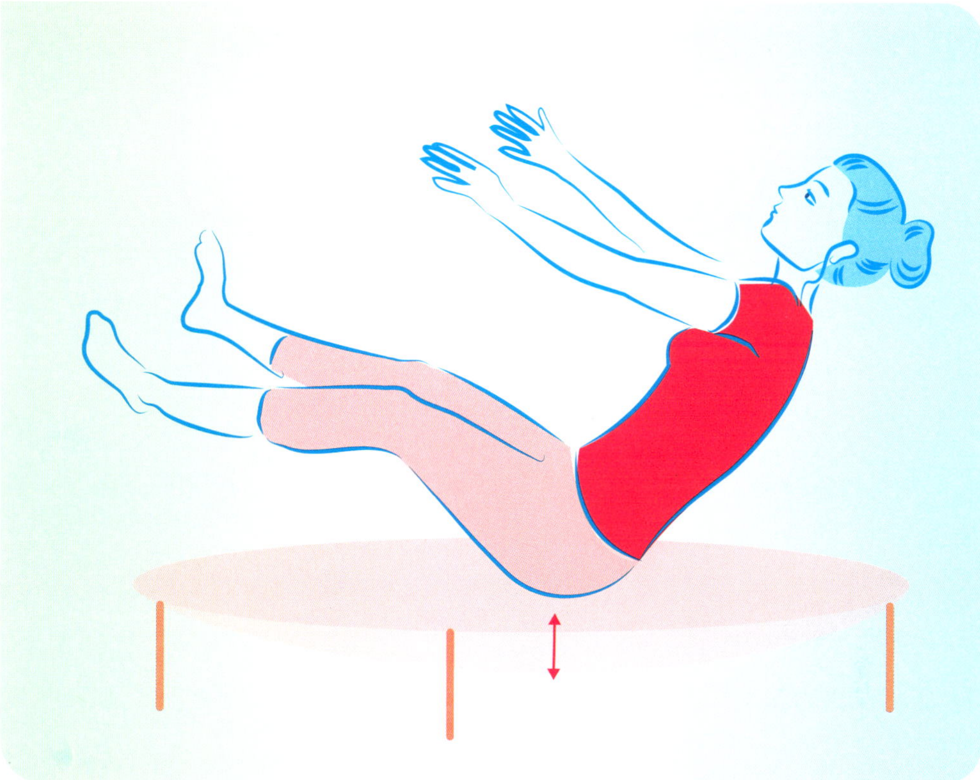

Übung: Bauchmuskeltraining

An dieses gut 30-Minuten-Ausdauertraining (Tanzjogging und Lauftraining mit Handgewichten) können Sie noch ein Bauchmuskeltraining anhängen. Sie beginnen mit einigen Minuten exzentrischem Bauchmuskeltraining.

- Sie sitzen mittig auf dem Trampolin, Arme und Beine gestreckt und von der Matte abgehoben.

- Nun beginnen Sie zu hüpfen, und das aus dem Beckenboden heraus. Das können Sie 10-, 20- oder bis zu 50-mal machen.

- Das ist ein hervorragendes Bauchmuskeltraining, weil es exzentrisch durchgeführt wird. Eine konzentrische Bauchübung wäre z. B. das Klappmesser, das Sie sicher noch aus dem Sportunterricht kennen. Heute weiß man, dass exzentrisches Muskeltraining weitaus wirksamer als das früher übliche konzentrische ist.

Übung: Faszienstretching auf dem Minitrampolin

Das nun folgende Präventionskonzept des Faszienstretchings führen Sie am besten nach jedem Ausdauertraining oder auch als Pausenübung durch.

Naturrichtige Hocke ①

Beginnen Sie mit der naturrichtigen Hocke. Dabei werden nicht nur die lumbalen Rückenmuskeln, sondern auch die Wadenmuskeln und die Achillessehne gedehnt.

- Ähnlich wie es zum Erlernen der natürlichen Hocke am Boden verschiedene Vorübungen gibt, bei denen Sie sich festhalten oder anlehnen, können Sie sich bei der Naturhocke auf dem Trampolin am vorderen Rand festhalten und so weit in die Hocke gehen, wie es Ihnen zurzeit möglich ist.

- Wippen Sie nun mehrmals mit den Füßen auf der Matte. Durch die Vibrationen werden die Faszien sanft gedehnt.

Fersensitz ②

- Zur verstärkten Dehnung der Wadenmuskulatur, der Achillessehne, der Fußsohle und der Zehenbeuger verlagern Sie die Knie aus der natürlichen Hocke auf dem Trampolin heraus nach vorn. Dabei werden die Fersen angehoben, alle Zehen sind maximal überstreckt und Sie setzen sich nach hinten auf die Fersen. Wippen Sie nun leicht auf und ab.

Dehnung Kniebeuger ③

- Um die Kniebeuger zu dehnen, setzen Sie sich mit ausgestreckten Beinen auf das Trampolin. Die Kniegelenke und die Füße sind maximal gestreckt.

- Jetzt beugen Sie den Oberkörper nach vorn. Wenn möglich, umgreifen Sie mit den Händen die Innenkanten Ihrer Füße. Wippen Sie in dieser Haltung mehrmals mit dem Oberkörper.

Dehnung Oberschenkelstrecker ④

Danach dehnen Sie die Oberschenkelstrecker. So geht's:

- Sie knien auf der Trampolinmatte, die Füße maximal überstreckt. Jetzt lehnen Sie Ihren Oberkörper nach hinten, sodass Sie eine angenehme Dehnung in den Oberschenkelmuskeln spüren.

- Bei der Oberkörperstreckung nach hinten können Sie sich mit gestreckten Armen abstützen. Wenn es mehr Dehnung sein darf, stützen Sie sich mit den Ellbogen ab. Achten Sie darauf, nicht ins Hohlkreuz zu gehen.

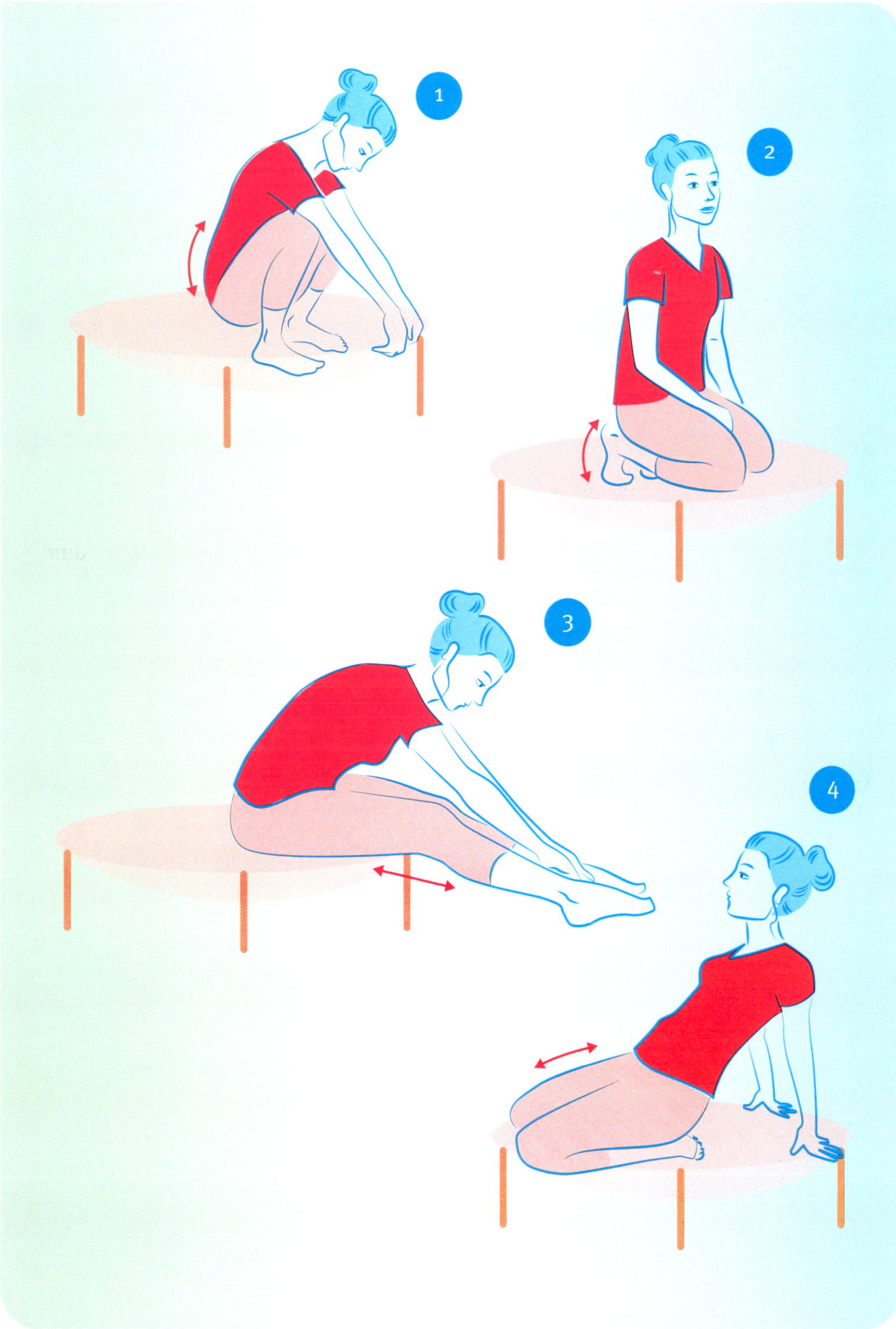
1
2
3
4

Faszienjogging – natürlich laufen

Laufen oder Joggen, wie es meist genannt wird, ist für uns Menschen eine natürliche Bewegungsform. Vielleicht sollten wir besser schreiben: war eine natürliche Bewegungsform, und zwar nicht nur, weil wir uns heute gern transportieren lassen, statt selbst zu laufen, sondern weil viele Menschen heutzutage auch an das Laufen so verkopft, ehrgeizig und verkrampft herangehen, dass es an Natürlichkeit und Regenerationskraft stark eingebüßt hat.

Doch natürliches Laufen ist nicht nur wirksames Ausdauertraining, sondern baut auch Ihren Stress ab und fördert die Entspannung. Diese wunderbaren Effekte hat es allerdings nur dann, wenn die natürlichen Prinzipien gewährleistet sind. Wir Menschen gehen vieles frontal, linear, verkrampft und mit hohem Energieeinsatz an. Wenn wir in die Natur schauen, erkennen wir, dass Prozesse und auch Bewegungen rhythmisch ablaufen, wobei Schwung und Gegenschwung genutzt werden. Der Sprint eines Gepards oder der Galopp eines Pferdes erscheinen mühelos, weil hier Muskeln, Sehnen und Faszien optimal zusammenspielen. Die theoretischen Grundlagen solcher zyklischen Spiralbewegungen werden im Kapitel Die Prinzipien der Natur (Seite 149) näher erläutert. An dieser Stelle wollen wir Ihnen vermitteln, wie Sie zum natürlichen und damit regenerativen und entspannenden Laufen zurückfinden.

Unsere Antriebssysteme beim Laufen

Sehnen und Faszien können sich – anders als Muskulatur – nicht aktiv kontrahieren. Dennoch können sie entscheidend zum Antrieb beitragen. Ihr volles Antriebspotenzial entfalten sie jedoch erst, nachdem sie maximal gedehnt wurden; wie ein Gummiband, das gespannt wird. Für diese absolute Längenerweiterung bedarf es des Gegenschwungs. Das wird gleich noch deutlicher, wenn wir uns die einzelnen Laufphasen anschauen.

Zunächst müssen wir wissen, dass Bewegung auf unterschiedliche Antriebssysteme angewiesen ist:

- Zum einen auf das aktive Kontraktionsvermögen der quergestreiften Muskulatur, die von den kontraktilen Elementen der Muskelfasern gebildet wird. Diese Kontraktionen können wir willentlich beeinflussen. Die Muskulatur ist aber bei ihrer Arbeit auf eine optimale Sauerstoffversorgung angewiesen.
- Zum anderen durch den Antrieb durch elastische Fasern: Wird die Sehne aus dem Gegenschwung heraus, wobei sie weit über ihre Grundlänge hinaus gedehnt wurde, »losgelassen«, schnellt sie als elastische Faser in ihre Ursprungslänge zurück. Dabei wird potenzielle Lageenergie in kinetische Bewegungsenergie umgewandelt.

Die »Anatomie« des Faszienlaufens

Die hintere Schwung- und Abstoßphase Die hintere Abstoßphase des Fußes beginnt mit der maximalen Öffnung des entsprechenden Hüftgelenks, dabei muss der Hüftlendenmuskel (M. iliopsoas), der tief verborgen im Becken verläuft, weit über seine Grundlänge hinaus gedehnt werden.

Der Hüftlendenmuskel ist unser kräftigster Laufmuskel, der das Bein nach vorn katapul-

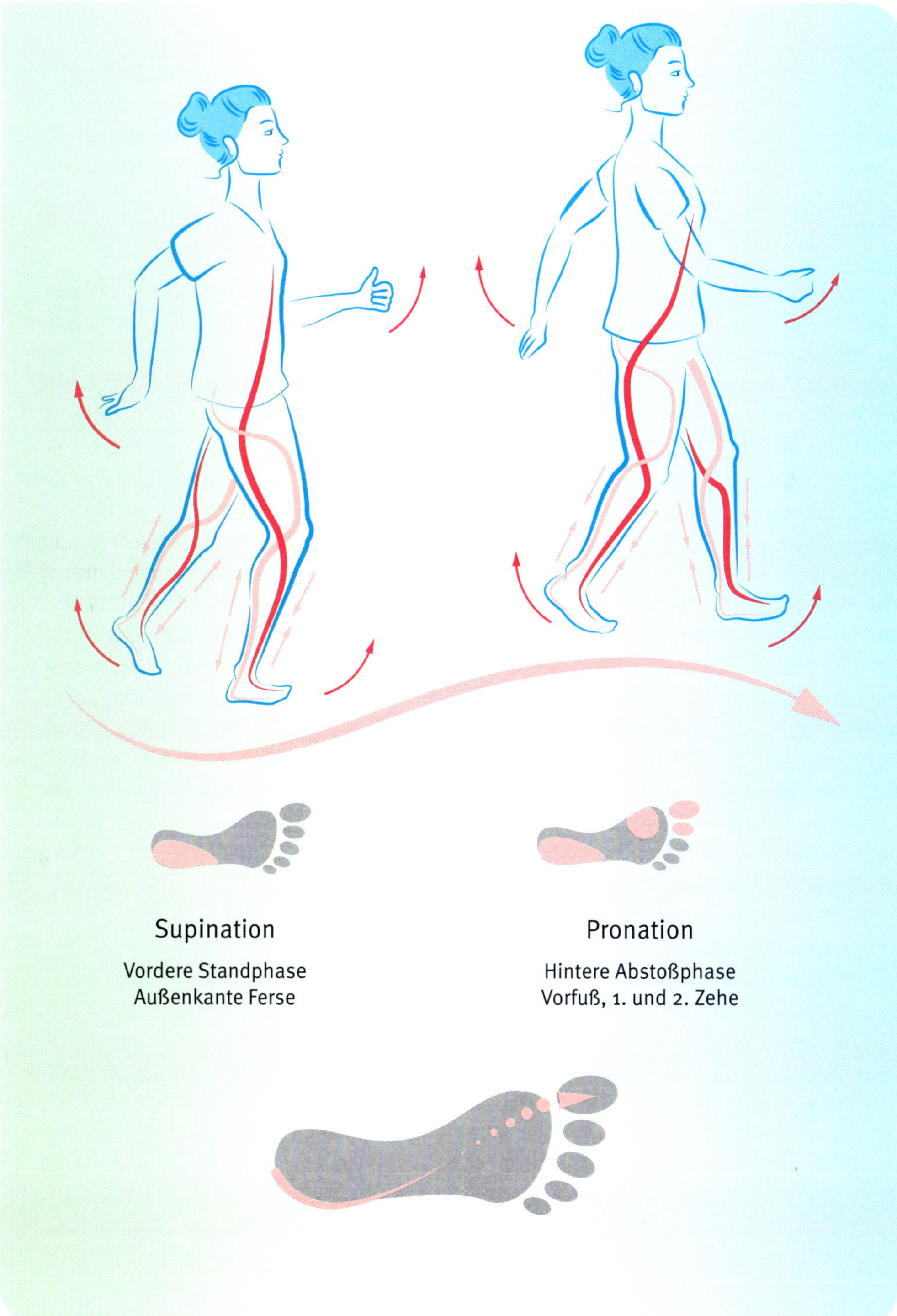
Supination
Vordere Standphase
Außenkante Ferse
Pronation
Hintere Abstoßphase
Vorfuß, 1. und 2. Zehe

tiert. Er steuert aber auch die Abschwingung der Wirbelsäule nach vorn (Lordose) und damit den Bandscheibendruck. Durch langes Sitzen ist der Hüftlendenmuskel praktisch chronisch verkürzt und es ist zwingend erforderlich, dass er ständig durch die Storchenbein-Übung (Seite 114) gedehnt wird.

Die hintere Abstoßphase des Fußes geht mit einer Vorfußsenkung (Plantarflexion) einher. Sie braucht einen großen Krafteinsatz, weil der gesamte Körper in Frontalposition beschleunigt werden muss. Dabei gilt es, nachhaltig die Schwerkraft zu überwinden. Hierfür stehen insgesamt fünf Muskeln im Wadenbereich zur Verfügung: Zwillingsmuskel, Schollenmuskel, langer Großzehenbeuger, langer Zehenbeuger und hinterer Schienbeinmuskel.

Vordere Stütz- und Landephase Der Fuß setzt per Supinationsschwung mit der hinteren Außenkante der Ferse am Boden auf, dabei kippt der Fuß nach außen unten (Supination), ausgelöst durch die Anspannung der vorderen Schienbeinmuskulatur (M. tibialis anterior). Unterstützt wird der vordere Schienbeinmuskel an der Außenseite des Unterschenkels von den Wadenmuskeln (Mm. fibulares longus und brevis), die zusammen mit dem Schienbeinmuskel den »Steigbügel« um die Fußsohle herum bilden, ein perfektes Zuggurtungssystem, durch das der Vorfuß bei der vorderen Bodenlandung über den Gegenschwung angehoben werden kann. Parallel setzt die Ferse mit dem hinteren Drittel der Außenkante im Supinationsschub am Boden auf. Das ist die perfekte Fußlandung beim Faszienlaufen, bei dem die Muskelkraft zu 50% von den Faszien gestützt wird.

Keine Wadenkrämpfe mehr beim Faszienlaufen

Dabei wird die Wadenmuskulatur weit über ihre Grundlänge hinaus gedehnt, die Voraussetzung für eine kurze Sauerstoffspitze während der Bewegung (Gegenschwungsstretching) ergänzt durch den Katapult-Effekt der Achillessehne, die ebenfalls maximal im Lauf gedehnt wird, die Voraussetzung für die Mobilisation der potenziellen Lageenergie der elastischen Fasern! Allein hierdurch kann die Wadenmuskelkraft beim Gehen und Laufen bis zu 50% von der Achillessehne unterstützt werden, das ist die Voraussetzung beim fersenbetonten Faszienjogging.

Diese komplexen Bewegungsabläufe werden durch vier Freiheitsgrade ermöglicht, ausgelöst zum einen durch das Heben und Senken des Vorfußes im oberen Sprunggelenk, das eine horizontale Bewegungsachse aufweist, zum anderen durch das Heben und Senken der äußeren und inneren Fußkanten im Sinne der Supination und der Pronation im unteren Sprunggelenk, dessen Achse praktisch vertikal mit leichter Linksabweichung verläuft.

Spiralförmig abrollen

Das obere und untere Sprunggelenk arbeiten beim Gehen und Laufen nur dann optimal zusammen, wenn die Abrolllinie des Fußes am Boden spiralförmig verläuft: Dabei beginnt der äußere konvexe Bogen der Spirale mit dem Supinationsschwung der hinteren Fersenkante nach außen-unten. Es folgt das Abrollen des Fußes am Boden, das dann im Absenken des Vorfußes im Sinne der Pronation nach innen-unten beendet wird.

Aus Sicht der neuen Faszienmedizin gewinnt die vordere Lande- und Stützphase des Fußes am Boden beim Gehen und Laufen eine immer größere Bedeutung. Warum das so ist, kann nur durch die Physiologie beantwortet werden. Jede wirksame Bewegung lebt vom Gegenschwung, wir betonten es bereits, von der energiefördernden Ausholbewegung, die dem eigentlichen Frontalantrieb durch den Richtschwung vorgeschaltet sein sollte.

Die tägliche Praxis sieht allerdings anders aus, denn viele Langstreckenläufer schwören auf die konstante Vorfußbelastung nicht nur beim hinteren Abstoßen des Fußes am Boden, sondern auch erneut bei der vorderen Stütz- oder Landephase. Diese Aussage kann belegt werden durch die hohe Verletzungsanfälligkeit dieser Sportler, weil auf diese Weise die hinteren beugeseitigen Wadenmuskeln plus Achillessehnen endlos überfordert werden, weil wir ihnen doch einen doppelten Einsatz bei der Bewegung abverlangen.

Die Welt ist auch in all ihren Bewegungsabläufen bipolar ausgerichtet. Es braucht die Vorbereitung durch den kraftspendenden Gegenschwung, damit der anschließende muskuläre Richtschwung-Impuls über ausreichend Sauerstoff und Energie verfügen kann. Der Mensch weist daher einen Rückfuß und einen Vorfuß auf, die beide ihrer Lage entsprechend zum Einsatz kommen müssen:

- Der primäre Rückfußeinsatz bei der vorderen Bodenlandung wird erreicht durch die kurze Anspannung der Antagonisten von der Vorder- und Außenkante des Schienbeines, wodurch der Vorfuß leicht angehoben (Dorsalflexion) wird; dabei bestimmt gleichzeitig die hintere, äußere Fersenkante die primäre Bodenlandung des Fußes. Dann rollt der Fuß spiralförmig nach vorne ab und wird mit leichtem Pronationsschub abgeschlossen.
- Danach folgt die hintere Abstoßphase, nachdem der Fuß nach vorne abgerollt ist, eingeleitet durch die Anspannung der beugeseitigen Wadenmuskeln mit der Absenkung des Vorfußes im Sinne der Plantarflexion, die jetzt mit dem eben geschilderten Pronationsschub beendet wird.

Wie Sie beim Faszienjogging den Sehnenturbo zünden

Soll gleichzeitig der Sehnenturbo der Achillessehne mit gezündet werden, so muss die vordere Fersenlandung mit Dorsalflexion (Vorfußstreckung) durch einen leicht schwingenden-vibrierenden (analog zum Seilspringen) Impuls eingeleitet werden, auf diese Weise entsteht ein angedeuteter Sprunglauf.

Die Bodenlandung des Fußes in Vibration verursacht stärkere Zugkräfte auf die Achillessehne, das aktiviert die kleinen Nervenrezeptoren (Sehnenspindel) in der Sehne, die ergänzend die intensive Längenerweiterung in der Achillessehne auslösen. Die Folge ist ein erhöhter Katapult-Effekt der Achillessehne, die hierdurch einen zusätzlichen Antriebsimpuls beim Gehen und Laufen bewirken kann.

In der Theorie mag das Faszienjogging kompliziert erscheinen – in der Praxis ist es aber einfach. Der Bewegungsablauf gleicht dem Seilspringen, nur in Vorwärtsbewegung. Vielleicht haben Sie noch ein Springseil aus Kindertagen. Denn Seilspringen ist typisches Faszienlaufen in Vibration. Setzen Sie bei Ihren Springseilübungen bewusst den ganzen Fuß ein, und zwar im Wechsel zwischen Ferse-Vorfuß-Belastung, dabei vermeiden Sie in jedem Falle einen stärkeren Kniehub, d. h., die Kniegelenke werden nur leicht bis maximal 20° gebeugt.

Auch die Anlaufphase im Dreisprung demonstriert Ihnen diese typische Vibrationstechnik, es handelt sich um einen Sprunglauf, bei dem der Springer kurz in der Landephase in Vibration verharrt. Dieser Anlauf ist also anders als beim normalen Weitsprung, bei dem das Standbein wie bei einem Hundertmeterlauf in einem fließenden Vorgang kontinuierlich am Boden abrollt.

Allein durch das Laufen aus den Faszien heraus kann die stark sauerstoffverbrauchende Muskelarbeit deutlich reduziert werden, sodass hierdurch das ständige Wechselspiel der Kräfte nach der Polyvagaltheorie erleichtert werden kann. Wir hatten bereits erfahren, dass Bewegung auch optimal als Vagusbremse genutzt werden kann, dabei wechselt die Steuerung durch das autonome Nervensystem vom ventral-vagalen in den sympathischen Zustand. Bei dieser Umstellung sollte in der Prävention aber darauf geachtet werden, dass der sympathische Bereich nicht zu hoch auf Leistung programmiert wird. Das bedeutet, dass man sich aus dem ventral-vagalen Zustand nicht zu stark in den Leistungsbereich des Sympathikus hineinbegibt, und davon können dann auch die regenerativen Vorgänge profitieren.

Faszienjogging als Vagusbremse

Wenn Sie die folgenden Punkte beachten, verbinden Sie Ausdauertraining, Stretching und ventral-vagale Regeneration in optimaler Weise:

- Geringe Laufgeschwindigkeit bei stets kontrolliertem Tempo.
- Konsequente Nasenatmung, sodass die anaerobe Schwelle nicht überwunden werden kann. Es wird keine Sauerstoffschuld aufgebaut. Wenn Sie den Mund öffnen müssen, um genug Luft zu bekommen, drosseln Sie Tempo und Anstrengung.
- Fersenbetontes Laufen mit spiralförmiger Abrolllinie der Füße am Boden.
- Durch den Fersenaufsatz bei der vorderen Fußlandung wird speziell die starke Achillessehne deutlich über ihre Grundlänge hinaus gedehnt. Das ist die Voraussetzung für die Zündung des Katapulteffekts, der Muskelarbeit und damit Sauerstoff einspart.
- Wiederholte Rückwärtslaufpassagen über 6–8 Meter wirken als dynamisches Stretching auf die Beugesehnen, insbesondere die Achillessehne profitiert von dieser Schwungumkehr.

Übung: Ganzkörper-Entspannung

Zur Erholung mit Tiefenwirkung nach Ihrer Faszienlaufeinheit nutzen Sie am besten eine Kombination aus Entspannungshocke (Seite 104) und Vagus-Meditation.

- Gehen Sie in die tiefe Hocke. Ihre Füße stehen parallel mit Fersenkontakt auf dem Boden. Die Knie sind nach vorn ausgerichtet. Der Rücken ist gleichmäßig gerundet.
- Dabei liegen die gestreckten Arme auf den Kniegelenken, beide Hände hängen locker nach unten.
- Dabei dehnen Sie optimal die untere Rückenmuskulatur in Höhe der Lendenwirbelsäule und erweitern den Spinalkanal. Sie dehnen auch die Waden und die Achillessehnen.
- Jetzt schließen Sie die Augen und praktizieren mehrere Minuten den Cinéma-interne-Film der Vagus-Meditation. Hinter den Augenlidern tauchen Farben auf, auf die Sie sich konzentrieren, vereinzelt huschen schwarze Punkte durchs Blickfeld, die Sie verfolgen.
- Gleichzeitig betonen Sie die Ausatmung durch Schnurren, Summen oder leises Singen.

Trend: Vorfußlaufen

Der vorherrschende Lauftrend ignoriert allerdings die gerade beschriebenen Prinzipien. Der Laufstil ist auf die Tempobeschleunigung ausgerichtet, in der der energiefördernde Gegenschwung nicht mehr vorgesehen ist. Monotones Vorfußlaufen gilt als schick und zeitgemäß. Warum sollen wir uns vom Gegenschwung aufhalten lassen, wenn es mit verkürztem Richtschwung schneller geht? Betontes Vorfußlaufen ist die Domäne des Sprints, der schnellsten Gangart auf der Tartanbahn.

Nehmen wir den Sprint in der Leichtathletik, die Sprintstrecken sind kurz und schnell und die Spitzenklasse braucht für die hundert Meter inzwischen weniger als 10 Sekunden, sodass man sich den Luxus des Gegenschwungs gar nicht leisten kann. Außerdem muss man wissen, dass die

Tiere nutzen ihre Sehnen richtig

Interessant sind Untersuchungen englischer Veterinärmediziner, die festgestellt haben, dass Pferde, Kamele und auch andere Tiere im Galopp die Hälfte der Muskelarbeit einsparen, weil sie über sehr lange Sehnen verfügen, die wie Schraubfedern arbeiten. Diese Sehnen werden beim Aufsetzen vorgespannt und geben so die gespeicherte Energie beim Abheben der Hufe wieder ab, wodurch die Bewegung eine sehr ökonomische Sparmaßnahme wird. In den Beinen der Pferde arbeiten bestimmte Beugemuskeln bei der Fortbewegung und bedeutsam sind die Sehnen des Mittelfingers, der der menschlichen Achillessehne entspricht. Je länger die Sehne ist, desto besser kann sie arbeiten.

eigentlichen Antriebsmuskeln, die Waden und die Gesäßmuskeln, nur in der Vorfußbelastung ihre ganze Stärke ausspielen können. Warum das so ist? Die Antwort gibt uns der bekannte Sportmediziner K. Tittel von der DHFK Leipzig, der nachgewiesen hat, dass die Muskeln in zusammenhängenden Schlingenmustern miteinander verbunden sind. Jede isolierte Anspannung der Waden im Vorfußsprint bewirkt die Kontraktion ganzer Muskelketten hinauf bis in den Rücken! Dabei werden die großen Beingelenke im gegensätzlichen Seitenwechsel überwunden. Spiralförmig windet sich die isolierte Muskelanspannungskette bis in die untere, lumbale Rückenmuskulatur hinein:

- Die Anspannungskette beginnt im Sprint in der Fußsohle hinein bis in die gesamte Wadenmuskulatur.
- Sie überspringt dann das Kniegelenk, wechselt am Oberschenkel in die streckseitige, kräftigere Oberschenkelmuskulatur.
- Überwindet dann das Hüftgelenk durch die Anspannung der kräftigen Gesäßmuskeln einschließlich der lumbalen Rückenmuskulatur.

Die Achillessehne bleibt auf der Strecke

In dieser Haltung müssen die Wadenmuskeln Höchstleistung erbringen und können nicht auf die Unterstützung durch die potenzielle Lageenergie der Achillessehne rechnen, die in jedem Falle extrem verkürzt ist, was natürlich Folgen hat:

- Schon rein optisch erkennt man den Sprinter an seinem Muskelprofil, das stark konturiert ist, bedingt durch die intensive Verdickung des Zwillingsmuskels, des darunterliegenden Schollenmuskels und auch der Gesäßmuskeln.
- Kein Sprinter ist somit in der Lage, die naturrichtige Hocke durchzuführen. Die hohe Spannung in den Waden und Achillessehnen lässt allein die Absenkung der Fersen auf den Boden nicht zu.
- Es besteht extreme Verletzungsanfälligkeit der Waden und Achillessehnen. Und nicht selten reißt die Achillessehne mit lautem Knall. Beispielsweise musste der hochbegabte deutsche 110-Meter-Hürden-Sprinter Martin Lauer, dessen in Zürich gelaufener Weltrekord über 20 Jahre allen Angriffen standgehalten hatte, seine Karriere aufgrund einer Achillessehnenverletzung aufgeben.

Wir können festhalten:

- Lange Sehnen in den Beinen der Pferde senken im Galopp nachhaltig den Energieverbrauch.
- Lange Sehnen verbessern auch beim Menschen nachhaltig die Energieflussrate beim Ausdauertraining.
- Lange Sehnen sind nicht unbedingt anlagebedingt, sondern vielmehr das Ergebnis eines gezielten und richtig getimten Faszienstretchings.

Wir machen uns die Bewegung unnötig schwer

Der Mensch in seiner Technikhörigkeit hat alles unternommen, um sich die tägliche Ausgleichsbewegung beim Gehen und Laufen zu erschweren. Zum einen wurde aus dem Laufwesen ein Sitzwesen, zum anderen wechselte der Mensch vom Sohlengeher zum absatzbetonten Vorfußgeher. So gesehen sind uns die Tiere meilenweit voraus:

- Die Tierpfote ist ein Musterbeispiel optimaler Widerstandüberwindung in natürlicher Landschaft.
- Der Tierpfote bietet Grund und Boden den geringsten Widerstand und sie kann vorn und hinten optimal abgerollt werden. Sie gleicht damit einem Formel-1-Reifen, der in dieser Formgebung alle Hindernisse auf dem Weg leicht überwinden kann.

Der Mensch in seiner Anpassung an die Moderne wurde zum absatzbetonten Vorfußgeher.

Mit der logischen Verkürzung der Waden und der Achillessehnen waren die Probleme programmiert. Ein überfallartiges Gehen in Frontrichtung war die Folge und durch die Zuggurtenanordnung der Bein-Rücken-Muskeln kam es gleichzeitig zur chronischen Anspannung der unteren, lumbalen Rückenmuskulatur. Man kann also festhalten, dass unsere Rückenschmerzen die logische Folge des dauernden Tragens von Absatzschuhen sind. Auch das gleichmäßige Abrollen des Fußes am Boden wird durch den Absatzschuh blockiert.

Tägliches Ausdauertraining durch Faszienjogging mit dem initialen Gegenschwung ist das Gebot der Stunde. So können Sie den negativen Auswirkungen Ihres Sitzalltags entgegenwirken und bauen zugleich Stress ab. Damit Sie sich bei Ihrem Ausgleichtraining nicht überlasten, achten Sie auf die konsequente Nasenatmung bei geschlossenem Mund. Sobald Sie den Mund öffnen müssten, um genug Luft zu bekommen, sind Sie zu schnell. Drosseln Sie Ihr Tempo, bis Sie wieder allein durch die Nase ausreichend Luft bekommen. Laufen Sie am besten schweigend. Dann können Sie in Ruhe und Stille wieder innerlich bei sich ankommen und sich optimal erholen: Das ist die Vagusbremse in Bewegung.

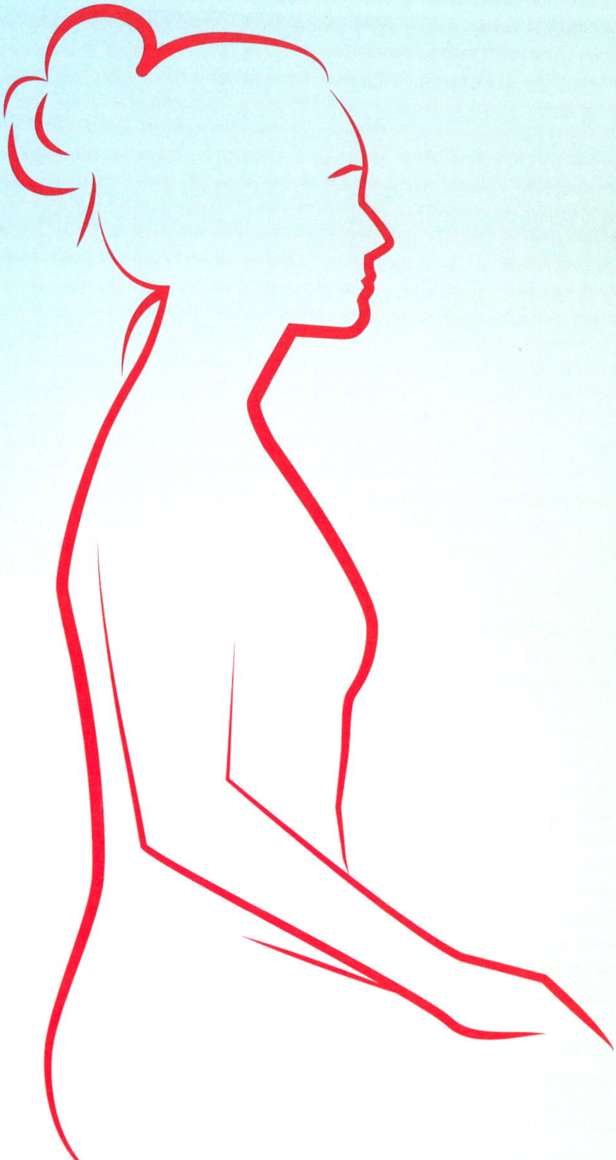

Stressdominanz – und unser Ausgleich

Wir sind dem Stress nicht hilflos ausgeliefert. Lassen Sie uns schauen, welche natürlichen Prinzipien heutzutage zu kurz kommen und wie wir sie besser nutzen können.

Wir sind zum Homo technicus geworden

Unsere Lebensrealität sieht heute so aus, dass der Stressnerv Sympathikus viel zu häufig angesprochen wird. Was läuft falsch in der modernen Gesellschaft?

Ständige Beschleunigung und Reizüberflutung

Die gegenwärtig hohe Informationsdichte bei der Arbeit und in der Freizeit ist es, die den Menschen in den Industrieländern in Erkrankungen treibt. Das gilt in Deutschland ebenso, wie für alle europäischen Länder. Nicht einmal die angrenzende Schweiz ist hiervon ausgenommen, denn rund 30 % der arbeitenden Bevölkerung in diesem Land stehen unter Stress, Druck und Belastung, so der Job-Stress-Index 2020. Der Zeitraffer-Effekt der Gegenwart entspricht der Notsituation eines Kutschers, dem gerade die Pferde durchgehen.

So geht es uns mit dem Stress, nur sind wir es, die wild geworden sind! Das gegenwärtige Internet ist gegenüber früher schon schnell genug, wir müssten also dringend unser Lebenstempo reduzieren, nicht nur auf der Autobahn, auch im Internet. Aber was geschieht? Ab 2020 wurde das Internet mit 5G noch schneller! Wenn wir nicht rechtzeitig auf den neuen ventralen Vagus umschalten, werden die stressbedingten Erkrankungen uns endgültig aus dem Ruder laufen. In dieser Notsituation müssten die Pferde dringend an die Zügel genommen werden. Und was machen wir im Stressalltag? Wir handeln gegen jede Vernunft und geben den rasenden Pferden zusätzlich noch die Peitsche.

Unsere gegenwärtigen Lebensbedingungen sind alles andere als förderlich für die Ausbildung einer stabilen, vertrauensvollen Existenzgrundlage. Die Gegenwart vergeht wie im Fluge. Wir leben im Zeitalter ständiger Beschleunigung; ein Ereignis jagt das andere. Bei dieser Informationsflut zentraler Sinnesreize findet das Gehirn kaum noch zurück zu Phasen der Ruhe, der Stille und der Entspannung. Wir planen unser Leben bis in die ferne Zukunft hinein; geraten schon heute in Angstzustände über negative Zukunftsvisionen, die wir gegenwärtig gar nicht abschätzen können.

Durch das »Internet der Dinge« gibt der Homo technicus seine eigene Handlungsfähigkeit auf. Er rückt dabei bewusst in die zweite Reihe der Handlungsebenen und überlässt entscheidende Alltagsverrichtungen dem Computer. Rasenroboter, Staubsaugerroboter und sprechende Kühlschränke bestimmen unseren Alltag. Auch das Autofahren soll uns abgenommen werden, Lenkrad und Gaspedal bedient der Automat, alles hat die Technik dann in die eigene Regie übernommen. Der Mensch tritt nur noch als stiller Beobachter auf. Plan und Führerschein werden uns endgültig aus der Hand genommen. Aber es muss bedacht werden, dass auch die Techniker von heute gar nicht genau wissen, auf was wir uns da eingelassen haben.

Der neue Lebensstil des Homo technicus ist ein ständiger Zeitraffer-Effekt. Zum einen ist es das Tempo im Stressalltag, mit ständiger Beschleunigung, zum anderen die hohe Informationsdichte, die praktisch jede Entspannungskultur zunichtemacht. Wen kann es da noch wundern, dass die Anzahl stressbedingter Erkrankungen in die Höhe schnellt. Es fühlt sich an wie eine Explosion, die sogar die Ärzteschaft in Deutschland ratlos macht, denn vom Ärztetag 2019 in Münster kam der Notruf nach externer Hilfe. Auch die Mediziner sind jetzt von psychosomatischen Erkrankungen betroffen, ohne jedoch die richtige Stressantwort geben zu können. Schlimm genug, denn bei ihrer langen Ausbildung müssten sie es eigentlich wissen, dass nur das vegetative Nervensystem mit dem Vagus an der Spitze dem Stress der Gegenwart gewachsen ist. Denn eigentlich sollte den Ärzten klar sein, was auch wir uns im Buch erarbeitet haben:

> *Keine Gesundheit ohne Vagus! Kein Wachstum, keine Heilung, keine Resilienz.*

Auch an unseren Kindern können wir deutlich erkennen, dass etwas ganz gehörig in die falsche Richtung läuft. Das Wortungetüm »Aufmerksamkeitsdefizit-Hyperaktivitäts-Störung« (ADHS) steht für eine Erkrankung, die symptomatisch für unsere naturferne Online-Gesellschaft ist. Naturvölker kennen kein ADHS. Und auch bei uns durften Kinder früher noch frei durch Feld, Wald und Wiese streifen; toben, spielen, die Natur entdecken, Abenteuer erleben, auf Bäume klettern, Sonne, Wind und Regen erleben. Heute dagegen verbringen sie ihre Freizeit mit Spielcomputern, am Laptop oder Smartphone. So hocken sie oft stundenlang unbeweglich da, gefangen in ihrer digitalen Scheinwelt, die blinkt und piept.

Den natürlichen Bewegungsdrang ausleben

Ihrem natürlichen Bewegungsdrang entsprechend brauchen Kinder täglich ihre Ausgleichsbewegung, möglichst in Wald, Feld und Wiese, wie das tägliche Essen. Aber wenn man sie an die »Kette legt«, sie früh in die Schulpflicht zwingt, die primär das Stillsitzen über Stunden abverlangt, dann wollen und müssen sie ausbrechen, sie können gar nicht anders. ADHS ist da nur die Spitze des Eisbergs. Für alle Kinder sind die unnatürlichen Verhaltensnormen, die der Homo technicus seinen Kindern abverlangt, schädlich.

Im Technikzeitalter ist nämlich die ungezwungene, natürliche Freiheit kaum noch vorgesehen! Beabsichtigt ist vielmehr, dass der Mensch durch eine hohe Leistungsfähigkeit der Wirtschaft all seine persönlichen Wünsche und Bequemlichkeiten erfüllt bekommt. Diese Aussage trifft auch für die Kindererziehung zu, denn Kinder erkranken seelisch, wenn sie in der Fülle ihrer Spielsachen untergehen oder stundenlang vor ihrem Fernseher oder Spielcomputer im eigenen Zimmer sitzen.

Ein Hauptanliegen des Staates sollte es eigentlich sein, das selbstständige Denken und das verantwortungsvolle Handeln der Menschen zu fördern. Wir sollten auf ein fundiertes Wertebewusstsein zurückgreifen können. Stattdessen regiert die freie Marktwirtschaft! Und ihre Maxime ist es, immer neue Ansprüche und Wünsche zu generieren, damit der schon vorhandene Überfluss noch mehr anwächst. Alles im Zeichen des Wirtschaftswachstums.

Bewegungsverarmung und materielle Übersättigung

Bei der Anpassung des Menschen an die Technik gibt es natürlich bestimmte Arbeits- und Lebensformen, dabei dürfen aber die Gesetze der Menschlichkeit nicht außer Acht gelassen werden. Die Leistungsgesellschaft gewährt in vielen Bereichen ihren Kindern die größte Freiheit, die vor allem durch die Erfüllung der materiellen Bedürfnisse angestrebt wird, erwartet aber im Gegenzug die Erfüllung von Arbeitsnormen, die einseitig von Motor, Maschine und Computer diktiert werden. Je früher sich aber der Mensch auf diese künstliche Welt einstellt, umso schneller wird ihm diese Zwangsjacke die Luft zum Atmen nehmen.

In aller Frühe, zur Zeit der höchsten Rushhour, ruft man die Kinder in die Schulen, statt um 9 Uhr beginnt man den Unterricht schon um 8 Uhr. Mit ihrem Tornister schwer beladen und mit verkrümmten Rücken bewegen sich die Schüler eher wie Lastenträger denn wie freie Wesen durch Straßen, die von den zahlreichen Autos mit Abgasen verpestet sind. Diese körperlich unausgeglichenen Kinder haben zu Hause ihre Nachmittage bereits stundenlang vor dem Fernseher oder Spielcomputer verbracht und dieser Zustand anhaltender Bewegungslosigkeit findet in der Schule seine Fortsetzung:

Statt in Bäume zu klettern, sitzen die Kinder also über Stunden zu Hause vor ihren Spielcomputern, ersticken in der Fülle ihrer Plastikspielsachen. Auch das Fernsehen hat längst die Kinderzimmer erobert, weil die Eltern im Wohnzimmer ungestört ihren blutigen Krimi oder die alles beherrschende Fußballbundesliga erleben wollen.

Schon mit Beginn des Unterrichts ist erneutes Stillsitzen angesagt. Folgen diese Kinder aber ihrem natürlichen Bewegungssinn, so »stören sie den Unterricht«. Die eigentlich gesunde Lebhaftigkeit wird abtrainiert. So werden aus Kindern Sitzmenschen, mit allen negativen Folgen.

Meine Kindheit war alles andere als einfach, denn mein Vater ist im frühen Alter tödlich verunfallt. Ein Schock für meine Mutter, die auf Grund tiefer Trauer in eine Autoimmunkrankheit verfiel. Aber meine Großeltern haben mich in Liebe und viel Verständnis zu einer gesunden Disziplin in persönlicher Freiheit erzogen. Wir waren freie Kinder, die in Wald, Feld und Wiese aufwuchsen. Wir sind im Sommer zum Baden an den Barniner See 3 km hin und 3 km zurück marschiert, die Badehose im Handtuch eingerollt unter dem Arm. Wir bauten uns Hütten im Wald aus Grassoden und Baumzweigen, die von einer anderen Gang wieder zerstört wurden.

Heutige Kinder leiden bereits im Schulalter unter einem permanenten Bewegungsmangel. Das muss dringend behoben werden. Kinder brauchen in jedem Falle nach zwei Stunden Unterricht die Möglichkeit, ihren Bewegungsdrang ausleben zu können. Ich schlage daher für jede Klasse einen für sie reservierten Austob-Raum vor, indem der Bewegungsausgleich stattfinden kann: 15 Minuten Sportausgleich mit Erlebnisfaktor, z. B. Tanzjogging auf dem Trampolin, Balance-Übungen auf einem Seil, Sandsackboxen, Erklimmen einer abwechslungsreichen Kletterwand.

Optimales Ausgleichstraining für Kinder und Jugendliche ist auch das afrikanische Trommeln, wie mir ein befreundeter Kollege mitteilte. Seine afrikanischen Freunde berichteten, dass ihre Kinder nach der Schule direkt in ihr Zimmer stürmen, nur um sofort an ihre Trommel zu kommen und nach diesem Solo vollkommen entspannt am Mittagstisch erscheinen.

Wir versuchen, auch die Natur in Normen zu zwingen

Der Homo technicus scheute auch nicht davor zurück, die Natur drastisch zu verändern: Wir haben z. B. das Fließverhalten der Flüsse in ihren schwingenden Mäandern in monotone Kanäle gezwängt. Bei Schneeschmelze oder starkem Regen bleibt das schnell nachdrängende Wasser jedoch nicht im Flussbett, sondern holt sich die Flächen wieder zurück, die der Mensch vor Jahren für sich vereinnahmt hatte. Das sind die natürlichen Überflutungsflächen, die jeder größere Fluss für sich bereithält, die aber der Mensch der Natur entrissen hatte, um darauf seine Häuser zu bauen. Dass wir hierzulande immer häufiger unter Hochwasser leiden, ist Menschenwerk und keineswegs eine Naturkatastrophe. Natürliche Flüsse mäandern und brauchen Überflutungsflächen. Im Zuge der Industrialisierung haben wir uns darüber hinweggesetzt. Erst heute werden Flüsse zum Teil wieder renaturiert.

Studie: Aufputschmittel statt Ruhe und Entspannung

Obwohl der überlastete menschliche Körper nach Ruhe, Stille und Entspannung durch den Vagus schreit, schlagen viele Menschen den Weg in die Gegenrichtung ein. Sie schrauben ihre Leistungsgrenzen durch Aufputschmittel weiter nach oben. Das belegt eine Survey-Studie um die US-Psychologin L. Maier, bei der 100.000 Teilnehmer aus 15 Ländern untersucht wurden. In der Studie, der bisher größten ihrer Art, geht es um Hirndoping zur Leistungssteigerung (Lern- und Konzentrationshilfen) durch rezeptpflichtige Medikamente wie Ritalin, Dexamphetamin und Modafinil, die zweckentfremdet als Wachmacher eingesetzt werden. In dieser Studie hat sich die Einnahme aufputschender Psychopharmaka in zwei Jahren verdreifacht! In der Zeit von 2015 bis 2017 hat sich die Zahl der Hirndoper fast verdreifacht, von 5 auf 14 %! Die Schwankungsbreite in den einzelnen Ländern ist allerdings enorm:

- An der Spitze liegen die USA mit 30 %,
- gefolgt von England mit 23 %;
- dann kommt Frankreich mit 16 % und
- Deutschland mit 8 %.

Die Natur ist bipolar aufgebaut. Richt- und Gegenschwung der logarithmischen Spirale (Seite 153) beherrschen jegliches natürliche Wachstum. Nur der Mensch hängt dem Ideal der Geradlinigkeit an. Und alle technischen Entwicklungen sind gerade und mit dynamischer Ausrichtung! Doch nur in der direkten Auseinandersetzung mit den Gegensätzen dieser Welt entsteht natürliches Wachstum in ganzer Fülle und in Schönheit. Die technische Entwicklung dagegen, hat sich auf den geraden Pfeil verdichtet. Alles soll schnell, direkt und zielorientiert verlaufen.

Wir leben in einer künstlichen Welt

Aus dem Wechsel der Gegensätze im natürlichen Spannungsbogen der Extreme hat der Mensch in seiner bedingungslosen Anpassung an die Technik die lineare Gerade gemacht, die kürzeste Verbindung zwischen zwei Punkten, die aber den natürlichen Wechsel der Gegensätze nicht berücksichtigt. Der Mensch kann aber nur dann gesund und sorgenfrei leben, wenn er sich ständig in die Auseinandersetzung mit der gegensätzlichen Welt begibt, denn in dieser Konfrontation ist natürliches Wachstum überhaupt erst möglich. Es genügt keinesfalls, sich nur den angenehmen Dingen des Alltags zu widmen, um auf diese Weise ein bequemes Leben führen zu können.

Ein Beispiel dafür ist unsere Autoindustrie. Sie macht vieles möglich, um bequem reisen zu können, und das in nobler und großzügiger Weise. Aber muss man sein Auto schon lange vor Fahrtbeginn im Winter so stark aufheizen, dass auch nicht der kleinste Kältereiz den Fahrer trifft? Aus meiner Sicht ist hier des Guten zu viel getan. Auch unsere Häuser und Wohnungen heizen wir so weit auf, dass wir selbst im strengsten Winter mit Hemd und dünner Hose ausreichend bekleidet sind. Mir legte meine Großmutter noch einen vorgewärmten Kastanienbeutel ins eiskalte Bett meines natürlich ungeheizten Zimmers, der vorher in der Ofenröhre gewärmt worden war. Am kalten Wintermorgen waren die Fensterscheiben mit Eisblumen beschlagen, der Blick nach außen versperrt, man musste sich ein Guckloch ins Eis blasen, um einen Blick nach draußen zu erhaschen. Diese Kindheit war mit viel Freiheit verbunden, aber man lernte rechtzeitig Verantwortung zu tragen. Schon früh wurde ich zu Hausarbeiten abgestellt, weil meine Mutter beruflich tagsüber im Einsatz war. Das hat mir aber nicht geschadet.

In weiterer Verblendung auf dem Weg in die Moderne hat inzwischen der Mensch auch die Nacht zum Tag gemacht, eine allgemeine Lichtverschmutzung ist die Folge. In den Städten sind auch die Nächte taghell. Im gleißenden Licht der Lampen haben die Sterne am Himmel ihre Leuchtkraft derart eingebüßt, dass sie nur noch verschwommen wahrgenommen werden können. Auch die Schlafzimmer sind oft derart erhellt, dass das Schlafhormon Melatonin ausgebremst wird und der Mensch nicht mehr einschlafen kann.

Das ist der eine Grund, der andere liegt möglicherweise als Smartphone auf dem Nachttisch, eingeschaltet und strahlungsaktiv! Es könnten ja auch in der Nacht wichtige Botschaften eintreffen, steht doch der Mensch inzwischen durch die neue Mobilfunktechnik mit Freunden, Bekannten und Geschäftspartnern weltweit in ständiger Verbindung.

5G für die Turbo-Gesellschaft

Eine weitere Gefahr birgt die hohe Downloadgeschwindigkeit von bis zu 10.000 Megabit pro Sekunde und eine Latenzzeit von unter einer Millisekunde. Ein 5G-Smartphone kann ca. 600-mal schneller einen Film laden als ein bisheriger DSL-Anschluss. Dieses schnelle Echtzeit-Internet 5G ist Beschleunigung pur! Stress in der bisherigen Form war also nur der Anfang anhaltender Beschleunigung in einer Zeit ohne Zeit. Aber schon dieses Tempo genügte, dass wir die stressbedingten Erkrankungen nicht mehr unter Kontrolle bringen konnten! In unserer Turbo-Gesellschaft des schnellen Internets kann Zeit nur noch verschwommen wahrgenommen werden!

Das bisherige Stressaufkommen war also nur der Anfang einer Treibjagd durch die Zeit, die hohe Download-Geschwindigkeit mit einer Latenzzeit unter einer Millisekunde beim neuen Echtzeit-Internet wird uns Menschen aber an die Substanz gehen. Entweder wir gehen endgültig im »Sympathikus-Tornado« unter oder wir geben dem Vagus die Chance, unser Leben wieder in die uns zustehende Ruhe und Entspannung zu führen.

Albert Einstein hatte hierzu eine klare Meinung: »Ich fürchte den Tag, an dem die Technologie unsere Menschlichkeit überholt. Die Welt wird dann eine Generation von Idioten sein.«

Und wenn wir uns anschauen, wie unkritisch und begeistert vor allem die junge Generation auf die 5G-Technologie reagiert, die sich selbst dann digitale Nachrichten schicken, wenn sie in einem Raum sind, anstatt »normal« miteinander zu sprechen, dann können wir nicht umhin kommen zu mahnen, dass wir uns vor lauter i-phones, i-pads und i-pods nicht tatsächlich zum i-dioten machen.

Wenn wir nicht aufpassen, dann nimmt die Digitalisierung seit 2021 extreme Fahrt auf und wir müssen jetzt die Weichen stellen, damit wir nicht in einer transhumanen Gesellschaft aufwachen!

Auswirkungen der hochfrequenten Strahlung

In einem Bericht der Zeitschrift »Raum und Zeit« vom April 2019 berichtet der englische Militärexperte Barrie Trower über Mikrowellen und 5G, da er in seiner Militärzeit britische Militärforschung mit Schwerpunkt Mikrowellenwaffen betrieben hatte. Laut Trower hat die 5G-Wellenform sehr viel Ähnlichkeit mit der militärischen Strahlenwaffe Active Denial System (ADS). Daher müsse aufgrund der mathematischen Komplexität der 5G-Wellenform mit zahlreichen biologischen Effekten gerechnet werden:

- Der gesamte Zellstoffwechsel kann durcheinandergeraten.
- Der Glukose-Metabolismus im Gehirn wird beeinträchtig und die Blut-Hirn-Schranke wird löchrig »geschossen«.
- Die Herstellung des Schlafhormons Melatonin wird beeinträchtigt, was Schlafstörungen und Irritationen verursacht.
- Bakterien können durch Strahlenbelastung in schädliche »Super-Bakterien« mutieren.

Niederfrequente Pulsung bestimmt die WLAN-Technologie, wenn im Standby-Betrieb in regelmäßigen Abständen permanent kleine Datenpakete (sogenannte Beacons) gesendet werden, die 10 Hertz (Schwingungen/Sekunde) aufweisen. Im Sendebereich gilt allerdings die hochfrequente Strahlung, die ab 50 Hertz beginnt und damit den gesamten technischen Bereich erfasst. Diese Strahlenintensität gilt für den Menschen als schädlich und kann chronischen Stress sowie schwere Krankheitsbilder auslösen.

Hochfrequente Strahlen sind eine echte Gefahr für die Gewebsarten im Körper, die auf hohe Regenerations- und Erneuerungsprozesse angewiesen sind:

- Die hochfrequente Strahlung stellt eine Bedrohung für das Gehirn und für das periphere Nervensystem dar, gefährdet sind dabei besonders die Kinder, deren Schädel im Wachstum noch sehr dünnwandig sind.
- Gefährdet ist auch das Immunsystem, weil es sich ständig erneuert.
- Im Blickpunkt steht auch das Knochenmark, in dem mit hoher Intensität die Bluterneuerung stattfindet.
- Gefahr droht auch dem Keimgewebe junger Frauen und Männer, vor allem dann, wenn das Smartphone ständig in der Hosentasche getragen wird.
- Es kann zu Elektrosensibilität kommen, die sich durch Schwindel und Migräne zeigt.

»5G ist russisches Roulette«, warnen US-Radiologen in einem Brandbrief im »Journal of Radiation Oncology«. Es gibt fünf Untersuchungen zu 5G, alle mit besorgniserregenden Ergebnissen. Die WHO stuft die Mobilfunkstrahlung als möglicherweise krebserregend ein.

Die Digitalisierung hat ihren Preis

Seit Jahren wird der Arbeitsrhythmus in den westlichen Staaten von ständiger Beschleunigung bestimmt. Wer aber den Anschluss verliert, der hat praktisch schon alle Chancen verspielt. Dieser Druck auf alle Arbeitsvorgänge ist inzwischen so hoch, dass die stressbedingten Erkrankungen allgemein und die psychosomatischen im Besonderen nicht mehr unter Kontrolle zu bringen sind. Inzwischen blinken alle Warnleuchten, denn das gegenwärtige Internet ist derart auf Beschleunigung ausgerichtet, dass Burnout zu einem Flächenbrand ausarten kann, wenn nicht umgehend das Tempo aus dem Zeitgeschehen genommen wird. Auch der Herzinfarkt ist ständig auf dem Vormarsch und inzwischen haben nach neuesten Zahlen die Frauen die Männer überholt, rund 34 % aller Todesfälle gehen bei Frauen auf das Konto des Herzinfarktes oder des Schlaganfalls, bei Männern sind es ca. 30 %.

In diesem Zusammenhang lassen neue Zahlen der KKH (Kaufmännische Krankenkasse Halle) aufhorchen: Einer Auswertung von 1,7 Millionen Versichertendaten zufolge hat sich in dieser Gruppe der Anteil der ärztlich diagnostizierten Schlafstörungen innerhalb von zehn Jahren nahezu verdoppelt. Dabei rechnet man mit einer hohen Dunkelziffer, da nicht jeder Betroffene deshalb einen Arzt aufsucht.

Mit unserer Anpassung an die Technik in Monotonie verloren wir unsere allgemeine Widerstandskraft, unsere Resilienz. Durch die bewusste Ausschaltung äußerer natürlicher Klimareize, Kälte, Regen, Wind, steht plötzlich das körpereigene Abwehrsystem nicht mehr ständig auf dem Prüfstand und Allergien sowie Autoimmunerkrankungen sind die Folge. Auch die allgemeine Leidensfähigkeit nimmt ab.

In Hamburg in den 1980er Jahren hatte ich bereits Kinder als Patienten, bei denen die Mütter nicht bereit waren, fieberhafte Infekte durch einfache Wadenwickel primär zu behandeln. Sie verlangten gleich Penicillin und wenn ich es nicht verordnete, wechselten sie den Arzt, was im Versorgungssystem leicht möglich war. Das hatte natürlich Folgen. Heute stehen wir vor dem Problem multiresistenter Keime, die auf herkömmliche Antibiotika nicht mehr reagieren, wodurch auch einfache operativer Eingriffe zu echten Problemen in der Klinik ausarten können.

Eine Meldung aus heutiger Zeit, die aufhorchen lässt, ist die Burnout-Gefahr im Krankenhaus. Jetzt haben also die stressbedingten Erkrankungen auch die Ärzteschaft erreicht. Krank sind inzwischen auch die Gesundheitsexperten, die es eigentlich wissen müssten, wie man die psychosomatischen Erkrankungen einzustufen und zu behandeln hat. Auf dem Ärztetag in Münster 2019 kam daher der dringende Aufruf zu einem betrieblichen Gesundheitsmanagement, bei dem es um die systematische und nachhaltige Gestaltung von gesundheitsförderlichen Strukturen und Prozessen in der Ärzteschaft geht. An die medizinischen Fakultäten appellierte der Ärztetag, die Themen Resilienz und Stressbewältigung als Teil der ärztlichen Ausbildung in das Studium aufzunehmen. Eine sehr späte Einsicht, wie ich meine! Aber dringend notwendig, gerade in Zeiten von Corona.

Die Antreiber der stressbedingten Negativspirale

In unserem stressigen Alltag führen viele Faktoren zu einer Negativspirale. Hier einige wichtige Aspekte, die die Negativentwicklung antreiben:

- Es mangelt uns an täglichem Bewegungsausgleich bei zu langer Sitzbelastung.
- Wir arbeiten monoton und zielorientiert. Wir brauchen mindesten stündlich einen Ausgleich durch Gegenschwung-Stretching.
- Wir gehen und laufen frontorientiert, ohne den energiefördernden Gegenschwung.
- Wir haben jegliche Pausenkultur verlernt und leiden unter Schlafstörungen.
- Wir können unser Smartphone nicht mehr abschalten und checken ständig eingehende Nachrichten, mögen sie auch noch so unwichtig sein.
- Kinder spielen an Spielcomputern, aber kaum noch in Wald, Feld und Wiese.
- Wir sind überernährt und leiden unter Verstopfung.
- Wir haben vielfach Sinn, Werte und Glauben verloren.
- Die Gewinnmaximierung um jeden Preis heizt das Weltklima auf.

Die Negativspirale nimmt weiter an Fahrt auf

Die negativen Folgen unserer Technikgläubigkeit und unseres Beschleunigungswahns sind unzählbar. Einige davon möchte ich hier aber dennoch aufführen:

- Unsere Straßen und Autobahnen sind durch lange Blechlawinen verstopft. Gewaltige Lastwagenkolonnen stauen sich bereits auf allen Rastplätzen, bis an die Fahrbahnen heran. Im unkalkulierbaren Geschwindigkeitsrausch liegen die Nerven blank und ein Unfall jagt den anderen!
- In Städten und Ballungsräumen nimmt uns der Feinstaub die Luft zum Atmen.
- In den Meeren sterben die Fische im Plastikmüll, der vom Menschen achtlos ins Wasser geworfen wurde.
- Kreuzfahrtschiffe werden zu schwimmenden Palästen! Schon vor 10 Jahren auf einem Seminar während einer Ostseepassage zwischen Oslo und St. Petersburg protestierte meine Frau gegen das tägliche Wechseln der Bettwäsche. Schon damals war die Ostsee hoch belastet.
- Wo sind sie geblieben die menschlichen Werte, wie Verlässlichkeit, Ehrlichkeit und eine Portion Höflichkeit im Miteinander, die das Leben erst lebenswert machen? Heute ist sich jeder selbst der Nächste in seinem Streben nach persönlicher Anerkennung und Gewinnmaximierung.
- Harmonie ist nie die Verbindung von Gleichem, sondern die ständige Auseinandersetzung mit dem Gegensätzlichen dieser Welt. Nur so entsteht ein energiegeladenes Leben in ganzer Fülle.

Doch wollen wir das wirklich?

Doch wir sind keine willenlosen Marionetten und können in vielen Bereichen selbst entscheiden, wie wir unser Leben führen. Hier eine kleine Bestandsaufnahme änderbarer Verhaltensweisen:

- Wir sitzen zu lange, was zu Herz-Kreislauf-Erkrankungen führen kann.
- Wir sitzen verkehrt in einer Mittelstellung zwischen Baum und Borke, sind weder entspannt in natürlicher Hocke noch einsatzbereit in absoluter Körperstreckung. Darum leiden wir unter diversen Rücken- und Gelenkbeschwerden.
- Wir arbeiten monoton in zielorientierter Ausrichtung, Arme wie Hände wirken nur noch als verlängerte Hebel unterschiedlicher Maschinen und Computer. Spannungskopfschmerzen und zahlreiche Kompressionssyndrome der oberen Extremitäten sind die Folge.
- Wir arbeiten verkehrt am Boden im Haushalt, im Garten, auf allen Baustellen, denn wir verdrehen die Kniegelenke meniskusbelastend nach außen. Meniskuseinrisse (häufigste Knieverletzung) und schmerzhafte Kniearthrosen sind die Folge. In der natürlichen Hocke lassen sich dagegen alle Arbeiten in Bodennähe ohne schädliche Gesundheitsfolgen ausführen.
- Wir sind absatzbetonte Vorfußgeher und scheuen tägliche Ausgleichbewegungen im Ausdauerbereich, die Blutdruck und Puls beruhigen würden.
- Wir haben unsere Pausenkultur vernichtet und kommen selbst nachts kaum noch zur Ruhe: 82 % der arbeitenden Bevölkerung leiden inzwischen unter Schlafstörungen.
- In hoher Dichte zentraler Sinnesreize ist unser Gehirn ständig aktiv. Handybotschaften fordern rund um die Uhr unsere Aufmerksamkeit. Der Gewöhnungsfaktor bewirkt besonders bei der Jugend, dass Stille nicht mehr toleriert und eher als Langeweile wahrgenommen wird.
- Wir machen uns Sorgen über morgen und übermorgen, obwohl wir mögliche

negative Entwicklungen nicht voraussagen können. Zum täglichen Stress kommt die Angst vor einer ungewissen Zukunft hinzu. Daher die Botschaft »Carpe diem«.

Der Vagus ist der Retter in der Not

Unsere Gesellschaft ist auf eine neue Pausenkultur durch den Vagus dringend angewiesen. Auch wenn die Tiefenentspannung vielfach den Protagonisten der fernöstlichen Yoga-Szene überlassen wird. In unserer naturwissenschaftlich geprägten Turbogesellschaft werden die aufgebrauchten Reserven gern durch Aufputschmittel ersetzt (siehe Kasten, Seite 139), dabei ist Koffein noch harmlos. In vielen Firmen wird der Wachmacher Kaffee wie Wasser konsumiert.

Die zunehmende Lebensverdichtung kostet Kraft und Energie. Nur der zehnte Hirnnerv ist in der Lage, diesem Leben auf ständiger Überholspur den notwendigen Widerstand entgegenzusetzen. Nur der Vagus kann den zu erwarteten Schaden des schnellen Internets kompensieren, insbesondere in der Stand-by-Schaltung, denn diese langsamere Schwingungsfrequenz kann durch Resonanz kompensiert werden. Bei der Sendestrahlung handelt es sich allerdings um hohe Frequenzen, hier sind es dann die chronischen Stressfolgen, die speziell durch die Vagus-Meditation auszugleichen sind.

Eine Meditation beginnt immer mit der Konzentration des Denkens durch die innere Sammlung um den Körpermittelpunkt herum. Diese Mitte, die uns Menschen unter Stressbedingungen oft verlorengeht. Konzentration und eine freudige Erwartungshaltung beantwortet das Gehirn mit der Freisetzung des Glückshormons Dopamin. Das ist der entscheidende Botenstoff für Freude, Glück und frohe Zukunftserwartung. Dopamin ist aber auch ein Leistungshormon, das zu einer allgemeinen Steigerung der Risikobereitschaft beiträgt, man traut sich plötzlich wieder etwas zu; Hoffnungssignale gedeihen und ein verstärktes Selbstvertrauen lässt sogar Mutproben zu.

Dänische Neurobiologen konnten in bildgebenden Verfahren (PET) nachweisen, dass Dopamin in der Meditation über Normalniveau bis zu 65 % erhöht werden konnte. Das sind enorme Steigerungsraten. Bei der Meditation entwickelt sich aber keine Sucht, wie sie bei Drogen zu verzeichnen ist. Der Botenstoff Dopamin fehlt auch bei der Parkinson-Krankheit, sodass die Vagus-Meditation auch bei dieser Erkrankung eine echte Hilfe ist. Denn bei der Meditation bestimmt der Körper allein das Abrufen der richtigen Menge. Wird es von außen zugeführt, so ist es für den Therapeuten immer schwer, mit der Hormonbehandlung die richtige Dosierung zu finden, denn Hormone enthalten hochwirksame Eiweißbausteine, die schon bei kleinsten Abweichungen von der Norm hohe Nebenwirkungen erzeugen können.

Das Glücks- und Leistungshormon Dopamin wird in der Meditation um bis zu 65 % gesteigert, ohne dass jedoch ein Suchtverhalten zu befürchten wäre.

Dieser Dopamin-Flash ist mit dem Endorphin-Gipfel gleichzusetzen, der in der extremen Laufszene mit dem »Runners-High« umschrieben wird, ohne dass jedoch eine Abhängigkeit abzuleiten wäre. Das Dopamin ist also der Stoff, der den Menschen im Stressalltag aus seiner Zerrissenheit zur Einheit durch Achtsamkeit führt, in der die gemessene Zeit »Chronos« in die gefühlte Erlebniszeit des »Kairos« wechselt.

Der neue Vagus ist unser sozialer Nerv

Der neue Vagus steht nicht nur für Entspannung, sondern auch für Teamarbeit, was eine starke, soziale Kompetenz des Einzelnen voraussetzt. Er ist unser sozialer Nerv. Wer sich in der modernen Berufswelt behaupten will, sollte über ein hohes Maß an sozialem Engagement (Soziales Engagement System, SES nach Porges) verfügen. Erfolg und Leistung im Beruf sind angewiesen auf eine hohe emotionale Intelligenz. Natürlich braucht es ein solides Grundwissen, die berufliche Basis, die heute besonders bei Führungskräften als selbstverständlich vorausgesetzt wird; aber einer echten Führungskraft wird Fingerspitzengefühl abverlangt, soziale Stärke und der richtige Umgang mit Kollegen im In- und Ausland.

Diese so wichtige soziale Kompetenz ist die Domäne des neuen ventralen Vagus, der im Hirnstamm vom Nucleus ambiguus ausgeht, überaus schnell durch die äußere, myelinisierte Schutzschicht reagiert und der vor allem die Mimik über das »Lachen mit den Augen« sowie eine sonore tiefe Stimme steuert. Körperliches Durchsetzungsvermögen, das unter der Regie des alten dorsalen Vagus steht, spielt praktisch nur noch im Sport eine Rolle.

In unserem sozialen Miteinander wird der neue Vagus immer wieder direkt angesprochen. Berührung kann das eigene Nervensystem mit dem eines anderen verbinden und so Einheit und Gemeinsamkeit signalisieren. Die typische Geste dazu ist der Handschlag, wobei die vertraute Zweisamkeit noch dadurch unterstrichen werden kann, wenn gleichzeitig die linke Hand auf die Schulter des Gegenübers gelegt wird. In anderen Kulturen erfolgt die Begrüßung durch den Stirn-an-Stirn-Kontakt oder durch das direkte Nasenreiben, wobei diese unmittelbare Gesichtsberührung den ventral-vagalen Zustand geradezu herausfordert. Durch all diese Berührungen werden Emotionen ausgetauscht und durch die Stimulation des Vagus kann sogar Stress allgemein vermindert werden.

Bewegung ist Leben und es nimmt bereits in pränataler Zeit seinen Anfang, denn das werdende Kind im Mutterleib dreht und wendet sich hin und her und nimmt damit Einfluss auf den autonomen Zustand. Diese vorherrschende Aktivität findet in der Kindheit ihre unmittelbare Fortsetzung, aber mit dem Beginn der Schule beginnt dann die Phase des Stillsitzens. Kinder, die ihren Bewegungsdrang dennoch ungestüm ausleben, wurden früher als »Zappelphilipp« bezeichnet und laufen heute Gefahr, unter »ADHS-Verdacht« gestellt zu werden.

Spiele, die eng mit der Bewegung verbunden sind, vermitteln nicht nur Kindern Sicherheit und Wohlgefühl. Sie sind auch ein Gradmesser für Stress und alle bedrohlichen Situationen. Fehlt den Kindern Zeit und Gelegenheit zum Spiel, so mangelt es ihnen häufig an der emotionalen Regulation, sie können schlechter Freundschaft schließen und sind allgemein weniger resistent. Diese Gefahren drohen, wenn Kinder nicht mit anderen Kindern spielen, sondern stattdessen vor ihrem Spielcomputer heranwachsen und die Welt aus dem Blickwinkel des eigenen Fernsehers wahrnehmen.

Im Herzen liegt unsere ganze Persönlichkeit

In unserem Kulturkreis ist die Persönlichkeit der Menschen nicht im Kopf, sondern vielmehr im Herzen angesiedelt. Das wird schon durch unsere Sprache zum Ausdruck gebracht, denken wir an Formulierungen wie

- Ich liebe Dich von ganzem Herzen.
- Herzliche Grüße und Dankeswünsche.
- Man herzt einen anderen.
- Man nimmt sich etwas zu Herzen.
- Etwas mit Herzblut erledigen.

Daher lautet ein Sprichwort: »Wenn die Augen etwas sagen und die Zunge etwas anderes, dann vertraue auf die Sprache der Augen.«

Herzensbotschaften werden durch die Mimik speziell über den Fazialisnerv den Menschen ins Gesicht geschrieben.

In jedem Falle ist der Gesichtsnerv (N. facialis) der Nervensender, der Brücken zum Nächsten schlagen kann. Der zentrale Vermittler ist der neue ventrale Vagus, der für unsere soziale Kompetenz steht und der in enger Zusammenarbeit mit dem Gesichtsnerv (N. facialis), dem Zungen-Rachen-Nerv (N. glossopharyngeus) und dem Drillingsnerv (N. trigeminus) unsere Mimik und die tiefe Stimmlage steuert. Im Vordergrund steht das aufgehellte Gesichtsfeld mit den Lachfalten als äußere Begrenzung der Augen, sodass wir am gesprochenen Wort im Zusammenspiel mit den Augen den Wahrheitsgehalt des Gesagten erkennen können.

Wird jedoch der Gesichtsnerv durch Krankheit oder Verletzung geschädigt, so kann die entsprechende Gesichtshälfte bei einer Gesichtslähmung (Fazialisparese) in tiefe Traurigkeit abfallen, sie hängt herunter, ein schweres Schicksal für Betroffene.

Unser Gehirn spricht speziell auf Freundlichkeit und auf Abgeben an.

Die leuchtenden Augen eines beschenkten Kindes drücken nicht nur die soeben erlebte Freude durch das erhaltene Geschenk aus, sie vermitteln auch dem Schenker eine Botschaft, die diesem zu Herzen geht und ihn glücklich macht. Ein Wohlbefinden entsteht, das sogar durch veränderte Blutwerte im Labor nachgewiesen werden kann.

Emotionale Signale durch Spiegelneuronen

Das ist das Wunder der Spiegelneuronen, entdeckt an der Universität Parma (Italien) Mitte der 1990er Jahren von einer Arbeitsgruppe um Giacomo Rizzolatti. Amerikanische Wissenschaftler stellten ergänzend zu Rizzolatti fest, dass hilfsbereite Menschen einfach glücklicher, zufriedener und gesünder sind, weil bei ihnen die Glücks- und Leistungshormone Adrenalin, Noradrenalin, Serotonin und Dopamin stets für gute Stimmung sorgen. Der Glücksforscher Allan Luks spricht vom »Helpers High«, von einem positiven Lebensgefühl, das bis zu 80 % höher liegt als bei denjenigen, die weniger abgeben. Über das verstärkte Selbstwertgefühl sinkt das Depressionsrisiko, die Stresshormone werden reduziert und das körpereigene Abwehrsystem wird gestärkt.

Die mitmenschliche Beziehungsebene wird aber auch von den Spiegelneuronen im Gehirn beeinflusst, denn das Gehirn macht keinen Unterschied zwischen dem, was wir selbst erleben, und dem, was wir nur mit

Aufmerksamkeit beobachten. Die Spiegelneuronen erzeugen im Gehirn die gleichen hormonalen Veränderungen, ob als aktiv Beteiligter oder aus der Sicht des stillen Beobachters. Durch das »Lachen mit den Augen« entsteht ein Umfeld des positiven Sozialverhaltens und des Mitgefühls, das für die menschliche Gemeinschaft in ihrem Miteinander so wichtig ist, wenn sie denn die Botschaft des »barmherzigen Samariters« richtig verstanden hat.

Aber, wie so oft im Leben, hat auch dieses so wichtige Netzwerk der Empathie eine Kehrseite, denn gerade in den Hilfsberufen der Sozialarbeiter, Krankenschwestern etc. kann oft auch des Guten zu viel geleistet werden. Inzwischen wissen wir, dass es gerade diese Berufsgruppe ist, die leicht in das Ausgebranntsein des Burnout-Syndroms abrutschen kann. Man sollte es mit dem Helfer-Syndrom also nicht übertreiben und bei aller Hilfsbereitschaft die Grundbedürfnisse des eigenen Körpers nicht ganz außer Acht lassen.

Boreout – das Gegenteil von Burnout

Es gibt aber auch das Gegenteil gegenwärtiger Überaktivität! Das ist die permanente Unterforderung, wenn Angestellte einfach nur ihre Zeit absitzen. Das sind all die Menschen, die einfach am falschen Platz sitzen, entweder nicht nach ihren Begabungen eingesetzt wurden oder für die, aus welchem Grund auch immer, der Weg nach oben auf der Karriereleiter verbaut ist. Der amerikanische Motivationsforscher Mihaly Csikszentmihalyi hat sich mit dem Phänomen des »Aufgehens im Tun« näher beschäftigt. In diesem Flow-Zustand befindet man sich, wenn man den Eindruck hat, dass der Arbeitstag wie im Fluge vergeht oder wenn bei der Arbeit die Zeit nicht mehr bewusst wahrgenommen wird.

Ganz anders ist dagegen die Situation, wenn Mitarbeiter für ihren Einsatz brennen, wenn die innere Zeit »Kairos« zum Erlebnis wird, weil man mit seiner ganzen Person im Tun aufgeht, wie z. B. Dirigenten, die nachweislich ein hohes Lebensalter erreichen. Sie sind nicht nur in der Konzentration auf ihre Partituren geistig hoch aktiv, gefragt ist auch die intensive Aktivität des ganzen Körpers zwischen dem schwebenden »Halleluja« und dem meditativen »Still ruht der See«. In ähnlicher Situation habe ich die Handchirurgie erlebt: Hier ist es die »Grabesstille«, die vorherrscht, wenn der Operateur über Stunden hinter dem Mikroskop versucht, verletzte Nervenkabel durch Fäden, dünner als ein Frauenhaar, neu zu verbinden. In diesem Tun in höchster Achtsamkeit gibt es keine Zeit, allerdings ist die assistierende Krankenschwester völlig unterfordert in ihrem Boreout.

So gesehen ist Arbeit, wenn sie denn sinnvoll betrieben wird, mehr als nur ein Broterwerb, sodass man mit Fug und Recht begründen kann: Arbeit im »Chronos-Effekt« macht krank, Arbeit im »Kairos-Effekt« fördert die Gesundheit.

Die Prinzipien der Natur

In der Natur ist alles im Fluss; Leben heißt Bewegung. Das Hin- und Herschwingen zwischen Gegensätzen ist ein prägendes Prinzip. Natürliche Prozesse verlaufen spiralförmig.

Natürlicher Rhythmus ist niemals Monotonie, keine gleichförmige Lebensführung. Immer dasselbe macht dumm und krank, wenn die belebende Anregung durch die ausgleichende Gegenbewegung fehlt. In unserer Lebensgestaltung geht es niemals um das Festhalten an Dingen, von denen wir glauben, dass sie für uns unverzichtbar sind. Es geht nicht um das Greifen, sondern vielmehr um das Begreifen, denn das Loslassen, das Abgeben ist wichtiger als das Festhalten an alten Gewohnheiten. Alles ist in Bewegung, alles in Veränderung: ein ewiges »Panta rei« (alles fließt). Die Veränderung ist für alle Lebensvorgange unverzichtbar. Alles im Leben hat seine Zeit, Zeit für das Festhalten an Dingen, die uns wichtig sind, aber auch Zeit für die Einsicht, dass alles mal ein Ende hat und das im Sinne der ewigen Veränderung die Zeit für Neues gekommen ist.

Das prägende Grundkonzept der Natur ist ihre Bipolarität, der Energiesprung, der allein durch die Interaktion der Gegensätze ausgelöst wird. Bildlich ausgedrückt durch die logarithmische Spirale (Seite 153), der Verbindungsebene aller Gegensätze dieser Welt.

Aber diese Naturplattform duldet keinen Stillstand; ständig ist der Wechsel von einem Extrem zum anderen angesagt, jedes längere Verweilen steht für Stress, Krankheit und Tod.

Die prägende Bipolarität unserer Welt

Kontraste prägen diese Welt in einer Vielseitigkeit, durch die das Leben erst lebensfähig wird, denn Monotonie als prägende Einförmigkeit ist nicht nur langweilig, sie macht auch krank. Erst durch die ständige wechselnde Gegenseitigkeit gewinnt unserer Existenz auf dieser Erde ihren Reiz. Allerdings kommt es in jeder Wechselbeziehung auf das richtige Gleichgewicht an, damit ein System jederzeit in den ausgewogenen Zustand der Kohärenz zurückkehren kann.

Daher gilt auch heute noch der Spruch aus alter Zeit: »Alles ist Gift, allein die Dosierung entscheidet!« Dieser wichtige Satz galt und gilt für alle Therapieansätze in der Medizin, trifft sogar für die Küche zu, schnell ist ein Gericht versalzen ...

»Auf Regen folgt Sonne, auf Weinen wird gelacht«, das ist unser Schicksal, diesem natürlichen Rhythmus müssen wir uns stellen, stündlich, täglich, ein Leben lang. Diese Aussage gilt auch für den Stress der Gegenwart. Stress wirkt aber nur dann als Gesundheits-Killer, wenn unsere Lebensspirale in das Ungleichgewicht der Dysbalance gerät, wenn in der bipolaren Aufteilung für den Stressalltag der Ausgleich durch Ruhe, Stille und Entspannung nicht mehr vorgesehen ist.

In dieser Lebensspirale spielt die Kohärenz des autonomen Nervensystems eine entscheidende Rolle und aus der Sicht der Polyvagaltheorie kann die Ausgewogenheit der Homöostase nur dadurch erreicht werden, wenn die beiden gegensätzlichen Brüder Sympathikus und Parasympathikus in der Spirale in der Raum- und Zeitaufteilung annähernd kongruent ausgelegt sind. Das ist die Grundbedingung für Gesundheit, Entwicklung und Heilung.

Im Zustand der Kohärenz dominiert die ausgewogene Gleichstellung gegensätzlicher Pole, einmal in der Raumaufteilung, zum anderen in der ausgleichenden Zeitausrichtung. Sobald in dieser Bipolarität die eine oder die andere Seite bevorzugt oder

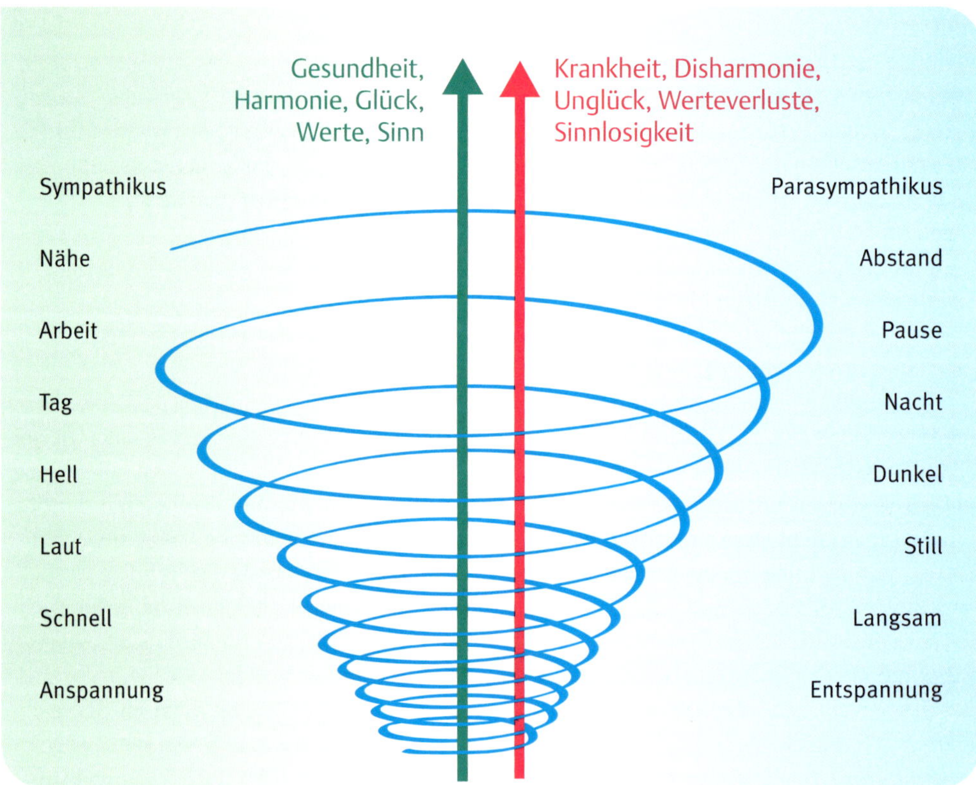

Lebensspirale im Gleichgewicht und im Ungleichgewicht.

vernachlässigt wird, gerät das ganze System in eine unausgewogene Dysbalance, die mit Ungleichgewicht oder gar mit Krankheit ausgewiesen wird. Schon der tägliche Wechsel zwischen der dunklen Nacht und dem hellen Tag rechtfertigt diese These. Es braucht eben 6–8 Stunden erholsamen Schlaf in der Nacht, wenn der Mensch danach den Achtstunden-Arbeitstag leistungsgerecht und gesund überstehen will.

Die Spirale in Harmonie, Balance, Gleichgewicht und Kohärenz steht für den optimalen Energietransfer zur Aufrechterhaltung von Leistung, Gesundheit, Wachstum und Resilienz! Allerdings muss der Mensch lernen und begreifen, dass er sich täglich, ja sogar stündlich auf den Weg machen muss, von einer Seite der schöpferischen Spirale zur anderen zu gelangen. Allein die hohe Dichte zentral zu verarbeitender Sinnesreize durch Internet, Smartphone, TV und andere Medien macht es erforderlich, durch die Vagusbremse in Wiederholung in den ausgewogenen ventralen-vagalen Zustand zurückzukehren. Gegenwärtig ist die Lebensspirale in einer deutlichen Schieflage, die Tag für Tag zunimmt.

Das Wunder der Harmonie

In der harmonischen Lebensspirale gelangt natürliches Wachstum ungehindert zum Durchbruch, wie wir es jedes Jahr nach einem kalten Winter erleben können, wenn im Frühling die Natur in ganzer Fülle erwacht. Je kälter der Winter, umso ausgiebiger der Wachstumsschub, dabei wächst die Natur exponenziell, wie man es im kalten Sibirien erleben kann. Bildlich ausgedrückt steht hierfür die logarithmische Spirale (Seite 153) in dreidimensionaler Ausrichtung in ihrer bipolaren Grundprägung zwischen Richt- und Gegenschwung. Das ist das Wunder der Harmonie, ausgewiesen durch die gewaltigen Wachstumsschübe, das die Natur für uns bereithält.

In Graubünden in der Schweiz gibt es in 2000 Meter Höhe sogenannte Magerwiesen, die kein Bergbauer düngt und pflegt. Hier finden Sie im Frühling und Sommer eine Fülle an Wachstum: Knabenkraut, leuchtende Lilien in ganzer Fülle, Orchideen, Edelweiß. Für uns ist es immer wieder eine Freude, dieses Erwachen in der Natur erleben zu dürfen.

Damit wird die kohärente Spirale zum wichtigsten Energiekonzept natürlicher Prozesse, die sich dann erfolgreich gegen Wind, Regen und Schnee behaupten können. Je wilder und gegensätzlicher die Umwelt reagiert, umso größer das Wachstumspotenzial der entsprechenden Pflanzenwelt. So konnte Teneriffa zu dieser Trauminsel im Atlantik aufsteigen, wo ich über Jahre sportmedizinische Seminare für den deutschen Kassenarztverband durchgeführt habe. Wunderschöne Bergläufe standen auf dem Programm, bei denen die Artenvielfalt uns überraschte, wir aber auch ständig Gegensätzlichkeit überwinden mussten, wie den sprudelnden Wasserfall am Ende des Barranco del Inferno.

Direkt entgegengesetzt verläuft die Anpassung des Menschen an die Technik durch Monotonie. Diese Entwicklung wird durch den geraden Pfeil ausgedrückt, der direkt und zielorientiert ausgerichtet ist, den es in der Natur in dieser Form nicht gibt. In dieser geraden, linearen Ausrichtung gibt es keine Zeit für Richtschwung und Gegenschwung und jede Kurve ist reine Zeitverschwendung, denn alles muss schnell, direkt und frontbetont ausgerichtet sein. Denn der Homo technicus hat alles, nur keine Zeit.

Der Spiralaufbau des menschlichen Körpers

Auch der menschliche Körper beeindruckt durch seinen komplexen Spiralaufbau an wichtigen Schlüsselpositionen. Es beginnt mit der DNA als Doppelhelix, in der unsere Erbfaktoren gespeichert sind, die nicht festgeschrieben und damit nicht statisch sind, wie Darwin es uns noch gelehrt hat. Unsere Gene sind dynamisch, sogar permanent anpassungsfähig, das lehrt die neue Epigenetik. Epigenetische Marker sind in der Lage, die guten Erbeigenschaften in uns zu betonen und die negativen ins Abseits zu stellen, dabei kommt dem individuellen Lebensstil eine Schlüsselrolle zu, alles nach der Vorgabe:

> *Der Mensch ist nicht so alt, wie er an Jahren zählt, er ist so alt, wie er sich macht.*

Unsere Erbsubstanz ist also nicht statisch und für alle Zeit festgeschrieben, sondern dynamisch und anpassungsfähig, damit sind die Gene nicht mehr allein unser Schicksal, sie können vielmehr durch epigenetische Marker umgeschrieben werden, die die guten Eigenschaften verstärken und die negativen abschwächen können.

Eine frohe Botschaft mit revolutionärer Aussage rückt in den Vordergrund, die epigenetischen Marker sprechen speziell auf unseren Lebensstil an, speziell auf die Vagus-Meditation in Verbindung mit Ausdauertraining. Hohen Stellenwert haben Sozialkontakte in einer Lebensgemeinschaft, die nicht nur von persönlicher Freiheit und Unabhängigkeit bestimmt wird, sondern in der es auch darum geht, andere Menschen glücklich zu machen! Sofort reagieren unsere Spiegelneuronen, die sogar die eigenen Stresshormone abbauen können.

Embryo: Auch der Embryo gleicht in seinem Aufbau einer Spirale und in dieser Haltung ist die Sauerstoff- und Energieversorgung optimal, weil in der kompakten Haltung die Transportwege extrem kurz sind und das verbrauchte venöse Blut gelangt strömungsgünstiger an die Körperzentrale zurück.

Hörschnecke (Cochlea): Die Hörschnecke (Cochlea) verläuft in zwei Dreiviertel-Spiralen und sie erlaubt es uns, zehn Klangoktaven zu hören. Jede Note ist identisch mit denen über und unter ihr in der Spirale, nur um eine Oktave verschoben. Aus gutem Grund ist daher der Quintenzirkel kein wirklicher Kreis, vielmehr handelt es sich um eine Quintenspirale.

Ohrmuschel: Chinesische Akupunkteure haben herausgefunden, dass alle Körperteile auf einer Karte in der Spirale unserer Ohrmuschel abgebildet sind. Nach neuen Erkenntnissen kommt es aber gar nicht darauf an, wo und an welchem Ort die Nadeln gesetzt werden, wichtig ist nur, dass sie gestochen werden.

Auch das Herz ist eine Spirale und kein Motor

Es arbeitet wie ein Turboaggregat zwischen Raumverkleinerung (Systole) und Raumerweiterung (Diastole) und damit wird das Blut in wirbelnde, saugende Turbulenzen versetzt. Grundlage ist das Düsenprinzip in der Natur, ein beeindruckender Beschleunigungsturbo, wenn fließendes Wasser in einer Stromschnelle in einen sprudelnden Sturzbach versetzt wird. Auch Luftströmungen verhalten sich nicht anders; denn ein Kamin zieht dann am besten, wenn das äußere Fenster nur einen Spalt geöffnet ist; der sauerstoffhaltige Luftstrom versiegt nachhaltig bei weit geöffnetem Kaminfenster.

Körper-Bein-Achse als Bewegungsspirale

Fast jeder Mensch hat am Hinterkopf einen Haarwirbel, einen unbewegten Punkt, um den sich der Körper dreht, der bei einer Mönchs-Tonsur allerdings entfernt wird. Danach beginnt die spiralförmige Bewegungsachse sich in zentraler Richtung zu drehen. Es beginnt mit dem spiralförmigen Aufbau der gesamten Wirbelsäule bis in die Zwischenwirbelgelenke und in die Bandscheibenräume hinein.

Das größte Gelenk des menschlichen Körpers – das Hüftgelenk – wird in zwei Bereichen von typischen Spiralstrukturen bestimmt. Zunächst imponieren die Spiralstrukturen im Schenkelhalskopf und in der korrespondierenden Gelenkfläche, dabei formieren sich die einzelnen Knochen trabekelartig wie die gotischen Spiralbögen einer mittelalterlichen Kathedrale.

Auch die Bandstrukturen des Ligamentum femorale, das den Schenkelhalskopf nachhaltig stabilisiert, zeigt das typische Schwingungsmuster der Spirale und sichert damit diese Knochenverbindung gegen alle harten Schläge von außen ab.

Die logarithmische Spirale

Die logarithmische Spirale finden wir in der Natur, beim Menschen und bei Tieren. Sie versinnbildlicht das Prinzip des exponentiellen Wachstums. Wenn Sie sich ein Schneckenhaus vorstellen, wird sehr schnell klar, was gemeint ist. Die inneren Windungen sind viel kleiner als die äußeren. Der Windungsabstand folgt den sogenannten Fibonacci-Zahlen, die Addition zweier Zahlen ergibt jeweils die Dritte (1, 1, 2, 3, 5, 8, 13, 21, 34, 55, 89...) Diese Zahlenreihe endet in der Ewigkeit. In der Natur ist diese logarithmische Spirale das prägende Energiekonzept. Natürliches Wachstum verläuft nicht gleichmäßig (linear), ihr Raum vergrößert sich vielmehr explosionsartig.

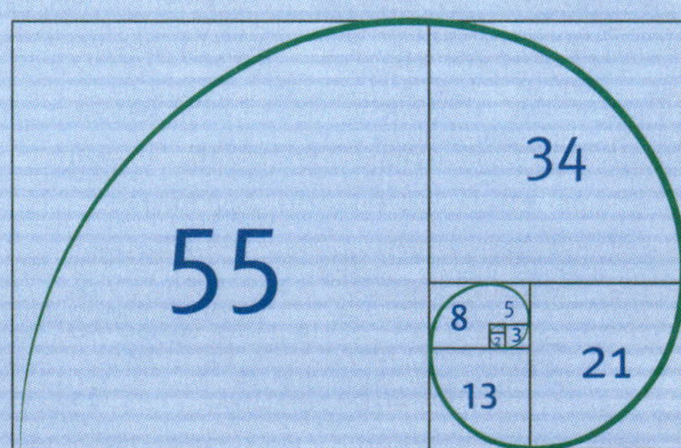

Linear	1	2	3	4	5	6	7
Fibronacci	1	2	3	5	8	13	21

Die spiralige Ausformung des Kniegelenks

Neben dem Hüftgelenk, das als Kugelgelenk ausgewiesen ist, kann auch das hoch belastete Kniegelenk nicht auf dieses Sicherheitssystem verzichten. Dabei geht es vorrangig darum, die druckempfindliche Knorpelschicht den entsprechenden Belastungssituationen anzupassen. Dies wird in der Gestaltung der Oberschenkelkondylen (Gelenkrollen) dadurch erreicht, dass die Rundung nicht einem einfachen Kreisbogen entspricht, sondern deutlich die Spiralbahn beschreibt.

Hier erfüllt die Spirale ein geradezu geniales Knorpelschutz-Programm!

Bei gestrecktem Kniegelenk verläuft die Gelenkfläche flacher, sodass bei hohen Belastungen im Stehen der Körperdruck breitflächiger verteilt wird; gebeugt dagegen sind die Belastungen in der Regel geringer, hier spielt die Spirale ihren stärkeren Krümmungsradius aus, sodass die relativ kleinen Flächen höheren Belastungen gewachsen sind, und sie kann auch schneller unterschiedlichen Winkelstellungen folgen. Das Kniegelenk als Scharniergelenk ist nicht ganz kongruent in seiner Knochenführung. Den entsprechenden Ausgleich erfüllen die spiralförmig geformten Knorpelscheiben, der Innen- und der Außenmeniskus, die sich aber bei der Kniebeugung leicht nach hinten verlagern müssen. Der Innenmeniskus ist dabei stärker an die Gelenkkapsel gebunden und wird daher bei Distorsionen in die »Knochenzange« genommen, worauf seine hohe Verletzungshäufigkeit zurückzuführen ist. Der Innenmeniskusriss ist die häufigste Knieverletzung und trägt wesentlich zur späteren Arthrosebildung bei.

Auch das Bindegewebe mit seinen kollagenen und elastischen Fasern zeigt typische Spiralmuster und auf dieser Grundlage funktioniert der antriebsfördernde Katapulteffekt der Sehnen, die weit über ihre Grundlänge hinaus gedehnt werden können. Vergleichbar ist dieser Antrieb mit dem Katapult aus der Schulzeit, wenn der gedehnte Gummi aus der Anspannung durch den Fingerzug befreit und der Stein in Richtung Zielobjekt katapultiert wurde.

Auch bei den Fußgelenken finden wir die Spirale

Auch das komplexe Bewegungssystem des oberen und unteren Sprunggelenkes muss an dieser Stelle genannt werden. Geht es doch darum, zwei Gelenkachsen in ihrem unterschiedlichen Verlauf zusammenzubringen. Dabei verläuft die obere Achse praktisch quer-horizontal durch das Heben und Senken des Vorfußes. Die Achse des unteren Sprunggelenks dagegen weist eine fast senkrechte Ausrichtung mit leichter Linksabweichung auf: Sie ermöglicht das Heben und Senken des äußeren und inneren Fußrandes im Sinne der Supination und Pronation. In der Realität geht es aber darum, dass beide Gelenke komplex zusammenarbeiten, und diese Verbindung erreicht nur die Spirale.

Das Spiralprogramm der Hand

Aber auch die Hand beeindruckt durch ihr ganz spezielles Spiralprogramm. Es beginnt mit spiralförmigen Linienführungen der Fingerkuppen, einzigartig in der Formgebung und gleichzeitig unser individuelles Markenzeichen, und das bei mehr als 7 Milliarden Menschen auf dieser Erde! Wo liegen die einzelnen Variationen in der Linienführung, wenn man dieses persönliche Kennzeichen einzigartig machen will. Es grenzt an ein Wunder, wenn man bedenkt, dass auf dieser kleinen Fläche von ca. 2–3 cm mehr als 7 Milliarden Zeichnungsvariationen möglich sind. Das kann nur die Spirale leisten, nicht der Kreis!

Aber auch die gegensätzliche Position von Daumen und Fingern entspricht der Spirale, denn allein die Oppositionsstellung des Daumens versetzt die Hand insgesamt in ein Leistungsspektrum, das nur beim Menschen und Menschenaffen zu beobachten ist. Allein durch diese Gegenüberstellung des Daumens im Sinne des energiefördernden Gegenschwungs wird die hohe Qualität menschlicher Arbeit ermöglicht! Auch die Tatsache, dass alle Finger beim Faustschluss vollständig in die Hohlhand eingeschlagen werden können, verdankt der Mensch der Spiralbahn, die die Fingerkuppen bei der Beugung beschreiben.

Die Frage nach Teilchen oder Welle

Aus gutem Grund bestehen die Schaltstellen des menschlichen Körpers aus Spiralen. So können durch diese spiralförmigen Strukturen Schwingungsenergien auf zellulärer Ebene wirkungsvoller übertragen werden. Dieser wichtige Energietransfer läuft aber nicht nur auf der stofflichen Ebene, sondern auch über elektromagnetische Schwingungsfelder, wie die Quantenphysik es seit 80 Jahren beweisen kann. Allerdings haben Biologie und Medizin es bisher versäumt, die neuen Erklärungsmodelle in ihre Konzepte aufzunehmen. Rezeptormoleküle auf der Zelloberfläche sind es nämlich, die nicht nur physische Signale wie die von Hormonen vermitteln, sondern wirksam sind auch Schwingungsfelder wie Licht, Klang und Radiowellen, wie der Zellbiologe aus den USA Bruce H. Lipton beweisen konnte. Elektromagnetische Felder können also Zellen genauso beeinflussen wie physische Signalstoffe, wie in diesem Buch durch Licht und Klang der Vagus-Meditation vorgestellt!

Diese bipolare Welt schwingender Wellen bestimmt unser Leben! Nicht die Materie, die es in dieser Form gar nicht gibt. Denn der Mikrokosmos endet in einem bewegten Teilchen, das aber im Moment des Ergreifens sofort in der Unschärfe der Bewegung verschwindet. Gold als Musterbeispiel der Materie fasziniert nach wie vor breite Schichten unserer Gesellschaft, weil es leuchtet und strahlt und als sehr wetrtvoll gilt. Aber auch für alles kostbare Gold dieser Welt gilt die Feststellung, dass es sich in seiner mikrokosmischen Dimension in elektromagnetische Schwingungsenergie auflöst und damit auf subatomarer Ebene jeglichen materiellen Wert verliert. Unsere Welt wird beherrscht vom Vakuum, nicht von der menschlich hoch bewerteten Materie. Denn nur im Vakuum existiert das allumfassende Energie- und Informationsfeld.

Es gibt keine Materie, die wir mit den Händen greifen können, denn in der subatomaren Ebene, also jenseits atomarer Bausteine, löst sich alles in Elementarteilchen (Elektronen) auf, die Impulse und Teilchen zugleich darstellen. Immer wenn der Forscher glaubt, das Elementarteilchen fassen zu können, entschwindet es unmittelbar in Bewegung.

Der deutsche Physiker Werner Heisenberg hat diese Unschärferelation, auch Unbestimmtheitsrelation genannt, aus der Quantentheorie abgeleitet, die für die Unschärfe einer Orts- und Impulsmessung für ein

Teilchen steht. Die Unschärfetheorie besagt, dass Ort und Impuls eines Teilchens niemals gleichzeitig beliebig genau gemessen werden können. Je genauer der Ort festgelegt ist, umso ungenauer wird der Impuls bestimmt und umgekehrt. Nach der Stringtheorie ist diese Erscheinung vergleichbar mit einer schwingenden Geigensaite, die bei der Tonerzeugung auch nicht exakt lokalisiert werden kann, sondern in Unschärfe zwischen Richt- und Gegenschwung ständig vibriert und somit nicht über einen fixen Standort zu orten ist.

Ein zweites Phänomen ist die aufgehobene Zweiteilung zwischen Betrachter und Objekt bei der Beobachtung von Erscheinungen im subatomaren Bereich. Beide Handlungsebenen gehen ineinander über und verschmelzen zu einer Einheit miteinander. Dieses Einswerden des Menschen mit den Elementarteilchen auf der subatomaren Ebene ist überraschend und sensationell zugleich. Wird doch hierdurch die vorherrschende Bipolarität für alle Erscheinungen dieser Welt aufgehoben. Was ist der wahre Grund für diese unerklärliche »Unio mystica«? Eins der Wunder dieser Welt, die möglicherweise von der Wissenschaft irgendwann erklärt werden können.

Auf der Suche nach dem Urteilchen kamen die griechischen Philosophen Demokrit und Leukipp zu der Erkenntnis, dass die Welt aus unteilbaren Partikeln bestehe, zwischen denen sich ein leerer Raum ausdehnt. Aber mit Beginn der Quantenphysik gab es Widersprüche über diese Teilchenstruktur, ausgelöst durch Albert Einstein, der voraussagte, dass feste Materie sich in Energie umformen ließe. Die entsprechende Formel lautete $E = mc^2$, was bedeutet, dass Materie = Energie ist. Nach Einstein folgte der britische Physiker Paul Adrien Dirac, der die Existenz von Anti-Elektronen vorhersagte und dass, wenn ein Elektron auf ein Anti-Elektron träfe, beide im Nichts verschwinden würden. Mit anderen Worten: Alle Stoffe dieser Welt verfügen auch über Anti-Stoffe. Treffen sie aufeinander, lösen sie sich in nichts auf: Teilchen + Antiteilchen = Vakuum. Daher gehen Physiker gegenwärtig davon aus, dass die materielle Welt ausschließlich als fluktuierendes Vakuum in Erscheinung tritt und die Teilchen erscheinen nur als harte Energiekerne oder dichte Wellenpakete.

Das Vakuum ist das Medium elektromagnetischer Wellen, die auch die WLAN-Technologie bestimmen!

Zykloide Spiralbewegungen setzen Implosionskräfte frei

Spiralbewegungen sind betont nach innen gerichtet, sie fördern die Konzentration, um Wege zur Mitte zu öffnen. Die Folge ist eine zykloide, zentripetale Spiralbewegung (aufs Zentrum ausgerichtete Drehbewegung), die wenig Energie verbraucht und Implosionskräfte (innere Kräfte) freisetzt, wie der österreichische Naturforscher Viktor Schauberger im vorigen Jahrhundert erkannt hatte. Die technisch ausgerichtete Welt geht in der Regel den anderen Weg, der betont nach außen führt und gewaltige Explosionskräfte aufbaut. Primär erzeugte Reibungskräfte, die Wärme erzeugen, können nicht gezielt in den Energietransfer übertragen werden und werden als nicht verwertbare Reibungsverluste in Kauf genommen. Denken wir nur an die einfache Glühbirne: Die meiste Energie geht durch Wärme nach außen verloren und die eigentliche Lichtgewinnung wird dadurch entscheidend geschmälert.

Technische Maschinen leiden unter ihrer schlechten Energieverwertung, denn speziell die Wärmeverluste sind oft gewaltig, allein bedingt durch das vorherrschende Explosionsprinzip. Das ist eine der Hauptgründe für den unstillbaren Energiebedarf in allen Industrieländern. Dagegen fördert das Implosionsprinzip die ständige Energieerneuerung auf zykloiden Spiralbahnen, wie die Natur sie kennt.

Natürliche Bewegungsabläufe

Dynamische Prozesse sind also immer gerade, linear, direkt. Sie passen daher in keiner Weise zum Spiralkonzept natürlicher Entwicklungen, die vorrangig von Richt- und Gegenschwung der Spirale geprägt sind. Dieser Rhythmus entspricht der vorherrschenden Bipolarität in allen Lebensabläufen, unterschiedliche Akzente, die in ihrer Gegensätzlichkeit Energie generieren können. Leben wird durch Bewegung geprägt, primär ausgelöst durch den Wechsel der Gegensätze. Dabei drückt die Kinetik Bewegung allgemein in dreidimensionaler Ausrichtung aus. Das ist die Form, in der auch das Energie- und Informationsfeld im Makro- und Mikrokosmos schwingt. Ein Beleg sind die Spiralnebel als typische Rotationsbewegung.

Rhythmische Spiralkinetik entspricht dem energiefördernden Grundkonzept der Spirale; Spiraldynamik entspricht dem Pfeil und ist somit ein Widerspruch!

Rhythmische Spiralkinetik, im Gegensatz zur Spiraldynamik, drückt in dieser bipolaren Ausrichtung das prägende Richt-Gegenschwung-Konzept der Natur aus, wobei die Kinetik die Bewegung allgemein meint. Dagegen sind dynamische Prozesse technischer Natur, analog zur linearen Mechanik in ihre Zielbestimmung immer direkt und gerade, wobei die vorherrschende Frontorientierung stets in kürzester Zeit angesteuert wird. Allein aus dem Spannungsgefälle der Gegensätze gewinnt die natürliche spiralförmige Bewegung ihre Energie, die frei in der Natur zur Verfügung steht und die bei ihrer Anwendung in dieser Reihenfolge auch umgesetzt werden sollte.

In der Spirale wird der Energietransfer in natürlichen Prozessen eigenständig durch Selbstorganisation generiert!

Die Spirale repräsentiert damit einen optimalen Energietransfer in allen Bewegungs- und Wachstumsvorgängen in der Natur. Dieses Antriebsprinzip profitiert permanent von der eigenständigen Energieversorgung durch Selbstorganisation, das auch in der Polyvagaltheorie ihren Platz behauptet, wenn der rhythmische Wechsel zwischen Sympathikus und Parasympathikus natürlich ablaufen kann. Um diesen mehr oder weniger selbständigen Energietransfer in die Wege zu leiten, muss die Pflanze, das Tier, aber auch der Mensch Voraussetzungen schaffen, die der rhythmischen Spiralkinetik entsprechen. Dabei steht der natürliche Rhythmus für das Wechselspiel der Gegensätze im Vordergrund, primär eingeleitet durch den Gegenschwung, der alle Voraussetzungen für den folgerichtigen Richtschwung auf den Weg bringt, sodass eine spiralförmige Bewegung die logische Konsequenz ist. Dagegen verlaufen dynamische Prozesse auf der pfeilgeraden Direttissima direkt und ohne Gegenschwung und dadurch mit hohem Energieverlust. Die Energie muss also ständig erneuert werden.

Der gerade Pfeil, der technische Prozesse zum Ausdruck bringt, ist also auf die Energiezufuhr von außen angewiesen. Das Prinzip der Selbstorganisation kann nicht genutzt werden, weil durch den fehlenden Gegenschwung die potenzielle Lageenergie elastischer Materialien nicht zur Verfügung steht. Spiralbewegungen dagegen profitieren von der Selbstorganisation bipolarer Kräfte durch Richt- und Gegenschwung und können somit die eigenständige freie Energie in den Antrieb einbringen.

Tiere nutzen durch ihr natürliches Verhalten optimal die freie Energie.

Die Spirale bedient sich also der freien Energie, die praktisch unbegrenzt zur Verfügung steht. Damit können die eingelagerten Kraftreserven bei natürlichen Prozessen zur vollen Entfaltung gelangen. Der österreichische Naturforscher und Förster Viktor Schauberger spricht bewusst von dieser freien Energie, die allen natürlichen Prozessen eigen ist, ohne dass sie auf eine zusätzliche Kraft von außen angewiesen wären. Der Mensch muss aber dieses Prinzip erst begreifen, wie Bewegungsvorgänge im Körper ablaufen müssen, um die potenzielle Lageenergie der Sehnen, leistungsfördernd als Katapulteffekt zu nutzen.

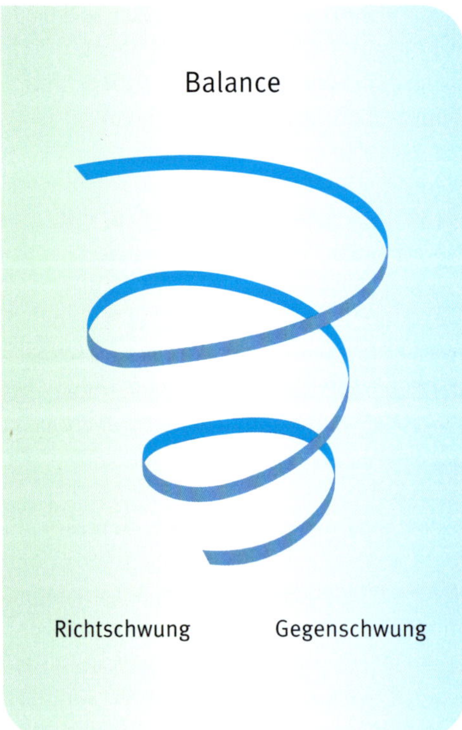

Die Tiere machen es uns vor

Schauberger hat sich intensiv mit den Forellen in Berggewässern beschäftigt und entdeckt, dass diese Tiere im Wasser auf vier Energieträger zurückgreifen können:

- Der stromlinienförmige Körper allein sorgt für optimale Strömungsverhältnisse, sodass der Tierkörper im Wasser dem geringsten Widerstand ausgesetzt ist.
- Dieser stromlinienförmige Körper pendelt ständig slalomartig zwischen Richt- und Gegenschwung und unterhält damit einen optimalen Sauerstofftransport zu allen Körperzellen.
- Die Forelle nutzt ferner geschickt zu ihrem Antrieb thermische Strömungen im Wasser, wie z. B. Quellen, die warmes Wasser nach oben an die Oberfläche führen.
- In gleicher Weise profitiert der Fisch von Wasserwirbeln, die beim Zusammentreffen von schneller und langsamer Strömung entstehen.

Echte Bewegungswunder sind auch Lachse, die tagelang gegen die stärkste Strömung schwimmen, um zu ihrem Laichgebiet flussaufwärts zu gelangen. Sie springen sogar durch die Luft, um Wasserfälle zu überwinden. In ihrer Slalomtechnik im Wasser weisen sie kaum Ermüdungszeichen auf, dabei profitieren sie von der freien Energie, die auf diese Weise zum Tragen kommt.

Vögel: Aber auch die Vögel auf ihren langen Flügen in die Überwinterungsgebiete und zurück stehen den Fischen in dieser Beziehung in nichts nach. Auch sie sind in der Lage, spiralförmige Turbulenzen der Luft für ihren Flugantrieb zu nutzen. Sogar das Fliegen in V-Formation kann nur mit Staunen zur Kenntnis genommen werden. Dabei wechseln sich die Vögel mit der anstrengenden Führungsposition ab. Die meiste Zeit können sie im Windschatten fliegen. Woher kennen die Vögel die guten Strömungsverhältnisse in der V-Formation? Daran müssen Rennradfahrer lange arbeiten, bis sie die Feinheiten dieses Windschattenfahrens erlernt haben.

Geparde: Aber auch die Tiere an Land bewegen sich ständig zwischen Richt- und Gegenschwung und nutzen nachhaltig die eigenständig produzierte Energie zur Fortbewegung. Nehmen wir als Beispiel den Gepard. Er ist der schnellste Sprinter im Tierreich, der es auf kurzen Strecken auf 120 km/h bringen kann. Die 100 km/h erreicht er bereits in 3,6 Sekunden, womit er in Konkurrenz mit einem Porsche Carrera tritt. Dieses hohe Leistungsvermögen verdankt er aber nicht primär seiner leistungsstarken Muskulatur, sondern der hohen Flexibilität seiner kraftübertragenden Sehnen, die zur Beschleunigung ihr ganzes Spiralfederpotenzial einbringen können. Dazu müssen die Sehnen nicht nur extrem dehnungsfähig, sondern auch besonders lang ausgelegt sein. Beim Aufsetzen mit den Pfoten werden diese Sehnen durch extreme Längenerweiterung maximal vorgespannt und können dann in einem zweiten Schritt diese potenzielle Lageenergie per Katapulteffekt in kinetische Energie, also in Bewegung, umsetzen.

Und was jetzt eintritt, ist ein Wunder der Bewegungslehre: Die elastischen Fasern der Sehne schnellen in die Ursprungslage zurück und geben gleichzeitig Bewegungsenergie frei! Dieser Katapulteffekt unterstützt die Muskelarbeit bis zu 50 %. Entscheidend für diesen eigenständigen Energietransfer ist allerdings ein optimaler Gegenschwung, ausgelöst durch ein hochelastisches Gewebe in allen vier Extremitäten. Dafür wechselt der Gepard ständig seine Körperstellung zwischen Körperstreckung und der Hocke als Kauerstellung, Ersteres zur Dehnung aller Beinbeuger, Letzteres zu ihrer maximalen Verkürzung für den Frontantrieb. Auf diese Weise fließt bis zu 50 % erneuerbare Energie bei jeder neuen Schrittfolge in den Bewegungsapparat nach, wodurch die eigentliche Muskelarbeit in ihrer kontraktilen Funktion nachhaltig unterstützt wird.

Das Windkesselprinzip unserer Blutgefäße

Ein wunderbares Beispiel für die existenzielle Bipolarität, die unser Dasein auf dieser Welt so nachhaltig prägt, ist das Windkesselprinzip unserer Blutgefäße. Diese können, zumindest solange sie elastisch und gesund sind, wellenartig schwingen. Die einengende Systole des Herzens geht anschließend unmittelbar in die Raumerweiterung der Diastole über. Dieser schwingende Rhythmus setzt sich über die Aorta bis in die Arterien fort.

Diese schwingende Vibration der Arterienwand in ihrer Windkesselwirkung setzt der Homo technicus mit seiner monotonen Anpassung an die Technik leichtfertig aufs Spiel. Denn die Entstehung von Arteriosklerose ist die Folge von Bewegungsmangel, allein provoziert durch die Sitzarbeit, die der Computer dem Menschen abverlangt. Kommen zum Bewegungsverlust Überernährung und Stress hinzu, so ist das »tödliche Quartett« die logische Folge: Adipositas, Fettstoffwechselstörungen, Bluthochdruck und Typ-2-Diabetes.

Das elastische Schwingen der Aortenwand im Windkessel unterstützt die Herzarbeit nachhaltig, weil die schwingende Aortenwand wie ein zusätzliches Pumpsystem auf den inneren Blutfluss wirkt. Am Ende der Systole schließt sich die Aortenklappe, damit kann das Blut nicht zum Herzen zurückfließen. Mit Beginn der Diastole ersetzt der Windkessel der Aorta die Herzarbeit, die im Moment der Diastole nicht zur Verfügung steht. Ein Pumpmechanismus mit Nachhaltigkeit, der auch den Blutstrom im Herzen während der Diastole ermöglicht, denn der Herzschub steht für die Zeit der Diastole nicht zur Verfügung. Die Diastole ist die Ansaugphase des Blutes zur erneuten Füllung der Herzkammern und zur Eigenversorgung des Herzens, denn nur in der Diastole fließt Blut in den Herzkranzgefäßen. In der anschließenden Systole ist das Herz kurz vom Sauerstoffstrom abgeschnitten, denn in dieser Phase fließt kein Blut in den Herzkranzgefäßen.

Dieses Fließen im Windkessel ist vergleichbar mit einer Stromschnelle, wenn der Fluss durch einen Engpass mit Beschleunigung gepresst wird und das sprudelnde Wasser in den Bergen mit Getöse in die Tiefe stürzt. Das ist das Antriebsprinzip der Düse, wie es sich auch in der Natur bestens bewährt hat.

Warum Elastizität Sicherheit gibt

Auf die Neurozeption im Konzept der Polyvagaltheorie sind wir schon mehrfach im Buch eingegangen. Wir erinnern uns, sie basiert auf einem neuronalen Netzwerk, das als Sicherheitssystem unseren Körper netzartig umspannt. Es funktioniert völlig unabhängig von unserer bewussten Wahrnehmung. Die Propriozeption ist das innere Sicherheitssystem, durch das Bewegung im Raum koordinativ, geordnet und erfolgreich zum Einsatz kommt. Diese nervale, innere Regulation versetzt uns damit in die Lage, im Notfall in den »Kampf- oder Fluchtmodus« zu schalten, um der sympathischen Erregungsstufe gerecht zu werden. Unsere Existenz hängt – zumindest gefühlt – von der maximalen Bewegungsfreiheit aller Gelenke ab. Warum? Weil die optimale Elastizität, in der alle Gelenke ihre Bewegungsfreiheit ausspielen können, in der Natur das wichtigste Überlebenskonzept ist, nicht die rohe Kraft. Die Gazelle entkommt dem Gepard nur dann, wenn sie sich extrem elastisch mit ihrem Sehnenturbo mit Hoch-Weit-Sprüngen aus der Gefahrenzone katapultiert. Mit arthrotischen Gelenken oder verkürzten Sehnen hätte sie keine Chance. Diese Korrelation zwischen der vorhandenen Elastizität und dem Sicherheitsgefühl und Wohlbefinden gilt auch für uns Menschen, obwohl natürlich schon lange keine Raubtiere mehr hinter uns her sind. Doch wenn unsere Neurozeption eingerostete Gelenke, also verkürzte Sehnen und Muskeln, wahrnimmt, ist das ein Stresssignal. Wir verspannen uns – unbewusst – noch mehr. Die Neurozeption meldet noch mehr »Gefahr« – eine echte Negativspirale.

In Flora und Fauna sehen und bewundern wir immer wieder das geschmeidige Anpassungsvermögen von Pflanzen und Tieren. Kaum ein Sturm im Sommer ist imstande, die zarten Blätter von den Bäumen zu fegen. Auch das Kornfeld wogt gegen die äußeren Gewalten extrem biegsam hin und her. Tangpflanzen in der Brandung können den natürlichen Gewalten widerstehen, synchron zum Wellengang schwingen die Schlingpflanzen im Wasser und die Kraft der Strömung wird durch die flexible Formbildung praktisch aufgehoben. Auch Forellen und Lachse setzen primär in ihrer Bewegung gegen das strömende Wasser auf Elastizität, slalomartig windet sich ihr Körper gegen die Fluten und nicht einmal Wasserfälle können die Lachse auf ihrem Weg zu ihren Laichgebieten aufhalten. Auch bei Vögeln fasziniert die unglaubliche Flexibilität ihrer Federn. Denken Sie nur daran, wie stabil und zugleich verformbar ihre Handschwingen, die großen Flugfedern, sind, wenn sich der Vogel trotz Sturmböen in die Luft erhebt. Oder nehmen wir den Eisvogel, der seine Flügel so anschmiegsam an den Körper legen kann, dass er geschossartig ins Wasser tauschen kann, um einen Fisch zu erbeuten.

Die Baidarkas der Aleuten-Robbenjäger

Ein geniales Beispiel, wie Menschen sich das natürliche Elastizitätsprinzip zunutze gemacht haben, sind die schwingenden Baidarkas der Robbenjäger auf den Aleuten im Behringmeer. Im 18. Jahrhundert stießen russische Seefahrer auf ein Aleutenvolk zwischen Kamtschatka und Alaska, deren Kajaks schnell und wendig waren. Die großen Segler machten sechseinhalb Knoten (12 km/Stunde) und die Robbenhaut-Kanus der Robbenjäger konnten leicht mithalten, obwohl sie mit erlegten Robben schwer beladen waren. Neben der elastischen Tierhaut verfügten die Boote über Gelenklager aus Fischbein, die den Bootskörper hoch elastisch machten. Auf diese Weise wurde die Kraft der Wellen einfach durch das Boot weggedrückt, sodass die Wellenenergie durch das biegsame Skelett des Bootes hindurchfließen konnte. Hierdurch wurden die Kajaks nicht nur sehr schnell, sondern auch besonders leise und die Jäger konnten sich fast unhörbar den Robben nähern. Das machte diese Jäger so erfolgreich. Auf geniale Weise wurde das Boot von den Jägern ergänzend mit Steinen vorn und hinten getrimmt, die Gewichte mit den Wellen abgestimmt, sodass die Bootsschwingung auf die unterschiedlichen Wellen eingestellt werden konnte. Der Bug war zweigeteilt, die untere Spitze zerschnitt die Wasseroberfläche im Tauchvorgang, dabei konnte die obere Spitze schwerelos darüber hinweggleiten, vergleichbar einem Surfbrett, das auf den Wellen reitet.

Klang, Licht und Meditation

Klänge und ebenso das gesprochene Wort sind primär Schwingungen im Raum, die auf verschiedenen Ebenen auf den Körper übertragen werden können.

Worte können durch Vibrationen Informationen übertragen, zum einen durch die Wortbestimmung in ihrer Ausdrucksweise, zum anderen über das Schwingungsmuster ihrer Wellen per Vokalisierung. Das gesungene Wort als Klang ist dann sogar noch in der Lage, die akustische Wirkung auf die Umgebung zu steigern, sodass auf dem Wege der Resonanz ein Mitschwingen in anderen Körperteilen in Erscheinung treten kann. Von der amerikanischen Sängerin Ella Fitzgerald ist bekannt, dass sie unter Betonung einer langanhaltenden Note ein Weinglas zum Zerspringen bringen konnte.

Das gesprochene Wort, der menschliche Gesang können durch Stimulation des neuen Vagus das Entspannungssystem des vegetativen Nervensystems stimulieren.

Die Kraft des Geistes

Nicht nur jedes Wort zählt, schon jeder Gedanke ist von Bedeutung. Das sind die revolutionären Erkenntnisse von B. Lipton, übertragen auf den menschlichen Organismus: Jede Köperzelle »denkt« von Anfang an! Auf jede Köperzelle übertragene, akustische Schwingungen zusammen mit dem elektromagnetischen Energie- und Informationsfeld bewirken einen ständigen Dialog zwischen dem Gehirn einerseits und dem Millionenheer der Körperzellen andererseits. Neueste wissenschaftliche Entdeckungen haben nachgewiesen, dass nicht nur jeder Gedanke und das gesprochene Wort auf den Körper wirken, sondern auch unsere Gefühle werden übermittelt. Unsere Gedanken sind sogar in der Lage, unsere Gene ein- und auszuschalten. Die Kraft des Geistes auf den Körper ist so stark, dass sogar Krankheiten auf diese Weise geheilt werden können. Damit konnte erstmalig bewiesen werden, dass der Placebo-Effekt nicht nur eine Vision, sondern absolute Realität ist. Denken wir nur an den »Eingebildeten Kranken« von Moliere. Dieser Mensch hat körperlich tatsächlich gelitten, das waren nicht nur Hirngespinste, das war in der Tat ein echtes

Krankheitsbild, das durch entsprechende Laborwerte hätte bestätigt werden können!

Stress kommt primär aus dem Kopf heraus. Die subjektive Einstellung des Einzelnen ist von Bedeutung, denn unter den gleichen Arbeitsbedingungen entwickeln nicht alle Mitarbeiter die gleichen Krankheitssyndrome. Bei einem Teil der Betroffenen spricht das zentrale Nervensystem an, andere reagieren mit dem Herz-Kreislauf-System und das letzte Drittel reagiert überhaupt nicht.

Alles, was existiert, das hat die Quantentheorie (Seite 155) bewiesen, kommuniziert miteinander. Unsere Gefühle, unsere Worte und die Art unseres Denkens bilden in diesem »Orchester« keine Ausnahme. Das wussten schon die alten Kirchenväter um Augustinus herum: Die frühen Mönche haben die ganze heilige Schrift auswendig gelernt und bei der Arbeit innerlich wiederholt. Sie waren davon überzeugt, auf diese Art, alle negativen Gedanken und Gefühle zu verjagen, wie Wut, Ärger, Eifersucht und Angst. Für sie hatten die Worte Gottes eine heilende Wirkung, davon waren sie fest überzeugt.

Wenn ich mich ständig mit negativen Gedanken beschäftige, werde ich davon auch negativ beeinflusst! Wissenschaftler stellten fest, dass die Herzen von Personen, die sich permanent auf positive Gedanken konzentriert hatten, sanfter und regelmäßiger schlugen, als die von Personen, die sich auf negative Gedanken eingelassen hatten.

In einer Studie des Heartmath-Instituts konnte gezeigt werden, dass positive und negative Gedanken Einfluss auf das Immunsystem haben. Gedanken an Liebe und Mitgefühl bewirkten einen Anstieg von Immunglobulin A, Frust und Ärger dagegen die Abschwächung des Abwehrkörpers, der immerhin in der Lage ist, eingedrungene Bakterien abzutöten.

Interne Kohärenz positiver Gedanken wirkt sich gesundheitsfördernd auf das Herz aus. Positive Gedanken stärken das Immunsystem.

Licht stimuliert den Vagus

Ein zweiter Stimulationskanal zum Vagus im Hirnstamm wird durch Licht ermöglicht: helles Licht in all seinen bunten Erscheinungsformen des Sonnenspektrums, ausgelöst durch elektromagnetische Wellen, vom Sonnenlicht oder von technischen Lampen. Dabei muss man wissen, dass das helle Licht unserer Wahrnehmung nur einem schmalen Ausschnitt entspricht, dem Blick durch das enge Schlüsselloch entsprechend, den wir zu Weihnachten auf den Tannenbaum werfen konnten, bevor wir zur Bescherung hereingelassen wurden. Aus dieser Sicht heraus sind wir also Blinde, die nur einen winzigen Ausschnitt der ganzen Fülle an elektromagnetischer Strahlung um uns herum erfassen können. Aber dieser kleine Lichtausschnitt reicht aus, um den Vagus im Hirnstamm anzusprechen, der dann in einem zweiten Schritt ein weiteres Entspannungssignal an Herz, Lunge und Bauchraum folgen lässt. Diese Zusammenhänge haben wir ja schon ausführlich besprochen.

Neben dem Klang hat also das Licht seine ganz besondere Bedeutung in der Vagus-Meditation. Licht, das uns die Erleuchtung bringt, hat nicht nur einen hohen Stellenwert in den Weltreligionen, es spielte auch in den Traditionen der abendländischen Mystiker eine große Rolle. Alte Meister strebten in ihrer »Unio mystica« nach einem Einswerden mit Gott im Diesseits. Dabei bevorzugten sie die Meditation einschließlich der Kontemplation, in der die Zielorientierung auf das Jenseits im Vordergrund stand. Diese Einstellung fand nicht immer das Wohlwollen der damaligen hohen Geistlichkeit. Meister Eckhart von Hohenheim im 13. Jahrhundert ist heute noch Vorbild für viele Meditierende: »Wir hören viel, aber wir hören erst eigentlich, wenn wir die wirren Stimmen haben sterben lassen und nur noch eine spricht. Wir sehen viel, doch sehen wir erst eigentlich, wenn wir die wirren Lichter alle ausgeblasen haben und nur das eine klare, große in der Seele leuchtet.«

Wie uns Meditation verändert

Seit mehr als 2500 Jahren wird Meditation praktisch in allen Weltreligionen als Königsweg empfohlen, um der absoluten Wahrheit möglichst nahe zu kommen, verbindet sie doch tiefe körperliche Entspannung und hohe geistige Wachheit miteinander. Inzwischen haben neue Untersuchungen gezeigt, was detailliert in Gehirn und Körper passiert, wie sich Gehirnzellen, aber auch Hormone verändern, die für die komplexe Tiefenentspannung verantwortlich sind, denn schon nach wenigen Wochen kann man ein Größenwachstum der grauen Hirnsubstanz feststellen.

Wenn alle Neuronen synchron schwingen, verändert sich das Sein. In dieser transpersonalen Bewusstseinsebene unterscheidet man nicht mehr zwischen Subjekt und Objekt und auf lange Sicht wird man eine andere Person.

Elektromagnetische Stimulation

Licht und Klang in der Vagus-Meditation sind also die eigentlichen Taktgeber optimaler Tiefenentspannung. Dabei stehen vier Kanäle zur Verfügung, von denen Sie die ersten drei mit ihren praktischen Übungen ja schon kennengelernt haben:

- Der neuronale Kanal über erregte Nervenzellen im Verlauf des motorischen dritten Hirnnervs durch das Abrufen von Farben bei geschlossenen Augen durch das »Cinéma interne«.
- Der neuronale Kanal durch Klänge im Verlauf des neunten Hirnnervs durch Kehlkopfvibrationen durch Schnurren, Summern, Singen und Brummen. Aber auch der Husten- und der Niesreiz wirken auf den Vagus.
- Die akustische Übertragung durch Resonanz im Verlauf der Knochenleitung via Stimmbänder, Halswirbelsäule, Brustwand, Zwerchfell hinein bis ins Becken.
- Die elektromagnetische Stimulation durch Licht, Klänge, Worte und Gedanken.

Den vierten Kanal, die elektromagnetische Stimulation, wollen wir nun näher erläutern. Die Meditation ist uralt, das älteste Wissen der Menschheit, in allen Weltreligionen vertreten, um durch Glaubensgewissheit der absoluten Wahrheit möglichst nahe zu kommen. Für Menschen im Technikzeitalter mit ihrem rationalen Denkansatz ist die Meditation allerdings eine Botschaft aus einer anderen Welt, die sie mit ihrer betont materiellen Grundeinstellung kaum in Übereinstimmung bringen können. Diese Aussage gilt auch für die westliche Medizin, die immer noch am alten System des Virchow-Reduktionismus festhält, wonach jede Erkrankung auf der zellulären Ebene beurteilt werden muss. Die modernen Erkenntnisse der Quantenphysik in ihrer Bewertung des elektromagnetischen Energiefeldes werden nur partiell zur Kenntnis genommen, sogar auf die herausragende Stellung des Vagus wird nur marginal eingegangen, denn als Vagusbremse für das Herz dominiert immer noch die Betablockertherapie. Lediglich zu diagnostischen Zwecken nutzt man das unsichtbare Energiefeld beim EKG, beim EEG und beim EMG und neuerdings als Skalpell-Ersatz durch die Lasertechnik. Das fernöstliche Yoga wird zwar von den meisten Krankenkassen kritiklos übernommen, es hat aber im Klinikalltag praktisch keine Bedeutung.

Ungewöhnlich leise erklingt das Meditationssignal in dieser lauten, hellen und schnellen Welt der Getriebenen, die in diesem Rennen durch die Zeit vielfach ihre Orientierung verloren haben. Stille, Ruhe und Entspannung werden von dieser Generation in ihrem ständigen Dialog mit Handy, Internet, Twitter oder Facebook kaum noch wahrgenommen. Dabei wird, wie schon mehrfach erwähnt, die Stille der Meditation vornehmlich als Langeweile wahrgenommen. Dieses Verweilen im Abseits ist nämlich ein Abtauchen in eine andere Welt, die es in ihrer Verschwiegenheit kaum noch gibt, weil sich das angepasste Gehirn auf eine hohe Erregungsstufe eingestellt hat.

Stille und Abgeschiedenheit der Meditation wird speziell von der jüngeren Generation im Zeitraffer-Effekt der Gegenwart bevorzugt als Langeweile wahrgenommen und daher nicht mehr toleriert.

Untersuchungen zu Meditationseffekten

Die Studie von Davidson (Seite 70) wurde bereits beschrieben. An dieser Stelle möchte ich seine und weitere eindrückliche Studienergebnisse nennen:

- Meditation vermag das Gehirn dauerhaft zu verändern.
- Die Gehirnaktivität im Stirnhirn verlagert sich von rechts nach links, wodurch das Angstaufkommen deutliche gemindert wird, eine positive Grundstimmung setzt sich durch.
- Verminderte Schreckreaktionen bei abgeschwächtem Startle-Reflex beobachtete P. Ekman bei Mönchen, sogar der Knall eines Pistolenschusses konnte die Mönche nicht erschrecken.
- Konzentration auf Liebe und Mitgefühl in der Meditation lässt im Gehirn der Mönche die Gamma-Aktivität der Hirnwellen stark ansteigen. Diese rhythmischen Hirnschwingungen mit Frequenzen um 40 Hertz scheinen für Höchstleistungen im Gehirn zu stehen und sind Ausdruck starker Konzentration, durch die unterschiedliche Gehirnareale synchronisiert und vereint werden können.

Chronos und Kairos – gemessene und gefühlte Zeit

In der Gegenwart ständiger Veränderung hat sich auch die Zeit gewandelt: Angepasst an den schnellen Takt vorwärtsdrängender Technik wurde die gemessene Zeit, »Chronos«, zum Maß aller Dinge, ausgelöst durch die Gleichstellung von Zeit und Geld. Diesem Trend folgte nachdrücklich die Wirtschaft unter den Vorzeichen der Gewinnmaximierung. Die Börsendaten kletterten in der allgemeinen Werteskala weit nach oben und wurden bewusst in den Nachrichtensendungen gleich an den Anfang gestellt.

Hier setzt die neue Vagus-Meditation an, die schnell ihre komplexe Tiefenentspannung im beschleunigten Stressalltag entfalten kann. Die Vagus-Meditation entspricht dem »Kairos«, der gefühlten Zeit. Sie beschert uns ein inneres Glückgefühl und lädt zum Verweilen ein, wie es eine Teilnehmerin eines Kurses treffend beschrieb: »Die Vagus-Meditation versetzte mich in einen Zustand tiefer Entspannung verbunden mit dem absoluten Wohlbefinden allgemeiner Glückseligkeit. Ich schwebte zeitlos in dem Verlangen, dass diese Zeit komplexen erinnerten Wohlbefindens nicht so schnell enden möge.«

In der vorschnellen Anpassung an das moderne Industriezeitalter hat der Westen die Meditation praktisch verschlafen!

In den westlichen Industrieländern mit ihrer rationalen, naturwissenschaftlichen Denkweise ist die Meditation den Menschen praktisch fremd geblieben, weil sie in unserer Kulturstufe niemals richtig verankert war. Auch die Medizin öffnet sich nur langsam dieser alten Weisheit, in den Naturwissenschaften westlicher Prägung hat die Meditation nie ihre Berechtigung erfahren. Erst mit dem dramatischen Anstieg der psychosomatischen Erkrankungen im Stressalltag, in Verbindung mit der Ohnmacht der westlichen Medizin bei der Behandlung von Stress, Depression, Burnout, stieg die Bereitschaft, auch die Meditation als wirksame »Waffe« gegen die stressbedingten Erkrankungen anzuerkennen.

Unser vorgeburtliches, meditatives Bewusstsein

Dabei ist uns die Meditation eigentlich »angeboren«. Denn im Mutterleib schweben wir, begleitet vom »intrauterinen Orchester« des mütterlichen Herzschlags und der mütterlichen Atemgeräusche, in einem meditativen Zustand. Diese Grundprägung lässt das Kind im späteren Leben durch wiegende Bewegungen zur Ruhe kommen. Das »erinnerte Wohlbefinden« aus pränataler Zeit, wie es im Gedächtnisspeicher verankert ist, gewinnt an Raum, das Kind fühlt sich zurückversetzt, zurück in die Zeit tiefer Geborgenheit im geschützten Kokon der eigenen Mutter.

Bereits in pränataler Zeit entwickeln wir also unser Gefühl für Rhythmus, unser natürliches Zeitempfinden für betonte und unbetonte Lebensabschnitte, das uns dann später ein Leben begleiten kann, das aber im täglichen Stressalltag auf eine harte Probe gestellt wird. Diese erste Sinnesempfindung beginnt mit der 16. Schwangerschaftswoche. Das ist der Moment, von dem an das Kind hören kann, wobei das Gehirn so weit ausgebildet ist, dass das Gehörte nicht nur wahrgenommen, sondern auch im Gedächtnisspeicher verankert wird. Das kindliche Ohr hört seine Mutter, natürlich ihre Sprache, aber diese Töne kommen von weit her über den Knochenkanal, sprich Halswirbelsäule – Brustwirbelsäule – Lendenwirbelsäule – Beckenring, sie sind von hier trichterförmig auf den Uterus ausgerichtet. Näher, regelmäßiger und besser für das kindliche Ohr verfügbar ist der Herzschlag in kurzer, prägnanter Regelmäßigkeit und die mehr oder weniger fließende Atmung.

Zwei Soloinstrumente prägen das pränatale Orchester, die Atmung als Melodieinstrument und der Herzschlag schlägt den Takt dazu.

Herzschlag und Atmung der Mutter sind nicht immer gleich, denn wir hatten bereits erfahren, dass das Herz einer respiratorischen Arrhythmie unterliegt: in der Einatmung beschleunigt durch den Sympathikus, in der Ausatmung verlangsamt dank dem Vagus. Unter Stress ist der Herzschlag permanent beschleunigt, die Atmung forciert und speziell auf die Brustwand ausgerichtet. In Ruhe arbeitet das Herz in langsamer Folge und die Atmung wirkt bis ins Zwerchfell hinein (Bauchatmung). Das Timing dieser inneren Wellenbewegung liegt in Ruhe bei ca. 16 Atemzügen pro Minute für die Melodie, begleitet von ca. 64 Herzschlägen/Minute in Ruhe, die den Rhythmus dazu schlagen. Das hört das Kind rund um die Uhr, Tag für Tag, Stunde um Stunde – in diesem Schwingungsraum wächst es heran, dieses »innere Orchester« aus Melodie und Rhythmus programmiert das Gehirn, unser erstes Lernprogramm.

Daher sprechen alle Wiegenlieder dieser Welt diese Sprache, sie ahmen die vorgeburtlichen Rhythmen nach. Das Kind fühlt sich geborgen und in die pränatale Zeit zurückversetzt. Auf diese Weise wird dann auch im späteren Leben Musik zu einer tragenden Säule, durch die der Mensch jederzeit vom leistungsbezogenen Sympathikus-Zustand wieder in den ausgewogenen ventral-vagalen Status zurückkehren kann. Diese frühkindliche Programmierung zeigt einen typischen Wiederholungsmodus, das entscheidende Element jeder Meditation, denn nur so gelangen Informationen überhaupt in den Gedächtnisspeicher. Durch die Wiederholung wird eine Botschaft erst wahr. Daher ist das Prinzip der Wiederholung eine tragende Säule in jeder Meditationstechnik, sei sie nun fernöstlicher oder westlicher Prägung.

Die horizontale und die vertikale Dimension der Meditation

Nur durch die Wiederholung von Botschaften wird aus Wissen Erkenntnis und aus Erkenntnis im Ausnahmefall Weisheit. Dies ist die letzte Stufe, die sich in der Meditation erreichen lässt. Im Kapitel Die spirituelle Dimension der Meditation (Seite 70) haben wir bereits kurz beschrieben, dass sich die Stufen der Bewusstseinsveränderung in der Meditation anhand eines Kurvenverlaufs veranschaulichen lassen.

Stufe des Wissens: In der ersten Stufe des Wissens verläuft die gedachte Kurve in horizontaler Ausrichtung. Wir sind noch mit beiden Beinen in dieser Welt. Es geht um Körperspannung, Blutdruck, Atemfrequenz, Muskelanspannung und um Gehirnschwingungen im Alphazustand (7–15 Hertz). Das ist die Domäne der Vagus-Meditation, in der es primär um Entspannung, Resilienz und Gesundheit geht.

Stufe der Erkenntnis: Auf einer höheren Stufe der Meditation geht es dann nicht mehr um die Entspannung, sondern vielmehr um Kontemplation. Unsere gedachte Kurve erhebt sich nach oben in die senkrechte Dimension. Aus Wissen wird Erkenntnis, weil das Gehirn durch Konzentration zum einen mehr Informationen gespeichert hat, zum anderen diese externen Botschaften auch gegeneinander abgewogen hat. Neue Einsichten und Schlussfolgerungen verändern das Denken und in vielen Zusammenhängen sieht man die Welt plötzlich mit anderen Augen. Im Vordergrund steht nicht mehr die persönliche Werteskala, nicht mehr das Denken aus der ersten Person des persönlichen »Ich-Bewusstseins« heraus. Man lässt die Dinge und die Erscheinungen um sich herum so, wie sie sind, und unterscheidet nicht mehr zwischen Gut und Böse.

Stufe der Weisheit: Auf der letzten Stufe der Weisheit ist der Zenit erreicht. Wir nähern uns der absoluten Wahrheit, die allerdings unterschiedlich aus unserer persönlichen Sichtweise interpretiert wird, obwohl es nur eine Wahrheit geben kann. Für die einen ist es Gott, für die anderen die Theorie von Allem, wie Einstein diesen Gipfel umschrieben hat, und für den Buddhismus ist es das »Nirvana«. Also die Erlösung durch die Überwindung von Schmerz und Leid dieser Welt durch die Meditation.

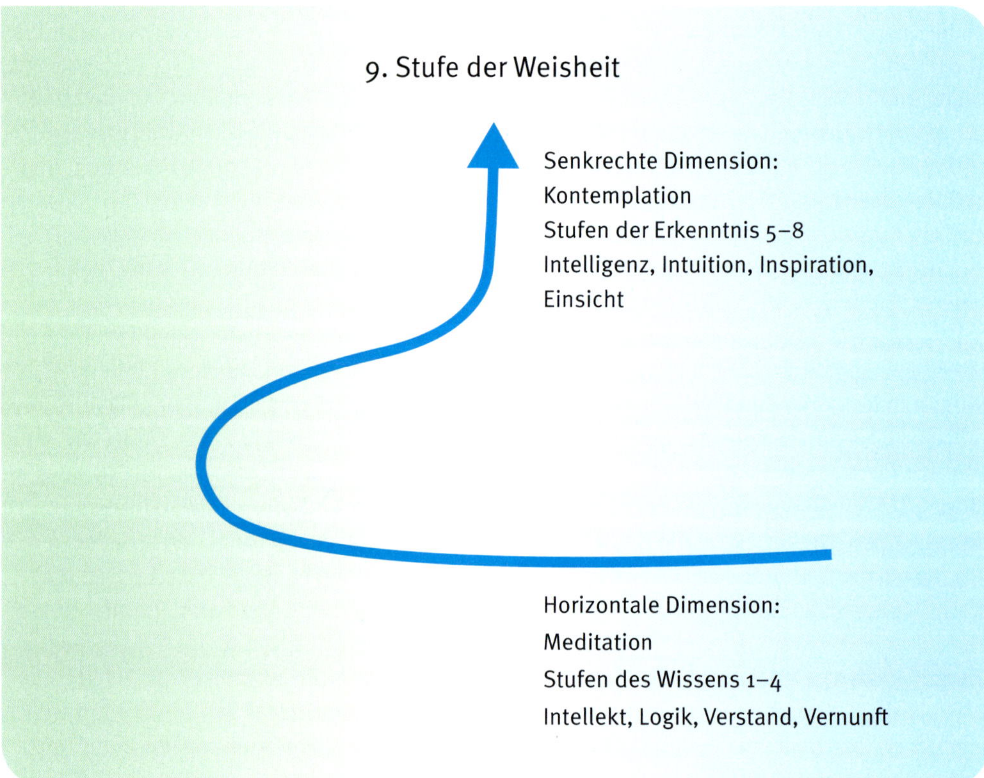

Reibungsakkorde

Kommen wir nun aber zum Thema »Licht und Klang« zurück. Dieses sind Schwingungen im Makro- und Mikrokosmos, Erregungsmuster im Wechsel zwischen Wellenberg und Wellental. Trifft bei Phasengleichheit Wellenberg auf Wellenberg, so bauen sie sich auf, sie sind dann sogar bis zu einem Tsunami steigerungsfähig. Der gegenteilige Effekt tritt ein, wenn ein Wellenberg auf ein Wellental stößt, bei dieser Überlagerung im Sinne der Interferenz löschen sich Schwingungen gegenseitig aus. Pythagoras, um 500 v. Chr., fasste den Begriff weiter, wenn er das gesamte Universum als harmonische Schwingung verstand, wobei die moderne Quantenphysik (Seite 155) inzwischen die gleiche Ansicht vertritt. Das Gesetz des Klanges gilt uneingeschränkt im gesamten Kosmos, Makro- und Mikrokosmos eingeschlossen. Der griechische Philosoph Heraklit bezog sich mit seinem »panta rei« (alles fließt) auf das Wasser, das die Schwingung in spiralförmigen Turbulenzen ausdrückt, wenn schnelles und langsames Wasser direkt aneinanderreibt und dabei verwirbelt wird. Das sind die faszinierenden Grenzflächen-Phänomene natürlicher Prozesse, in denen in unserer bipolaren Welt die Extreme unmittelbar aufeinandertreffen. Man denke nur an das betörende Zwielicht der Morgendämmerung beim Übergang der dunklen Nacht in den hellen Tag.

Reibungsakkorde sind es, die eine Melodie unvergesslich machen.

Auch in der Tonbildung kennt man diese Grenzflächen-Situationen, dissonante Akkorde, die das Zusammenspiel der Harmonie sprengen, dass es in den Ohren schmerzt. Doch diese Reibungsakkorde sind es, die einem Musikstück seine Einzigartigkeit verleihen, wie es dem Komponisten und Bandleader Glenn Miller in seiner »Moonlight-Serenade« einzigartig gelungen ist. Auch in der Malerei kennt man diese Grenzflächen, wenn ein Künstler bewusst die Perspektiven vertauscht, weil er der Darstellung harmonischer Formen überdrüssig geworden war. Picasso in jungen Jahren hat durchaus naturalistische Bilder geschaffen, in Anlehnung an die Natur entstanden Portraits und Landschaftsszenen, die die »heile Welt« zum Ausdruck brachten. Doch dann kam der Umbruch, wodurch und warum auch immer, aber Picasso begann damit, die Perspektiven zu verändern, die horizontale Dimension direkt an die vertikale zu reihen, bizarre Darstellungen entstanden. Sie erzeugten Aufmerksamkeit allein durch ihre Andersartigkeit, aber auch durch die starke Aussagekraft, die diesen Bildern ihre außergewöhnliche Signalwirkung verleihen konnte. Picasso nutzt auch die hohe Faszination, die von der Spirale ausgeht.

Der elektromagnetische Körper

In dieser Physik der Schwingungen geht es nicht nur um materielle Strukturen wie Wasser und Luft, die Wellen oder tornadoartige Luftströmungen entstehen lassen, es geht um das unsichtbare Energie- und Informationsfeld, das den Makro- bis hinab in den Mikrokosmos durchdringt. Bis in die kleinsten Bausteine des menschlichen Körpers hinab vollzieht sich dieses Feld ständiger Oszillationen und Vibrationen, dem Nordlicht in klaren Winternächten vergleichbar; und das mit einer Geschwindigkeit, die das Millionenfache der Bewegung auf molekularer Ebene übersteigt. Dieses

Informations- und Energiefeld sprengt jegliche menschliche Vorstellungskraft. Dabei handelt es sich um einen Energieschub, der mit einer Geschwindigkeit von 300.000 km pro Sekunde die Materie im Sinne der Transzendenz durchdringt, und das mit hoher Wirkung speziell in der Meditation.

Der elektromagnetische Körper unterscheidet sich nachhaltig vom chemischen Körper, wobei letzterer offensichtlich keinen Platz für psychosomatische Erkrankungen und Emotionen hat. In der westlichen Schulmedizin wird der menschliche Körper als eine komplizierte Maschine angesehen, die man aber nur dann vor Schäden schützen kann, wenn man im Detail von der Wirkung und vom Aufbau der Einzelteile genaue Kenntnis erhalten hat. Dagegen werden in der Traditionellen Chinesischen Medizin in der Mehrzahl der Erkrankungen Emotionen als Hauptursache angesehen.

Umdenken in der Medizin

Im Vordergrund der Medizin sollte daher nicht mehr der Reduktionismus stehen, der Krankheiten auf rein materieller Ebene der Körperzelle versteht und sie vorwiegend auf operativem oder chemischem Weg behandelt. Wir stehen vor einer neuen Epoche der Medizin im Sinne der natürlichen Selbstorganisation, in der vor allem die neue Bedrohung durch psychosomatische Erkrankungen möglichst schon im Vorfeld ursächlich ausgeschlossen wird. Und damit ändern sich die Behandlungsmethoden grundlegend auf folgenden Qualitätsstufen:

1. Meditation als führende Maßnahme für eine neue Entspannungs- und Pausenkultur
2. Bewegung zum Stressabbau gegen den industriell bedingten Bewegungsmangel
3. Elastizität gegen monotone Bedienungsarbeiten durch den vernichteten Gegenschwung
4. hohe soziale Kompetenz des Einzelnen, um das Leben in der Gemeinschaft erfolgreich im aufbauenden Miteinander gestalten zu können

Resonanz und Isomorphie

So wie der menschliche Körper in schwingende Vibration durch Herzschlag und At-

Die faszinierenden Merkmale des elektromagnetischen Körpers

Grundsätzlich weist der elektromagnetische Körper eine signifikant andere Erscheinungsform als der chemische Körper auf:

- Der elektromagnetische Körper ist unteilbar.
- Unberührbar.
- Ultraschnell mit 300.000 km/Sekunde.
- Weist das Einmillionenfache der Bewegungsgeschwindigkeit von Molekülen und Nervenimpulsen auf.
- Oszilliert ständig in Farbe, Intensität, Form und Lage.
- Ist überlagerbar durch die Interferenz von Wellen.
- Es gibt keine Trennung zwischen dem chemischen und dem elektromagnetischen Körper.
- Die Emotionen haben im elektromagnetischen Körper eine hohe Stellung.

mung versetzt werden kann, so klingt auch die Geige durch Resonanz im Geigenkörper. Dabei entsprechen die Schwingungen der vier Geigensaiten durchaus den Vibrationen der Stimmbänder, die in der Vagus-Meditation durch Schnurren, Summen, Singen und Brummen ausgelöst werden. Dabei erweist sich der Brustkorb mit den Herzkammern, hinab bis in den Bauch- und Beckenraum, analog zum Geigenkörper, als hervorragender Resonanzboden.

Die universelle Resonanz setzt sich bis in alle Körperzellen fort, die mit in die Erregung einbezogen werden. Wellenartige Schwingungsmuster sind die Folge, die sich wie die Brandung eines Meeres am Ufer verlieren. Dieses Schwingen von unterschiedlichen Körpern in Resonanz wird als Isomorphie (griech. gleiches Schwingen von Körpern) bezeichnet und bei vollkommener Übereinstimmung kann so das Stadium der Synchronisation erreicht werden, eine spezielle Kraftform, die gewaltige Energien freisetzen kann.

Das Mitschwingen im Sinne der Resonanz stellt in der Physik eine feste Größe dar, ebenso in der Biologie. Lebendige Vorgänge in der Biologie sind jedoch mehr, vor allem ein komplexes Geschehen, das nicht nur ausschließlich auf zellulärer Ebene stattfindet, sondern sich fortsetzt bis in unterschiedliche Wellenmuster, die sogar die subatomare Ebene erreichen, auf der die Elektronen kreisen. Diese befinden sich im ständigen Wandel zwischen Energieteilchen und Bewegungsimpuls. Überall dort, wo Wellen in Erscheinung treten, kommt es auch zu Überlagerungen und zu einem Mitschwingen durch Resonanzeffekte. Die starke Resonanz ist immerhin in der Lage, nicht nur Energie, sondern auch Information zu übertragen, dabei wird Energie sogar akkumuliert, d.h. angehäuft und gespeichert. Einem Tsunami vergleichbar ist die »Resonanz-Katastrophe«, wenn sich mehrere Energiegipfel ergänzen: Eine Kompanie im Gleichschritt kann eine Brücke zum Einsturz bringen. Das Wunder der Resonanz funktioniert auch auf unsichtbare Weise, wenn zwei Stimmgabeln zu tönen einsetzen; weisen sie dabei die gleiche Grundfrequenz auf, so überträgt sich der Klang der ersten auf die zweite, ohne dass die Stimmgabeln sich direkt berühren.

Nach dem Prinzip der Isomorphie können also Schwingungen zwischen der Materie ausgetauscht werden, wie es die Tonbildung zwischen den Geigensaiten und dem Geigenkörper beweist, was für den menschlichen Körper zwischen Stimmbändern-Brustkorb-Herzkammern ebenso gilt, und zwar auf drei Kanälen:

- Auf der akustischen Schwingungsebene zwischen den Stimmbändern und dem Knochen-Bindegewebsraum der Hals-Brust-Wirbelsäule, bis in die Tiefen des Brustkorbes hinein, den Bauch- und Beckenraum eingeschlossen.
- Über die neuronale Stimulation des neunten Hirnnervs (Zungen-Kehlkopf-Nerv) von den Stimmbändern zum Hirnstamm (Kerngebiet der Hirnnerven) mit Erregung des Vagus, der dann in einem zweiten Schritt Herz, Lunge und Bauchraum mit einbezieht.
- Durch die elektromagnetische Energie- und Informationsübertragung, die an keine Materie gebunden ist und die im Mikro- und Makrokosmos im Vakuum stattfindet. Bevorzugt das Licht unter Einbeziehung des dritten Hirnnervs wählt dieses Medium und besonders beim Gedankenaustausch, wie der Amerikaner B. Lipton in zahlreichen Studien nachweisen

konnte, wobei jede Körperzelle erreicht werden kann.

So entsteht in der Vagus-Meditation ein komplexer Klang- und Schwingungsraum kommunizierender Erregungen, der schon das Baby in der Wiege wie in einem Kokon umhüllt. Ein Beruhigungsprogramm, das jedem Kind bereits in pränataler Zeit mit auf den Weg gegeben wurde.

Schwingende Körperklänge in der Vagus-Meditation

Summende Vagus-Klänge, den Schwingungen einer Geige vergleichbar, sind komplexe körperliche wie geistige Entspannung, dabei funktionieren die Stimmbänder durch Vibration wie Geigensaiten, die ihr Schwingungspotenzial direkt an den Körper weiterleiten. Im menschlichen Körper sind es also wie gerade beschrieben die Wirbelsäule, der Brust- und Bauchraum sowie das Becken, die wie der Geigenkörper als Resonanzboden wirken können.

Der Vagus ist auch im Notfall hilfreich

Dieses beruhigende Leitsystem des Vagus funktioniert auch bei einem medizinischen Notfall, auf den bewusst in der Notfallmedizin zurückgegriffen wird. Im Falle eines Herzinfarktes oder einer gefährlichen Reizleitungsstörung setzten Mediziner beim Auftreten von Krisensituationen diese »Glossopharyngeus-Vagus-Stimulation« in Gang und fordern den Patienten auf, starke Hustenreize auszulösen. Aus meiner Sicht ist dieser Hustenreiz mit den geschilderten Kehlkopfvibrationen durchaus vergleichbar, im Notfall kann so die Herzdruckmassage ersetzt werden.

So beginnt eine Synchronisation besonderer Art, tief bis in die Herzkammern, hinein bis in den Beckenraum, und das mit höchster emotionaler Wirkung. Bei dieser Melodie, die »Spiel mir das Lied vom Glück« lauten könnte, in Analogie zum unvergesslichen Westernklassiker »Spiel mir das Lied vom Tod«, geht es doch um ein Leben, das wieder lebenswert ist, weil alle Sorgen, Ängste und Widersprüche in diesem Leben in diesem unvergesslichen Klangbild ihr Ende finden. Diese Klänge entsprechen durchaus der Klangfülle einer Geige, aber im menschlichen Körper ist der Resonanzboden lebendiges Gewebe, wie Muskeln, Sehnen, Knochen und Gelenke. Der Ton auf der Geige ist das Spiel des Bogens auf den Saiten, in unserem Körper ersetzt durch den Luftstrom der Ausatmung, der die Vibration der Stimmbänder durch Schnurren, Summen, Singen, Brummen unterhält.

Unsere Ausatmungsluft wirkt wie ein Geigenbogen, hier sind es die schwingenden Geigensaiten, dort die Vibrationen der Stimmbänder im Luftstrom der Ausatmung.

Die wechselnden Töne auf der Geige liefert die linke Geigenhand durch das variable Greifen der Finger auf den Saite, die wechselnden Distanzen ändern so die schwingenden Längen der Saiten und damit die einzelnen Töne. Beim Schnurren, Summen, Singen in der Vagus-Meditation entstehen diese Schwingungen in den Stimmlippen im Strom der Exspirationsluft, die dann der

Musculus vocalis moduliert. Unterschiedliche Schwingungsfrequenzen bestimmen die Tonhöhe und werden dann durch die Stimme variiert. Muskuläre Veränderungen des Ansatzrohres zwischen Glottis und Lippen ermöglichen zudem die Artikulation sowohl von unterschiedlichen Vokalen bei gleicher Tonhöhe als auch von Konsonanten.

Der neunte Hirnnerv, der Zungen-Kehlkopf-Nerv (N. glossopharyngeus) verbindet Kehlkopf und Hirnstamm miteinander.

Der neunte Hirnnerv, der Zungen-Kehlkopf-Nerv, versorgt motorisch und parasympathisch den Kehlkopf mit den Stimmbändern, die Zunge gleichermaßen, und das in enger Anbindung an die Atmung. Damit wird die Ausgangslage der klassischen Meditation begründet, sei sie nun fernöstlicher oder westlicher Prägung, die da lautet: »Gehe in die Stille, schließe die Augen und konzentriere dich auf die Atmung.« Die Hinwendung der Aufmerksamkeit zur Atmung ist quasi die körperliche Leitschiene zurück zur Mitte. Die Arbeit unserer Lungen kann entweder mit oder ohne Kehlkopfvibrationen vor sich gehen, leise wie das sanfte Säuseln eines Windhauchs oder in den unterschiedlichsten Stimmungsschwankungen des Kehlkopfes wie Schnurren, Summen, Singen oder Brummen. Auch die Lunge greift in spezieller Tonfärbung in dieses Konzert mit ein; wenn durch die Atmung Millionen Lungenbläschen in Erregung versetzt werden, klingt das wie das Rauschen eines Waldes im Wind: Ch, Ch, Ch. Dagegen nimmt der Kehlkopf mit seinen variablen Ausdrucksweisen eine Sonderstellung ein, nicht nur durch seine beeindruckende Möglichkeit der Gesangsbildung, sondern auch durch seine parasympathische Anbindung an das »emotionale Gehirn« über den neunten Hirnnerv, sodass jede motorische Erregung auch mit einer Tiefenentspannung in Zusammenhang steht.

Erst die enge Kopplung der motorischen Fasern mit parasympathischen des neunten Hirnnervs und die Verbindung im Hirnstamm mit dem zehnten Hirnnerv, dem Vagus, macht die Tiefenentspannung der Vagus-Meditation durch Kehlkopfvibrationen möglich.

Auch bei der Wirkung des neuen ventralen Vagus spielt der neunte Hirnnerv eine Sonderrolle, denn auf diesem Wege wird unsere soziale Kompetenz angesprochen, die im mitmenschlichen Miteinander eine entscheidende Rolle spielt. In diesem Zusammenhang hatten wir bereits erfahren, dass zum einen die Mimik, aber auch die tiefe sonore Stimmlage beim Umgang mit anderen Menschen überaus bedeutsam sind. Sogar die berufliche Karriere wird entscheidend von dieser emotionalen Intelligenz bestimmt. Nicht allein das Wissen und Wollen unserer kognitiven Fähigkeiten entscheiden über Erfolg im Beruf. Auch im täglichen Leben haben vielfach die Mitarbeiter Erfolg, die durch ihre soziale Kompetenz beeindrucken, die auf andere Menschen zugehen können und somit in der Lage sind, ein harmonisches Umfeld in den Vordergrund zu stellen. Dabei geht die verbindende Signalwirkung zum einen von der Mimik über das »Lachen mit den Augen« aus, zum anderen vom ausgewogenen Klang der Stimme im Sinne der Prosodie.

Die Bedeutung der Mantras in der Meditation

Schon das Baby kennt sich aus in dieser Schwingungswelt, wenn es frisch gewickelt und munter brabbelt und lallt – ein typischer Kindergesang unter 40 Hertz. Dieser Sing-Sang als typische Klangwiederholung wird ebenso in vielen Religionen gepflegt, oft unterlegt mit einzigartigen Textbotschaften. Die Mönche auf dem Berg Athos in Griechenland bevorzugen das »Herz-Jesu-Gebet«, in ständiger Wiederholung auf den Lippen, nicht nur in Ruhezeiten, sondern auch bei der Gartenarbeit, um so den Kontakt zu ihrem Gott niemals abreißen zu lassen. Das ist die Kraft, die aus der Wiederholung lebt, ausgelöst durch die Konzentration auf Sprache, Gesang oder Musik. Dabei ist ein gewisser Minimalismus im Aufbau der Musik gefragt, weil zu große Tonsprünge, zu viele Intervalle, nur unnötig die Aufmerksamkeit steigern. In der Meditation wird zur Intensivierung der Entspannung die Wiederholung von Gleichem gefordert. Diese Zusammenhänge haben wir uns alle schon erarbeitet.

Aus den Religionen des Fernen Ostens kennt man typische, heilige Silben, besser bekannt als Mantras: In Indien ist es die Silbe OM, in Tibet UM, in Japan ONG, in China ANG. Diese Mantras sind Urlaute, im Vordergrund steht ihr klanglicher Aufbau, der je nach den Vokalen in unterschiedlichen Höhen des Kehlkopfes gebildet wird, beherrscht von variabler Lautmalerei, in der sich die begriffliche Auslegung des Wortes verliert.

Mantras sind typische Klangbilder in ständiger Wiederholung, in der das Wort seine begriffliche Bedeutung verliert.

Musik sowie Sprache werden in der Meditation durch die permanente Wiederholung im Gehirn so präsent, dass die intellektuelle Kontrolle über den präfrontalen Kortex verlorengeht. Eine Fokussierung zentraler Sinnesreize ist die Folge, langsame Hirnwellen unter 15 Hertz ersetzen die schnellen Erregungen. Der Negativstress dringt nicht mehr ins Bewusstsein, er wird einfach ausgeblendet.

In der Meditation geht es aber nicht nur um Entspannung, sondern auch um die Heilung von Krankheiten, dabei ist der neurophysiologische Weg des Schnurrens im Zusammenhang mit unterschiedlichen Registern von Kehlkopfvibrationen jetzt bekannt. Hier noch einmal zur Wiederholung: Er verläuft über den neunten Hirnnerv zum Hirnstamm und von dort über den Vagus an Herz, Lunge und Bauchraum. Über den beruhigten Kreislauf erreicht diese Stimulation auch den gesamten Stütz- und Bewegungsapparat, sodass Knochen, Sehnen und Gelenke nicht nur optimal entspannen, zusätzlich fördert der Parasympathikus regenerative Vorgänge im Körper, das Immunsystem wird gestärkt.

Wenn Katzen schnurren

Wenn Katzen schnurren, wirkt das wohltuend – Meditation auf Katzenart. Mit dieser Begabung kommen sie bereits auf die Welt. Sie schnurren, wenn sie sich wohlfühlen, aber auch wenn sie krank sind, Schmerzen haben und kurz vor dem Tod. Die »9 Leben einer Katze« kennt schon der Volksmund; Veterinärmediziner tun sich einfach leichter in der Behandlung einer Katze im Vergleich zu einem Hund. Katzen kommen auch nach schweren Verletzungen wieder schneller auf die Beine. Englische Veterinärmediziner haben das Schnurren der Katzen untersucht: Sie schnurren mit einer Frequenz von 27–40 Hertz, diese Schwingungsfrequenz ändert sich nie.

Katzen schnurren beim Einatmen mit einer Frequenz von 25–28 Hertz, beim Ausatmen mit 27–40 Hertz, dabei schwingt der Körper synchron zu dieser Vibration. Beim Schnurren entspannt der ganze Körper, Muskelverspannungen werden gelöst und gleichzeitig die Knochen gefestigt, sogar Schmerzen werden gelindert und Ängste abgebaut.

Diese Heilwirkung des Schnurrens wirkt nicht nur bei der Katze selbst, sondern teilt sich auch der näheren Umgebung mit.

Dieses heilende Schnurren nutzen wir auch bei der Vagus-Meditation, ausgelöst durch Kehlkopfvibrationen mit betonter Ausatmung. Wieder sind es tiefe Frequenzen zwischen 27 und 40 Hertz, auf die allein auf elektromagnetischem Wege Energieströme ausgelöst werden, die zur Nervenstimulation des neunten Hirnnervs hinzugerechnet werden müssen. Die tiefen Frequenzen werden erreicht durch die dunklen Vokale A, O und U, die gleichzeitig eine weiterleitende Resonanz auf dem Knochenwege zwischen Halswirbelsäule, Brustwirbelsäule, Brustwand und Beckenring auslösen.

Das Schnurren, Summen, Singen, Brummen in der Vagus-Meditation löst durch Kehlkopfvibrationen tiefe Frequenzen aus, die auf den Körper eine heilende Wirkung haben.

Die medizinisch wirksame Schnurr-Frequenz liegt bei 27–40 Hertz, das fanden Forscher des amerikanischen Fauna Communications Research Institute in North Carolina heraus. Diese Frequenzen können Selbstheilungskräfte im Sinne der Selbstorganisation lebendiger Vorgänge fördern. Auch an der Freien Universität Berlin befasst man sich mit diesem Thema.

Klangbilder, Musik oder auch die Sprache werden in der Meditation durch die permanente Wiederholung im Gehirn absolut präsent, damit geht die intellektuelle Kontrolle über den präfrontalen Kortex verloren. Diese Sinnesreize fokussieren das Bewusstsein, langsame Gehirnwellen ersetzen die schnellen, der Negativstress wird nicht mehr wahrgenommen. Diese Urlaute kennt auch die Tierwelt; wenn nach obiger Definition Mantras ausschließlich Tonschwingungen ohne begriffliche Bedeutung sind, dann ist das Schnurren einer Katze in die gleiche Kategorie wirksamer Entspannungstechniken einzuordnen. Das Schnurren äußert sich ebenso als niederfrequente Vibration des Kehlkopfes, dabei liegt die dominierende Frequenz bei der Hauskatze bei 27–40 Hertz; 20–50 Hertz sind es bei Pumas, Ozelots, Geparden und Wüstenluchsen, wie Forscher des Fauna Communications Research Instituts feststellen konnten.

Beim Schnurren geht es nicht nur um Entspannung, sondern auch um die Heilung von Krankheiten, denn der neurophysiologische Weg des Schnurrens im Zusammenhang mit unterschiedlichen Registern von Kehlkopfvibrationen ist nun bekannt. Das haben wir schon mehrfach erörtert, er verläuft über den neunten Hirnnerv zum Hirnstamm und von dort über den Vagus an Herz, Lunge und Bauchraum. Über den beruhigten Kreislauf erreicht diese Stimulation auch den gesamten Stütz- und Bewegungsapparat, sodass Knochen, Sehnen und Gelenke optimal entspannen. Der Parasympathikus fördert regenerative Vorgänge im Körper, speziell das Immunsystem in seiner Abwehrleistung. Die Chirurgie hat sogar festgestellt, dass Knochenbrüche schneller heilen, wenn man sich eine schnurrende Katze wiederholt an das gebrochene Bein legt, und man wird bald in der Lage sein, das lädierte Bein bei voller Belastung wieder bewegen zu können.

Das Lallen des Babys

Klangbotschaften und Rhythmen bestimmen unsere pränatale Zeit (Seite 166), nachhaltig prägen diese Klänge das Bewusstsein des heranwachsenden Kindes. Dieser Rhythmus ist Babys so vertraut, dass es nur noch einer Wiege bedarf, um synchron zum Wiegenlied der Mutter das »erinnerte Wohlbefinden« aufzurufen, geprägt von Ruhe, Stille und Entspannung. Hineingeboren in eine Welt, die für das Kind alles andere als wohltuend sind: zu hell, zu laut und zu kalt. Ein echter Schock, den eine kundige Hebamme mit gedämpftem Licht, warmen weichen Tüchern, zarten Händen und einem ruhigen Umfeld zu mildern sucht.

Das Lallen des Babys ist Ausdruck seiner pränatalen meditativen Grundbegabung. Durch die Stimulation der Stimmbänder wird der neunte Hirnnerv, der Zungen-Kehlkopf-Nerv, aktiviert, im Hirnstamm der Vagus erreicht, der unmittelbar Herz, Lunge und Bauchraum in Resonanz versetzt.

Trotz all dieser dämpfenden Vorkehrungen ist der erste Eindruck des Kindes, die erste Begegnung mit dieser Welt, ein Schockerlebnis für das Baby. Doch es spürt früh das »erinnerte Wohlbefinden« aus pränataler Zeit, ausgelöst durch Klänge und leise Rhythmen: Es beginnt selbst zu summen, zu lallen und die wohlige Entspannung aus der Vergangenheit wird Realität. Das ist die pränatal erworbene Vagus-Meditation, abrufbar aus dem Erinnerungsspeicher, der über Hörbotschaften ab der 16. Schwangerschaftswoche angelegt wurde. Aber auch die Mutter ist entsprechend gerüstet: Zum Aufbau einer entspannten Atmosphäre nutzt sie ihre eigene Stimme. Sie erinnert sich der wohltuenden Wirkung der Wiegenlieder und viele Kinder sind schon mit »Guten Abend, gut' Nacht, von Englein bewacht« in den Schlaf gesungen worden.

Meditative Musik

Alle Wiegenlieder ähneln den monotonen Gesängen der katholischen Kirche, wie ihn die Mönche zur inneren Einkehr pflegen, und das seit mehr als 1000 Jahren. Am bekanntesten wurde der gregorianische Gesang, einstimmig in lateinischer Sprache vorgetragen, beruhigend in seinen langsamen Rhythmen und tiefen Tönen (neuer Vagus), jedoch ohne große Tonsprünge. Außerdem weist die Gregorianik einen außergewöhnlichen Klangaufbau auf, anders als konventionelle Musik auf unserer Kulturstufe, die vom Dur- und Moll-System geprägt ist. Beeindruckend bei diesem alten Kirchengesang ist seine spezielle Kirchentonart, aufgelegt als repetitiver Schwingungszustand, in den man jederzeit einsteigen, aber auch wieder aussteigen kann. Daneben tendiert die Gregorianik zur Mitte hin, abdriftende Fliehkräfte fehlen, wie sie die Musik in Dur und Moll aufweist.

Die alten gregorianischen Gesänge in ihrer besonderen Kirchentonart und in ihrer Fokussierung auf die Körpermitte eignen sich hervorragend zur Vagus-Meditation.

In Anlehnung an die Gregorianik kann man also sagen, dass meditative Musik eine gewisse Monotonie im Sinne eines vorherrschenden Minimalismus aufzuweisen hat, dabei steht das Prinzip der Wiederholung im Vordergrund: die Wiederholung von Melodien oder auch bestimmter Textabschnitte. An dieser Stelle müssen die Präludien und Nocturnes genannt werden, die nicht nur Bach zur absoluten Vollkommenheit geführt hat, sondern auch F. Chopin mit seinen unvergesslichen Klavierkonzerten. Besonders die Nachtstücke sind durchaus monothematisch aufgebaut und sie profitieren vom Schwingungsverhalten eines einzigen motorischen Kerngedankens, die den Stücken stets einen wiegenden, weichen und ausgeglichenen Hintergrund verleihen.

Eine besondere Faszination mit hoher meditativer Wirkung strahlt das »Regentropfen-Präludium« von F. Chopin aus. Der Komponist, bereits von der »galoppierenden Schwindsucht« schwer gezeichnet, schrieb das Stück im ehemaligen Kloster Valdemossa auf Mallorca im nasskalten Winter in zugigen, feuchten Klostergemäuern, sodass die Tuberkulose sich wieder verschlimmerte. Perlende Klänge, den rinnenden Wassertropfen an den Fenstern nachempfunden, signalisieren wohltuende Entspannung, wie man sie erlebt, wenn nach einem Gewitter der Regen in endloser Wiederholung von den Fenstern rinnt. Ein Wunder an Klängen, die der todkranke Komponist geschaffen hat in einer Umgebung, die alles andere als einladend für ihn war.

Die Kraft der Wiederholung

Auch die alten Kirchenväter kannten die hohe meditative Wirkung nicht nur durch ihre »Gregorianik«, sondern auch durch die ständige Wiederholung einzelner Wörter oder ganzer Textabschnitte aus der Bibel. Dabei nutzten sie die Kraft des Wiederholungsgesanges durch den typischen Psalmgesang, dabei ist dieses Psalmodieren oder das »Kauen von Psalmen« die formelhafte Wiederholung von ganzen Psalmtexten. Hier treffen alte und neue Erkenntnisse direkt aufeinander.

Die alte Weisheit nutzte die hohe meditative Wirkung von formelhaft vorgetragenen Gesängen. Dabei ist es aber nicht nur der Wiederholungsgesang, der den Menschen verändert, sondern auch die Wirkung, die von einzelnen Wörtern oder ganzen Textinhalten ausgeht. Zwei Grundrichtungen waren es, die im christlichen Mönchtum die Meditation bestimmten:

- Die »ruminatio«, die Wiederholung einzelner Worte aus der Bibel, auf die schon Martin Luther hingewiesen hat.
- Die »lectio divina«, die »göttliche Lesung«, die Beschäftigung mit der Heiligen Schrift; wobei beides heilende Wege sind, weil das bewegte Wort oder gar ein ganzer Text, im Sinne höherer Erkenntnis, Menschen verändern kann.

Die »ruminatio« und die »lectio divina« sind Erkenntniswege, die der senkrechten Dimension (Seite 167) und damit der Kontemplation zuzuordnen sind. Sie sind ein Einswerden mit Gott und gehen weit über die erste waagerechte Dimension der Vagus-Meditation hinaus.

Die neuen Erkenntnisse eines Bruce Lipton besagen, dass auch das gesprochene Wort in seiner inhaltlichen Bedeutung von allen Körperzellen aufgenommen und in seiner positiven Wirkung genutzt werden kann, ganz nach dem Motto: »Jede Körperzelle denkt von Anfang an.« Diese Erkenntnisse decken sich mit der modernen Quantenphysik, der Übertragung wichtiger Botschaften im Mikro- und Makrokosmos über das universelle Energie- und Informationsfeld. In diesem Sinne wirkt auch Musik, die uns ventral-vagale Sicherheit und Verbundenheit vermittelt und so entstehen Gefühle, wie Freude, Begeisterung, Leidenschaft, Verbundenheit und ebenso Entspannung und Erholung.

Musik und das gesprochene Wort vermitteln uns ventral-vagale Sicherheit.

Zwei Schicksale: Bach und Cobain

An dieser Stelle lohnt der Vergleich zwischen Vergangenheit und Gegenwart, wenn man sich die Frage stellt, warum sich die Menschen im heutigen Stressalltag ständig der Gefahr der Depression in Verbindung mit Sorgen und Ängsten ausgesetzt fühlen? In diesem Zusammenhang möchte ich zwei Schicksale miteinander vergleichen:

Der Genius Johann Sebastian Bach hatte ein schweres Schicksal. Er führte zwei Ehen; seine erste Frau Maria Barbara, die er über alles liebte, starb 1720, als er sich auf einer Konzertreise befand. So konnte er sich nur noch auf dem Friedhof von ihr verabschieden. Insgesamt hatte er zwanzig Kinder, von denen aber nur fünf Söhne und vier Töchter den Vater überlebten, sodass er ein Leben lang vom vorzeitigen Tod seiner Kinder begleitet wurde. Fast erblindet arbeitete er bis zu seinem Tod an der »Kunst der Fuge«. Trotz erfolgloser Augenoperation fast erblindet, gezeichnet vom Kräfteverfall, diktierte er seinen Choral: »Vor Deinen Thron tret ich hiermit.« All seine Werke trugen die Überschrift » Soli Deo gloria!«

Der Grunge-Musiker Kurt Cobain war weltweit erfolgreich. Sein Album »Nevermind« wurde über zehn Millionen Mal verkauft. Die amerikanische Musikbranche bezeichnete ihn 2008 als den größten Künstler. Als Leadsänger und begabter Gitarrist der Rockband »Nirvana« konnte er seine musikalische Begabung voll ausleben, wurde in seinen Kreisen bewundert und verehrt, wie selten ein Musiker. Er hatte eine Frau, die ihn liebte, er konnte aus diesem Blickwinkel betrachtet, mit seinem Leben rundum zufrieden sein.

Und dennoch, kein Musiker, kein Prominenter Amerikas drückte die Seelenlosigkeit des 21. Jahrhunderts treffender aus als dieser Gitarrist! Seine Musik war Protest und voller Zorn, aus ihr sprach die Verzweiflung der jungen Generation, sie bestand nur aus Disharmonien und seine Musiktexte waren zerstörerisch und obszön zugleich: »Ich hasse mich, ich will sterben« oder »Rape Me« (»Vergewaltige mich«). Die »Impermanenzlehre« Buddhas vom Nihilismus schien ihn anzuziehen, wonach es in dieser Welt keine Orientierung, keine Stabilität, keine Beständigkeit gibt und unser Sein nicht wirklich ist. In dieser Welt gibt es nur das Nicht-Selbst (anatman), sodass man nicht an das eigene Selbst glauben kann.

Cobain war emotional durchaus sensibel, sodass diese Botschaft der vernichtenden »Impermanenz« (»Ich glaube, dass ich nicht bin«) eine zerstörerische Wirkung für ihn haben musste. Mehrere Selbstmordversuche mit einer Überdosis Drogen gingen dem endgültigen Drama voraus. Sie waren immer gescheitert, seine Frau schaltete die Polizei ein, damit Cobains Waffen beschlagnahmt würden – aber, wie in den USA zu erwarten, geschah nichts. Die Polizei in Seattle fand am 8.4.1994 seine Leiche. Er hatte sich mit einer Schrotflinte den Kopf weggeschossen, zertrümmert bis zur Unkenntlichkeit. Der grausame Selbstmord Cobains wurde in der Zeitschrift »Rolling Stone« veröffentlicht und führte zu Nachahmungseffekten: 68 Menschen schieden auf die gleiche Art wie Cobain aus dem Leben. Hardcore war dann die Musik nach Cobain. Sie war eine sozialpolitische Entwicklung, die jedoch keinen künstlerischen Anspruch hatte. Die Bands hatten keine hohe Qualität, aufrührerische Texte waren in superschnelle Musik verpackt.

Eine Zeitungsnotiz dieser Tage: Die Strickjacke Cobains wurde mit der einmaligen Summe von 300.000 US-Dollar versteigert; ein Rekordbetrag, der bis dahin niemals für ein simples Kleidungsstück erreicht wurde.

Am Anfang war das Wort

Zurück zur Bibel. Das Johannesevangelium beginnt mit den Worten: »Im Anfang war das Wort, und das Wort war bei Gott, und das Wort war Gott. Im Anfang war es bei Gott.«

»Am Anfang war das Wort«, diese Aussage erhält mit den alten und den neuen Erkenntnissen eine ganz neue Bedeutung. Die früheren christlichen Mönche gingen dabei so weit, die ganze Bibel auswendig zu lernen. Sie waren davon überzeugt, dass Worte Menschen verändern können. Auf diese Weise gingen sie gegen alle negativen Einflüsse vor, wie Ärger, Ängste aller Art, aber auch Eifersucht und Habsucht. Und sie waren davon überzeugt, dass die Worte der Heiligen Schrift sie verwandeln und heilen könnten.

Diese Verhaltensweisen finden wir noch heute in der Ostkirche, die den Weg der Erkenntnis sucht, zum einen über den betonten Gesang, zum anderen aber auch über das Wort. Noch heute halten die Einsiedlermönche auf dem Berg Athos in Griechenland fest an ihrer »ruminatio«, nicht nur während der Gartenarbeit, sondern auch in einem Gespräch mit Brüdern, um auf diese Weise stets an ihrer Einstellung zur »absoluten Wahrheit« festhalten zu können. Aus ihrer Sicht gleicht die Meditation der Aufhellungswirkung auf verschmutzte Kirchenfenster, sodass das Licht des »heiligen Geistes« wieder in ganzer Fülle die Gläubigen erreichen kann.

Die christliche »ruminatio« ist durchaus vergleichbar mit bestimmten Verhaltensweisen im Buddhismus, denn auch hier setzt man auf die Kraft, die aus der Wiederholung kommt. Die Rede ist von den sich ewig drehenden Gebetsmühlen, die besonders im Lamaismus Tibets anzutreffen sind, wiederholt angetrieben auf den Rundgängen der Mönche im Schatten der Pagoden. Die buddhistischen Gebetsmühlen gleichen aber eher einer Automatik, während die christliche »ruminatio« von den Mönchen bewusst vorgetragen wird.

Melodie und Rhythmus

Im Tempoaufbau muss man zwischen Melodie und Rhythmus unterscheiden. Dabei entspricht die Melodie dem Aufbau des Atems, denn 16 Mal je Minute atmet der Mensch in Ruhe aus und ein. Das ist die

Vorgabe, die auch die Melodie bestimmt, sodass man beim Hören eines entsprechenden Musikstückes die Melodie synchron mitatmen kann. Hier gilt das Gesetz der Isomorphie, der übereinstimmenden Schwingung unterschiedlicher Körper, sodass aufbauende Resonanzen den Energiefluss steigern können. Ein zweiter Taktgeber im Körper ist der Herzschlag in Ruhe, ausgewiesen durch annähernd 65 Schläge/Minute. Das ist die Taktvorgabe für die Schlaginstrumente, für die linke Hand am Klavier, insgesamt für die Rhythmusgruppe. Das übereinstimmende Schwingen von Melodie und Rhythmus im Sinne der Synchronisation ist die feste Vorgabe einer Musik, die dann im menschlichen Körper Energieströme in Gang setzt, die neue Kräfte freisetzen können. In diesem Schwingen von unterschiedlichen Körpern gibt es jedoch eine hohe Stufe der Anpassungsfähigkeit. Verändert sich nämlich die Musik, so folgt diesem Rhythmus auch der menschliche Körper in seinem Schwingungsverhalten.

Die Synchronisation ist unter Stressbedingungen sehr wichtig, weil der Mensch in hoher körperlicher Erregung nicht unbedingt in der Lage ist, sich sofort auf die beruhigende Musik einzustellen. Das Herz in relativ hoher Schlagzahl unter Stressbedingungen reagiert eher auf einen beschleunigten Rhythmus und die forcierte Atmung passt sich der beschwingten Melodie an. Erst in einem zweiten Schritt sollte sich dann das Tempo sukzessive verlangsamen; der Körper beruhigt sich, die Herzschlagzahl nimmt ab, die Atmung vertieft sich, alle Organsysteme geraten in ruhiges Fahrwasser.

Meditative Musik im Stressalltag holt Menschen in ihrem hohen Rhythmus ab; Melodie und Rhythmus beruhigen sich langsam, so wird der erregte Mensch Schritt für Schritt in die Tiefenmeditation geführt.

So gesehen kann man nicht davon ausgehen, dass jedes Musikstück in getragener Form auch gleichzeitig meditativ ist! Musik wirkt nur dann entspannend, wenn sie den Vorgaben der Isomorphie zwischen der Musik und dem menschlichen Körper entspricht, sodass zwischen beiden »Ufern« Brücken der Verbindung geschlagen werden können.

Bach kannte die meditative Wirkung seiner Musik

Bach ist der Komponist, dem diese beruhigende Wirkung seiner Musik auf sein Publikum sehr wichtig war; primär ging es ihm um den Aufbau eines Vertrauensverhältnisses zu seinem Publikum. Bis zu 36 Mal wiederholt Bach im »wohltemperierten Klavier« (gleichschwebende Temperatur) bestimmte Melodien, dabei greift er bewusst auf das Präludium zurück, um Vertrauen, Entspannung und Beziehungen aufzubauen, und führt hierdurch seine Zuhörer in das erste Meditationsstadium (Alphazustand). Hat er diese Aufmerksamkeit erreicht, lässt er die Menschen um sich herum nicht in diesen irdischen Niederungen, auch er folgt in seiner Zielrichtung der Lebensspirale, die jetzt in die senkrechte, aufwärtsstrebende Dimension einschwenkt. Das ist nach der Meditation die Kontemplation, die uns eine Vorahnung darüber vermittelt, dass die absolute Wahrheit eher mit dem Herzen denn mit unserem Verstand erfahrbar gemacht werden kann.

Bach nimmt in dieser Situation seine Zuhörer an die Hand und führt sie dem Höheren entgegen, das er stets mit »Soli Deo Gloria« umschrieben hat.

In der Kantate »Vergnügte Ruh', beliebte Seelenlust« geht diese Einstellung Bachs schon aus dem Text hervor: »vergnügte Ruh'« steht für die Entspannung im ersten Stadium der Meditation (Stadium des Wissens) (Seite 167), während die »beliebte Seelenlust« der senkrechten, kontemplativen Ausrichtung entspricht, ausgedrückt durch das letzte Stadium der Meditation, dem Stadium der Weisheit.

Musik spricht direkt unser autonomes Nervensystem an

Dabei wird der Sympathikus, wie zu erwarten, von antriebsfördernden Elementen aktiviert, das sind schnelle, laute, helle Töne, der aufsteigende Dreiklang, der Sextsprung (das Sirenensignal Da-Di, Da-Da), die Quarte. Synkopen als rhythmisches Kennzeichen steigern die allgemeine Aufmerksamkeit, treiben den Blutdruck nach oben und beschleunigen den Herzschlag. Das ist Musik als Aufforderung zum Tanz! Dieser Rhythmus geht in die Beine, um mit Musik zu hüpfen oder sich im Kreis zu drehen.

Das vegetative Nervensystem spricht aber nicht primär auf Rhythmus an; es reagiert speziell auf die Melodie, sogar auf einzelne Tonfolgen, wenn sie denn zur Entspannung und Erholung langsam und getragen vermittelt werden. Dabei sind tiefe Töne um 30 Hertz angesagt, wenig Tonsprünge und die häufige Wiederholung ganzer Passagen. Das ist die Domäne der Meditation, die Menschen zur Ruhe und Entspannung bringt, wie bereits berichtet. Bei diesem Musikstil werden aber auch unsere Gefühle und Emotionen geweckt, daher kann Musik bisweilen einen regelrechten »Gänsehaut-Effekt« auslösen. Musik aktiviert und moduliert das vegetative Nervensystem. Es kommt zur Stimulation emotionsverarbeitender Hirnbereiche, zu Hormonspiegelveränderungen, und diese Reaktionen scheinen tief im Nervensystem verankert.

Eine Sonderstellung nimmt die Filmmusik ein, die vielfach von den Zuschauern im Kino gar nicht richtig wahrgenommen wird, weil sie im Hintergrund des Films für die notwendige Untermalung sorgt und somit im Unterbewusstsein registriert wird. Das war bei »Casablanca« und »Vom Winde verweht« allerdings ganz anders, denn diese Streifen wären ohne ihre Musik nie zu den Welterfolgen aufgestiegen – es waren eben Klänge mit Unvergesslichkeitswert. Zur höchsten emotionalen Aussage brachte es allerdings ein Wildwestfilm mit den bizarren Klängen einer Mundharmonika in »Spiel mir das Lied vom Tod«, ein Phänomen, einmal gehört und nie vergessen.

Musik weckt aber auch unsere Erwartungshaltung. Sie macht uns neugierig auf die Dinge, die da kommen werden. Damit stellt sich uns die Musik im Gegensatz zur darstellenden Kunst immer in der Gegenwart dar, stets dynamisch, denn man ist darauf gespannt, was im nächsten Augenblick passiert. Das ist die angesprochene Erwartungshaltung, die jedes Konzertpublikum in Spannung versetzt. Wie tritt der Pianist auf, wie wird er das Klavierkonzert von Chopin heute spielen? Ein Raunen und Summen schwebt über den Menschen im Saal, eine geistvolle Schwingungsebene, die sich im nächsten Moment ganz dem Geschehen auf der Bühne ergeben wird.

Die Emotionen der Musiker übertragen sich auf ihr Publikum, und das mit direkter Ansprache seiner Spiegelneuronen, die die gleichen Emotionen entstehen lassen, wie sie die Musiker in ihrem Spiel erleben. Die Harmonien in der klassischen Musik sind dabei besonders geeignet, die Stresshormone abzubauen, wie bereits berichtet.

Die körperliche Wirkung von Musik

Musik in seiner Wirkung ist tief im Menschen verankert und eng mit der Meditation verbunden. Jeder Mensch kommt mit seiner mehr oder weniger individuellen Musikbegabung auf die Welt. Die ersten Äußerungen in dieser Beziehung sind summende, lallende Klänge, die schon das Baby beherrscht. Natürlich ändern sich die akustischen Äußerungen der ersten Tage, bis sie schließlich im Erwachsenenalter in komplexe Musikerlebnisse übergehen, beginnend mit der Feinmotorik des Musizierens bis hin zum echten Hörgenuss erlebter Klassik.

Unterschiedliche Gehirnareale verarbeiten die Harmonien sowie wechselvolle Melodiekonturen, dazu kommen die entsprechenden Rhythmen und speichern sie in unserem Musikgedächtnis. Primär ist jedoch das emotionale Gehirn die zentrale Anlaufstelle für Musikbotschaften im Gehirn. Dabei trifft der Schall zunächst das Ohr, versetzt das Trommelfell in Schwingungen und erreicht schließlich den Hörnerv, wo die akustischen Signale in elektromagnetische Impulse übersetzt werden, um danach praktisch über die meisten Areale verteilt zu werden. Muskeln des Gesichts, des Kopfes und des Mittelohres, die zum System sozialer Verbundenheit gehören, sind beim Musikhören und beim Musizieren aktiv.

> *Musik versetzt das ganze Gehirn in einen Schwingungszustand, praktisch ein universelles Erlebnis.*

Erklingt Musik, so wird sie sofort als Sprache der Gefühle verstanden, die im Falle der Zustimmung den Körper »in the mood« bringen. Dissonanzen, kreischende Stimmen oder gar die Sirene erzeugen mit der Aufmerksamkeit auch gleichzeitig Angst und Ablehnung. Danach folgt die Zeiteinteilung der Töne durch ihren rhythmischen Aufbau, durch den Wechsel betonter und unbetonter Zeitabschnitte:

Das ist zum einen die »Aufforderung zum Tanz« durch antriebsfördernde Musik, wie bereits berichtet, worauf unser Bewegungssystem anspricht. Diese Musik wird beherrscht durch aufsteigende Akkorde, häufig verwendete punktierte Noten, wobei sich besonders der Sextsprung und die Quarte bei der Mobilisierung bewährt haben. Durch die entsprechenden Tänze wird der Körper in wechselnde Dreh- und Kreisbewegungen versetzt, um sich im Falle der Herz-Kreislauf-Förderung über Kurz- oder Langstrecken zu bewegen. Bewährt in der Medizin hat sich Ausdauertraining, schwere Herz-Kreislauf-Erkrankungen, wie Herzinfarkt oder Schlaganfall, können vermieden werden, wenn es denn häufig genug und über entsprechend lange Strecken praktiziert wird. Hier wirkt Musik besonders antriebfördernd.

Unter gänzlich anderen Vorzeichen steht Musik der Entspannung, der Erholung, der Meditation. Hier ist stets ein gewisser

Minimalismus angesagt, denn jeder größere Tonsprung, wechselnde Akkorde erzeugen neue Aufmerksamkeit. In der meditativen Musik gilt das Prinzip der Wiederholung.

Warum Summen glücklich macht

Summen, Schnurren, Singen, Brummen sind variable Klangformen unserer Stimme. Sie sind, wie Sie bereits wissen und vermutlich anhand der Übungen auch schon ausprobiert haben, die Startsignale der Vagus-Meditation. Vor allem das Summen fällt den meisten Menschen leichter als das Singen. Summen funktioniert schnell, leicht und ohne große Einstimmung.

> *Summen verstärkt den ventralen Tonus und schon deshalb fühlen sich Menschen glücklicher, wenn sie summen.*

Summen ist ebenso verstärkte Ausatmung gegen Widerstand mit Vagusstimulation wie Singen, denn die Stimmbänder müssen durch den betonten Ausatmungsstrom erregt werden und dieser Widerstand wird durch die betonte Ausatmung erreicht. Diese verstärkte Ausatmung betont nachweislich die Herzratenvariabilität; dies ist der entscheidende Test für den Vagustonus. Das Singen mehrerer Silben auf einen Ton, wie »Om« oder »Am« beim Chanting, wie das in vielen Religionen der Fall ist, betont automatisch die Ausatmung. Untersuchungen haben den gleichzeitigen Abbau von Stresshormonen gezeigt, bei gleichzeitiger Verstärkung des Immunsystems mit Verringerung von Angst und Depression. Stimulationen des Vagus wurden allein beim Singen von »Om« beobachtet.

Singen als »dissipative Struktur«

Singen ist nichts Festes, nichts Beständiges, nichts materiell Greifbares! Singen ist vielmehr ein Schwingen in ständiger Veränderung des Tonerzeugers (Stimmbänder) mit anschließender Tonübertragung durch Klangwellen, die dann in der körperlichen Umgebung Resonanzphänomene auslösen können. Diese besondere Form der Dysbalance kann auch als Ausgangslage für eine neue Ordnung dienen und diese neue Struktur steht für Bewegung im Sinne der Veränderung, die der Physikochemiker Prigogine unter dem Begriff der »dissipativen Struktur« zusammengefasst hat. Was ist ein Springbrunnen ohne springendes Wasser, ein Wasserfall ohne turbulente Fluten, ein Wasserwirbel ohne die Reibung von schnellem und langsamem Wasser, ein Tornado ohne die Konfrontation zwischen heißen und kalten Luftmassen?

> *Dissipative Strukturen sind verströmte Energie in einer neuen Welt der Schwingungen, dargestellt durch Wellenbewegungen, die sich aneinander reiben, durch Überlagerungen aufbauen, aber auch gegeneinander auslöschen können.*

Dissipative Strukturen bestimmten unsere Welt hinab bis auf die Ebene der Elementarteilchen, die geheimnisvolle Welt der Unschärferelation, hinter der sich das Rätsel um die Entschlüsselung des letzten Bausteins der Materie verbirgt. Gegenwärtig verschwindet jedes Elementarteilchen im Impuls der Bewegung und just in dem Moment, wo der Mensch glaubt, es fassen zu können, verliert es sich im Bewegungsimpuls. Dieses Unschärfe-Phänomen nach Heisenberg bringt noch heute die Physiker in der Beschleunigungsanlage CERN in Genf dazu, sich die Haare zu raufen, weil sie vor einem Rätsel stehen auf ihrer Suche nach der »Theorie von Allem«!

Dissipativ sind somit alle Erscheinungen dieser Welt, die Energie zum Fließen bringen, die Materie in ihre Wirklichkeit versetzen, wie das stürzende Wasser in einem Wasserfall, der zuckende Blitz am dunklen Nachthimmel oder das bizarre Nordlicht in ständiger Oszillation. Die Entdeckung der dissipativen Strukturen wird die Medizin erweitern, dabei aber viele alte Heilmethoden, die im Altertum intuitiv bereits genutzt wurden, neu beleben und für die modernen Wissenschaften rational erklärbar machen.

Diese Aussage gilt eben auch für das Singen, das ebenso eine typisch dissipative Struktur unserer Stimme darstellt, ein Verströmen an Energie, sodass die Meditation auf diesem Wege unserer Gesundheit dienen kann.

> *Singen heilt Menschen, ob auf der Bühne als Solist, im Chor oder allein im Badezimmer.*

Singen heilt

Die betonten und unbetonten Zeitabschnitte in der Musik versetzen den Körper zurück in natürliche Rhythmen, das sagt die neue Chronobiologie. Tiefgehende Resonanzen im Körper sind die Folge, die blockierte Schwingungen wieder neu einstimmen, so entstehen synchrone Schwingungsmuster unterschiedlicher Regionen, analog zur Entstehung von Gammawellen im Gehirn, wenn erfahrene Mönche Mitgefühl meditieren.

Das ist die gesundheitsfördernde Synchronisation von körperlichen Rhythmen unterschiedlicher Regionen, ausgelöst durch den Atemrhythmus beim Singen, sodass Dysbalancen wieder zurück in den Zustand der inneren Kohärenz versetzt werden können:

- Die Stresshormone Adrenalin und Noradrenalin werden abgebaut.
- Meditativer Gesänge bauen das Leistungs- und Glückshormon Dopamin auf, das allein schon durch die Meditation bis zu 65 % gesteigert werden kann.
- Durch den Abbau der Stresshormone und durch die Wiederherstellung der inneren Kohärenz werden Schlafstörungen überwunden und ein gesunder Schlafrhythmus aufgebaut.
- Singen ist innerer Lobpreis mit Begeisterung. Das schafft emotionale »Gänsehauteffekte«, ein bewährtes Antidepressivum ohne jegliche Nebenwirkungen.
- Singen dämpft die Wirkung des Mandelkerns und baut damit Ängste ab und über den »Gänsehauteffekt« entsteht eine Atmosphäre der Lust und Laune.
- Singen stärkt das Immunsystem durch die Bildung von Immunglobulin A. Dies konnte A. R. Beck von der University of California bei 32 Sängern des Pacific-Choral-Chores nach der Aufführung der »Missa solemnis« von Beethoven nachweisen. Das Immunglobulin A konnte um 240 % gesteigert werden. Dieser Antikörper kommt in den Schleimhäuten vor und er kann Krankheitskeime und Allergene bekämpfen.
- Singen ist auch eine besondere Form des »inneren Joggings«, denn insbesondere der tiefe Atem wird gefördert und damit werden speziell auch die Atemhilfsmuskeln am Hals (der seitliche Kopfnicker und die oberen Rippenheber) sowie das Zwerchfell

gestärkt, die große Muskelplatte zwischen Brustkorb und Bauchraum.

- Durch die hohe Bewegungsamplitude des Zwerchfells kommt es zu einer Förderung der Magen-Darm-Passage und zu einer aufbauenden Massage so wichtiger Organe wie Herz, Leber, Pankreas und des quer verlaufenden Dickdarms.
- Insbesondere das Singen im Chor fördert die soziale Kompetenz, denn man muss wieder lernen, sich auf den anderen einzustellen, man kann eben in dieser Gruppe nicht einfach machen, was man gerade will.
- Singen ist gelebte Vagus-Meditation, denn durch das gesungene Wort steht die Ausatmung im Vordergrund, die schon allein den Vagus aktiviert. Hinzu kommt die Erregung der Stimmbänder, die wiederum den neunten Hirnnerv stimulieren. Das Entspannungssignal trifft auf das Kerngebiet im Hirnstamm und hier ist es dann der Vagus, der die Botschaft an Herz, Lunge und Bauchraum trägt. Die Tiefenentspannung kann beginnen: Das ist der Nervenkanal, der dafür sorgt, dass das Singen die Gesundheit fördert.

Ein Leben in Balance

Ständige Veränderungen gehören zum Leben. Bleiben wir flexibel und tarieren uns immer wieder neu aus? Wie gewinnen wir Resilienz? Wie finden wir unser Gleichgewicht?

Unser Leben ist immer eine Gratwanderung, auf der wir leicht unsere Balance verlieren können, weil die seitlichen Fliehkräfte uns jederzeit aus der Bahn tragen können. Vorsicht, Absturzgefahr, entweder nach der rechten oder linken Seite. Lange Klagelieder nach einem »Absturz« helfen wenig; es nützt keinem, jammernd und lamentierend am Boden liegenzubleiben. Selbstorganisation eigenständiger Kräfte ist jetzt das Gebot der Stunde. Jetzt kommt es auf das richtige Stehvermögen des Betroffenen an. Ein Skispringer auf der großen Schanze darf nach einem Sturz nicht zu lange im Schnee stecken bleiben. Unmittelbar nach dem Ausrutscher muss er, bei nicht zu arger Verletzung, wieder auf den Sprungturm, um einen neuen Anlauf zu wagen, nur so findet er schnell wieder zu altem Selbstvertrauen zurück. Im Alltag gibt es viele Shutdown-Situationen, die uns aus der Bahn werfen können, jetzt kommt es aber auf die psychische Stärke des Einzelnen an, um wieder in den ventral-vagalen Zustand der Kohärenz, der Balance und der inneren Ausgewogenheit zurückzufinden.

Wir möchten nun noch gemeinsam mit Ihnen einige Überlegungen anstellen, was zu einem Leben in Balance gehört und wie sich die Resilienz fördern lässt, denn wir nähern uns langsam dem Ende des Buches.

Balance zwischen Anspannung und Entspannung

Stress als Anspannung durch den sympathischen Zustand braucht der Mensch, um sein Durchsetzungsvermögen zu verbessern. Diese Tugend ist gefragt, wenn man mit gutem Ergebnis eine Prüfung bestehen will, um einen Wettbewerb zu gewinnen, um einen spektakulären Berggipfel zu bezwingen oder um auf der Bühne im Applaus seines Publikums schwelgen zu können. Die Anlage zur Anspannung ist elementar und existenziell zugleich, aber bitte nicht auf Dauer, sondern nur punktuell und zeitlich begrenzt. Alles im Leben hat seine Zeit, speziell die Zeit innerer Erregung in Zusammenhang mit der Anspannung durch den Sympathikus. Das ist das rhythmische Wechselspiel natürlicher Bipolarität, wie es in unserer Überlebenszentrale programmiert ist, ausgeführt durch den Stressnerv Sympathikus, dem allerdings der Entspannungsnerv Parasympathikus oder Vagus entgegengesetzt ist. Im ersten Buchteil haben wir uns bereits ausführlich mit diesen beiden Gegenspielern beschäftigt. Und Sie wissen daher, dass beide Leitsysteme nicht gleichwertig reagieren: Der Sympathikus ist der Stürmer und Antreiber, der primär den Ton angibt, der Vagus hält sich als Gentleman vornehm zurück, er bleibt verborgen im Hintergrund. Im Sinne der Resilienz ist aber jeder in seiner Funktion gleich wichtig. Dem Vagus muss man die Hand reichen, um ihn aus seiner Reserve zu locken, damit der Gesamtorganismus nach der Belastung durch Co-Regulationen wieder in den Zustand der Homöostase zurückkehren kann.

Im heutigen Alltag besitzt der Stressnerv Sympathikus Priorität gegenüber dem Entspannungsnerv Vagus. Das ist die Erklärung dafür, dass die allgemeine Entspannungskultur in unserer Leistungsgesellschaft immer das Nachsehen hat und dass jeder Einzelne von uns im Sinne der Resilienz dafür Sorge tragen muss, sein eigenes Entspannungsverhalten täglich zu kultivieren, er sollte es sogar bewusst organisieren. Ratsam auf diesem Wege sind festgeschriebene Rituale mit hohem Erinnerungswert, wie die tägliche Vagus-Siesta über 15 Minuten mittags am Arbeitsplatz.

Sorgen Sie aber vor einer wichtigen Prüfung, vor einem bedeutsamen Wettbewerb oder vor einem Bühnenauftritt dafür, dass Sie ein gewisses Maß an Anspannung stets aufrechterhalten, damit Sie eine optimale Leistung erbringen können. Die Vagus-Meditation kurz vor einem wichtigen Einsatz ist nur dann wichtig, wenn Sie so nervös sind, dass Sie vor Aufregung die Kontrolle über Ihr Denken verloren haben, weil dann für Sie der Gedächtnisspeicher geschlossen ist.

Entspannungsstrategien sollten daher immer gezielt und bewusst zum Einsatz kommen, aber man kann in Einzelfällen auch des Guten zu viel tun, weil das bestehende Leistungspotenzial durch zu viel Entspannung geschwächt werden kann. Ein Schauspieler brachte es auf den Punkt, als er sagte. »Das Publikum hat ein Anrecht auf mein Lampenfieber, wenn ich zur Hochform auflaufen will.«

Leistungsbereit, aber nicht übertrieben ehrgeizig

Jeder Mensch stellt an sein Leben ganz bestimmte Anforderungen, die aber ohne Leistung und Disziplin kaum zu erreichen sind. Diese Einstellung prägt schon das Leben in der Kindheit, wenn Ballspiele ausgetragen werden, wenn um die Wette gelaufen wird, beim Treibballspiel, ja sogar beim Angeln, wenn der Freund mehr Fische gefangen hat. In der Zeit antiautoritärer Erziehung kamen die Schüler heimlich zum Lehrer, um die wirkliche Bewertungsnote ihres Aufsatzes erfahren zu können. In der berühmten Stoljarski-Musikschule in Odessa (Ukraine) hingen die Wettbewerbsgewinner unterschiedlicher Instrumente in großen Bildern auf den Gängen, damit jeder sie bewundern konnte.

Wettbewerb ist gut und bringt Höchstleistungen hervor, er darf aber nicht übertrieben werden, denn im Gemeinschaftsleben ist das soziale Miteinander genauso bedeutsam wie das Konkurrenzdenken. Steht jedoch nur der Wettbewerb im Vordergrund, so ist der Weg ins Versagen oft nicht weit und damit sind der Depression Tür und Tor geöffnet. Das zeigt auch der Spitzensport, der nur vom Leistungsgedanken lebt. Dabei ist das Dopingproblem nicht unter Kontrolle zu bringen, die Gesundheit der Athleten spielt nur eine Nebenrolle, alles wird dem Erfolg untergeordnet. In diesem harten Wettbewerb sind nur Gewinner gefragt; durch Verletzung oder im Falle der Erfolglosigkeit wird man schnell ins Abseits gestellt.

Gesunder Optimismus

Hoffnung, positive Gefühle und Dankbarkeit sind zum einen ein Geschenk, können aber auch eingeübt werden. Hoffnungsträger sind auch Optimisten, sie gehen die Werke konkret an, bauen keine Luftschlösser und beschäftigen sich konkret mit der Gestaltung der Zukunft. Diese hoffnungsvolle Wegbereitung ist auch eine Frage der Vernunft. Diese Menschen versuchen, gesunde Strategien in ihrem Leben umzusetzen; dabei wollen sie Krankheiten ursächlich beheben, nicht abwarten, bis die Krankheit ausgebrochen ist, obwohl sie viele Warnzeichen gesendet hatte. Optimismus im Sinne der Vernunft ist auch eine Frage der Überzeugung, denn es gibt einen Überzeugungsoptimismus, der aber realistisch sein muss, also keine Luftschlösser bauen. Optimismus ist immer sehr konkret, lässt sich schwer verallgemeinern. Wahrer Optimismus zeigt sich unter schwierigen Bedingungen, wenn der persönliche Spielraum sehr eingeschränkt ist, z.B bei Soldaten im Krieg oder bei Gefangenen in einem Lager etc.

Die Parabel für Überzeugungsoptimismus: Zwei Frösche fallen in eine Kanne, die mit Milch gefüllt ist. Der pessimistische Frosch verzweifelt aufgrund der aussichtslos erscheinenden Lage und ertrinkt jämmerlich. Der optimistische Frosch strampelt aus Leibeskräften mit den Beinen und sitzt schließlich glücklich auf der Butter.

Im Moment leben

Im Augenblick, im jetzigen Moment, gibt es keine Sorgen. Die entstehen immer erst dann, wenn wir uns Gedanken über die ungewisse Zukunft machen oder über die Vergangenheit nachgrübeln. Daher lautet die Devise »Carpe diem«, »Pflücke den Tag«. Ich würde noch lieber sagen: »Genieße den Tag.« Der bekannte niederdeutsche Schriftsteller Fritz Reuter hat es so ausgedrückt: »Wenn einer dauhn deit, wat hei deiht, denn kann hei nich mihr dauhn, as hei deiht.« Stress kommt immer erst dann auf, wenn man Vergangenheit und Zukunft mit ins Kalkül einbezieht. Menschen unter Dauerstress sind immer auch zerstreut, sie sind nie richtig in der Gegenwart und können sich schwer konzentrieren. Tägliche Haushaltsarbeiten, die Routine sind, werden als langweilig empfunden, beim Lesen weichen ständig die Gedanken ab und in Vorträgen ist man nie richtig bei der Sache, Ermüdung macht sich breit. Diese Personen sind bei einer Veranstaltung mit ihren Gedanken bereits bei der nächsten, sie machen sich Sorgen über morgen und übermorgen, obwohl sie die mögliche Negativentwicklung nur vermuten können. Es geht aber um das »Aufgehen im Tun« das Mihaly Csikszentmihalyi mit »Flow« bezeichnet hat. Bei seiner Untersuchung in Betrieben stellte er fest, dass die Mitarbeiter dann am glücklichsten waren, wenn sie bei der Arbeit »Flow« durch Achtsamkeit erlebt haben. Die Kollegen allerdings, die bereits am Nachmittag immer wieder zur Uhr schauten und nur auf den Feierabend warteten, waren häufig auch unzufrieden.

Selbsterkenntnis

Die Beschäftigung mit dem Selbst ist ein wichtiger Faktor in der Resilienz, wobei sich diese Einstufung im Vergleich zu früher deutlich geändert hat. In der Vergangenheit spielten in der Erziehung Demut und Bescheidenheit eine wichtige Rolle. Meine Mutter gab mir schon früh den Rat: »Junge, nimmt dich nicht so wichtig. Mache erst mal deine Prüfungen, möglichst mit gutem Ergebnis, und lerne etwas, bevor du große Reden hältst.«

Mit der Leistungsgesellschaft hat sich dieses Verhalten deutlich geändert, denn das »Ego« des Einzelnen ist in den Mittelpunkt gerückt. Lehrer und Politiker werden von jungen Menschen mit wenig Lebenserfahrung scharf kritisiert und oft an den Pranger gestellt. Dieser neue Mensch versucht aus einem starken Eigenbewusstsein heraus, den Sinn und Zweck seines Lebens zu finden; dabei spielt die eigene Erfahrung oft nur noch eine untergeordnete Rolle, weil ganz einfach die notwendige Berufs- und Lebenserfahrung fehlt. Diese neue Richtung ist der Weg der Selbstwirksamkeitserfahrung, damit ist die Erkenntnis gemeint, die durch eigene Beurteilung aus dem Ich heraus entstanden ist, um so Veränderung in Umwelt und Gesellschaft durchzusetzen. Aus dem betontem Ich heraus resultieren hohe Erwartungen an das Leben, die aber oft stark von der Realität abweichen. Darunter leidet die eigene Resilienz, denn Enttäuschung ist immer auch ein Stressfaktor, der vielfach mit einer Abschwächung des Immunsystems einhergeht.

Soziale Kompetenz

Das einvernehmliche Miteinander mit Freunden, Bekannten, ehemaligen Schulkollegen oder Sportsfreunden ist einer der wichtigsten Resilienz-Stimulatoren. Dazu zählen auch Bekannte aus der Nachbarschaft und es lohnt sich mit Menschen, die in der Nähe leben, engere soziale Beziehungen aufzubauen. Soziale Kontakte über Medien aufzubauen ist in Hinsicht auf die Förderung der Resilienz wenig hilfreich. Über diese Medien kann man vielleicht Informationen austauschen, aber tiefere emotionale Verbindungen brauchen gemeinsame Erlebnisse. Es braucht den persönlichen Erfahrungsaustausch. Das ist dann ein echtes Stressventil. Auch der Staat mit all seiner sozialen Unterstützung kann zwar erste Probleme bei der Integration lösen, er kann aber die wirksame Nachbarschaftshilfe von Freunden und Bekannten nicht ersetzen.

Für das friedliche Miteinander braucht es direkte Verbindungen von Mensch zu Mensch (somit ist das Gebot des Corona-bedingten »social distancing« menschenunwürdig). Es braucht Menschen, zu denen man direkte Beziehungen aufbauen kann. Dabei ist es wichtig, dass sich jeder Mensch auch nach außen öffnet, wobei der neue Vagus hier seine ganze Stärke ausspielen kann. Schon über das »Lachen mit den Augen« können persönliche Hindernisse schnell ausgeräumt werden und das offene und ehrliche Gesicht schafft Vertrauen. Vertrautheit fördert menschliche Bindungen und auf dieser Grundlage lässt sich ein friedliches Miteinander aufbauen. Organisieren Sie Straßenfeste in Ihrer Wohngegend, damit Gespräche und Austausch zwischen Nachbarn möglich sind.

Belohnen und Loben

Loben Sie Ihre Kinder, aber führen Sie Ihre Nachkömmlinge auch frühzeitig an eigenverantwortliche Tätigkeiten heran. Sparen Sie nicht mit Belohnungen, wenn von Ihren Kindern eine Aufgabe zu Ihrer vollen Zufriedenheit erledigt wurde. Befehle sind dagegen weniger förderlich, weil sie Menschen in echte Bedrängnis bringen können. Aber übertragen Sie bestimmte Verantwortlichkeiten durchaus Ihren Kindern, damit sie zu eigenständigen Persönlichkeiten mit Verantwortungsbewusstsein heranwachsen können. Denken Sie also immer daran, dass strenge Befehle vom Gehirn kaum verstanden werden. Jedes Kommando ist aus Sicht der Psychologie hirntechnischer Unsinn. Befehle mögen im Militär ihre Gültigkeit besitzen, aber im Kinderzimmer und in der Schule sind sie fehl am Platz.

Kohärentes Lebensquartett

- erfülltes Arbeitsleben unter Berücksichtigung persönlicher Begabungen
- positive Sozialkompetenz in Familie, mit Freunden und Bekannten
- Bewegung, befreite Gelenke, komplexe Tiefenentspannung
- Glaube, Liebe, Hoffnung als Sinnfrage

Gehen Sie sparsam mit materieller Belohnung um. Für Kinder ist es keine Hilfe, wenn sie in ihrem Zimmer in der Vielzahl der Spielsachen untergehen. Und kontrollieren Sie streng den Umgang mit Fernseher und Internet. Belohnen Sie Ihre Kinder mit ideellen Dingen, die die Kleinen an Musik heranführen, an »Jugend musiziert«, an das Lesen wertvoller Bücher und an Naturreisen, um dann im späteren Leben sich für eine Sache aus ganzen Herzen begeistern zu können. Kinder sollten sich noch mit einfachen Dingen zufrieden geben können. Mir fällt auf, dass die Koffer der Schüler auf Reisen in ein Feriencamp immer größer werden. Wir sind früher mit einem einfachen Rucksack in die Schulferien gefahren und haben in Boltenhagen in einer einfachen Scheune auf Stroh übernachtet. Es hat uns nicht geschadet und noch heute denke ich gern an die gemeinsamen Abenteuer zurück.

Langer Atem statt atemlos

Körperliche Bewegung stärkt die Resilienz. Bewegung aber mit allen Sinnen und nicht wie von Sinnen. Halten Sie stets das rechte Maß und überfordern Sie sich nicht. Bleiben Sie beim Ausdauertraining immer in der aeroben, sauerstoffreichen Trainingszone. Sie atmen über die Nase ein und über die Nase aus. Auf diese Weise kann man das Herz nicht überfordern. In jungen Jahren können Sie auch an Wettbewerben teilnehmen, aber bleiben Sie maßvoll und vermeiden Sie jede Form von Aufputschmitteln. Ernähren Sie sich natürlich und ausgewogen, aber betreiben Sie keine Eiweißmast. Sport fördert den Gemeinschaftssinn, verstärkt die soziale Kompetenz und im direkten Wettbewerb mit anderen lernt man auch, dass man im Leben nicht immer unter den Gewinnern stehen kann. Es stärkt die Resilienz ganz ungemein, wenn man mit Anstand auch eine bittere Niederlage wegstecken kann.

Elastisch und anpassungsfähig

Elastizität, nicht die grobe Kraft, ist das wichtigste Energiekonzept der Natur. Diese Aussage gilt auch für den Menschen, der aber durch die monotone Anpassung an die Technik frühzeitig seine Geschmeidigkeit aufs Spiel setzt. Für die Resilienz von hoher Bedeutung ist daher die Maxime, trotz vorherrschender Einseitigkeit bei der täglichen Arbeit ständig für ein wirksames Faszienstretching zu sorgen, das in regelmäßiger Wiederholung ein Leben lang zu praktizieren ist. Besonders die lange Sitzarbeit schädigt den Rücken und jeder von uns ist gut beraten, dafür zu sorgen, möglichst aufrecht durchs Leben zu kommen, um nach dem Arbeitsleben nicht von anderen Menschen abhängig zu sein.

Zum guten Schluss

Nun bleibt mir nur noch, Ihnen die wichtigsten Botschaften dieses Buches noch einmal in kompakter Form mit auf den Weg zu geben

- Nutzen Sie von nun an täglich die Vagus-Meditation als Ritual zur komplexen Tiefenentspannung, denn diese muss als tragende Energie- und Lebensquelle eingestuft werden.
- Sorgen Sie für täglichen Bewegungsausgleich im Ausdauerbereich.
- Gönnen Sie sich täglich mehrfach Faszienstretching als optimales Elastizitätstraining. Wenn Ihr Beruf monotone Sitzarbeit erfordert, möglichst im 2-Stunden-Rhythmus.
- Ernähren Sie sich ausgewogen, gesund und natürlich.
- Denken Sie daran, dass soziale Kompetenz und die Aktivierung des neuen ventralen Vagus Hand in Hand gehen. Das eine bedingt das andere. Wir Menschen sind soziale Wesen, die sich am wohlsten in einer harmonischen Gemeinschaft fühlen.
- Durch das Beschenken anderer beschenken Sie sich auch selbst. Unsere Spiegelneuronen werden aktiviert, und das Glück des anderen erwärmt auch das eigene Herz. Auf diese Weise sorgt der Gemeinschaftssinn sogar dafür, dass eigene Stresshormone abgebaut werden können.
- Bereichern Sie Ihr Leben durch Musik, Tanz und Gesang, sowohl in passiver – als Zuhörer/Zuschauer – als auch in aktiver Weise, indem Sie selbst musizieren, tanzen und singen.
- Wir Menschen brauchen Glauben, Liebe, Hoffnung. Jeder sollte sie für sich persönlich im Leben erfahrbar machen.

Nachklang

Der Vagus, insbesondere der neue Vagus, fördert den Glauben an das Gute im Menschen, damit wir unser Leben wieder sinnvoll gestalten können. Geht es doch vorrangig um eine Lebensgestaltung im Sinne der Selbstorganisation, damit alle unsere guten Vorsätze Realität werden. »Am Anfang war das Wort«, aber das Wort findet nur dann seinen Eingang in das menschliche Denken in dieser lauten, schnellen Welt, wenn der Mensch wieder lernt, konzentriert zuzuhören und zu beobachten. Nur in der Stille, nur in Ruhe und Entspannung, wie sie der Vagus uns vermittelt, werden wir ein offenes Ohr dafür entwickeln, was für ihn wichtig und unverzichtbar ist. Jeder Mensch ist auf einen Glauben eingestellt, auf eine Botschaft, zu der er aufschauen und nach der er sich richten kann, er braucht die »Leuchtkraft« der Rituale. Ohne Rituale ist das Leben fad und leer, alles dreht sich nur noch um Arbeit, Freizeit und Vergnügen, aber durch Rituale erfährt das Leben erst seinen höheren Sinn.

Auf diesem Weg können wir dann wieder zu unserem natürlichen Rhythmus zurückfinden; dabei geht es primär um die Überwindung von Hindernissen, denn die Welt in ihrer prägenden Bipolarität hält neben guten auch negative Überraschungen für uns bereit.

Im Vordergrund thront aber immer das große »Ich«, das heißt, der Mensch sieht die Welt um sich herum betont aus der Perspektive der ersten Person heraus. Dieses egoistische Streben macht ihn dann zum Einzelkämpfer, der frühzeitig gelernt hat, seine Ellbogen einzusetzen, der von Leistung, Erfolg und Gewinnmaximierung bestimmt wird, der dabei ein Leben führt, das vorrangig nach außen gerichtet ist. Dieser Erfolgsmensch ist ständig auf der Suche nach Anerkennung, er liebt die Öffentlichkeit, das Scheinwerferlicht und die Präsentation auf dem roten Teppich. In dieser Hinsicht ist er unersättlich, er sucht den öffentlichen Auftritt, der möglichst in Nähe der Medien oder der VIPs stattfinden sollte. Das Wort und das stille Zuhören ist nicht seine Sache. Er ist vorlaut, fällt anderen ins Wort und bringt nur noch wenig Geduld auf, um Dinge zu ertragen, die nicht seinen Zielvorstellungen und seinem persönlichen Geschmack entsprechen, und darauf hat sich seine ganze Umgebung einzustellen. Naturvölker, wie die Indianer Nordamerikas, sind für ihn Wilde. Doch diese vermeintlich Wilden haben eine Kultur des Zuhörens entwickelt, bei der im Redekreis immer der, der gerade sprach, die volle Aufmerksamkeit aller anderen hatte. Dieses echte Zuhören und Ausredenlassen ist eine Tugend, die im heutigen Getümmel der Egoisten oft fehlt.

Für diese Macher ist die Natur nicht mehr »Mutter Natur« und heiliges Land, wie bei den Naturvölkern, sondern nur noch Mittel zum Zweck! Sie bedienen sich in der Natur, ohne Rücksicht auf die Nachhaltigkeit, beuten alle Ressourcen bis zur bitteren Neige aus. In den Urwäldern in Brasilien werden mit großen Maschinen Tropenhölzer geschlagen, um den Holzhunger der Industrienationen zu bedienen und um immer mehr Acker- und Weideflächen zu schaffen. Der unermesslich wertvolle Urwald wird unwiederbringlich zerstört. Und die Welt schaut zu. Die neue Regierung Brasiliens hat alle Schutzmaßnahmen für den geschädigten Regenwald aufgekündigt. Deutschland und Norwegen haben inzwischen alle Fördergelder aufgekündigt und trotz aller Proteste hat man den Raubbau wichtiger Regenwälder wieder aufgenommen.

Noch ein Wort zum »Peitscheneffekt« des Sympathikus, der den Menschen zum Kämpfer macht, der zielorientiert und ohne Umwege seine eigenen Interessen verfolgt. Er strebt mit Macht nach vorn, koste es, was es wolle. Auf der Autobahn kennt er nur das Gaspedal, immer auf der Überholspur, langsamere Autos werden durch massives Auffahren beiseite genötigt, gebremst wird nur im Notfall.

Völlig anders verhält sich der Mensch, der sich vom neuen Vagus führen lässt. Im Gegensatz zum ichbetonten Sympathikotoniker hält sich der Vagotoniker eher zurück. Wie der ihn leitende Vagus, der Gentleman unter den Nerven, setzt er sich nicht aufmerksamkeitsheischend in Szene, sondern ruht in sich selbst. Der Vagus-Mensch ist eher nach innen gerichtet. Seine Handlungen und Worte kommen nicht aus der »ersten Person«, dem Ego, sondern entstehen aus der Weisheit der »transpersonalen Bewusstseinsebene«. Damit ist er der Repräsentant des neuen Vagus, der soziale Kompetenz ausstrahlt, der entspannt und in sich ruhend auf andere zugeht. Ein lebendes Vorbild. Er überzeugt durch seine Vorbildfunktion und nicht dadurch, anderen seinen Willen aufzuzwingen. Statt der drohenden Faust schenkt er anderen Menschen sein »Vagus-Lächeln«.

Er geht mit offenem Gesicht und offener Haltung auf andere zu und wirkt so gemeinschaftsfördernd. Durch sein »Lachen mit den Augen« schafft er Vertrauen. Seine Ehrlichkeit kommt aus dem Herzen und er lebt damit seine persönliche Solidarität vor. Er gibt anderen Menschen Hoffnung und nimmt sie so an, wie sie sind. Und wenn der andere bereit ist, unterstützt er ihn gern dabei, Widerstände im Leben durch Selbstorganisation und Eigenverantwortung zu überwinden.

Der Vagus ist der Nerv der Toleranz, der Duldsamkeit, der Entspannung, der aber auch Widerstand signalisiert, wenn Ungerechtigkeit und Gewinnsucht die Gesellschaft belasten. In dieser Welt wird es niemals absolute Gerechtigkeit für alle geben, auch hier gilt das Prinzip der Bipolarität zwischen arm und reich, mächtig und ohnmächtig, Wahrheit und Lüge, Glück und Unglück, ganz nach den biblischen Worten aus dem Buch Kohelet:

> *Ein jegliches hat seine Zeit,*
> *und alles Vorhaben unter dem Himmel*
> *hat seine Stunde:*
> *geboren werden hat seine Zeit,*
> *sterben hat seine Zeit;*
> *pflanzen hat seine Zeit, ausreißen,*
> *was gepflanzt ist, hat seine Zeit ...*
> *lieben hat seine Zeit, hassen hat seine Zeit;*
> *Streit hat seine Zeit, Friede hat seine Zeit.*

In diesem Sinne hat der Sympathikus seine Zeit und der Parasympathikus hat seine Zeit. Aber der neue Vagus ist es, der uns Herzensbotschaften in den Mund legt, der uns mit offenem Gesicht und einem »Vagus-Lächeln« auf andere zugehen lässt. Der neue Vagus ist es, der uns die Wahrheit ins Gesicht schreibt, der uns schnurren lässt wie ein Kätzchen, wenn wir uns nach der Arbeit meditative Entspannung gönnen und der uns nachts trotz Alltagsstress wieder tief entspannt schlafen lässt.

Sachverzeichnis

Empfehlungen von Birgit Schnack-Iorio

Vagus-Management

Birgit Schnack-Iorio und Francesco Iorio leiten das Zentrum »Vagus-Management« (www.vagus-management.de) in Allensbach am Bodensee.

Vagus-Management umfasst eine Reihe von Antistressmaßnahmen nach Prof. Dr. med. Gerd Schnack. Seit 1985 vermittelte Prof. Schnack Tausenden von Kunden sein dreidimensionales Stressmodell durch Vorträge, Seminare, Lesungen, Fernsehauftritte und zahlreiche Bücher (u.a. Der große Ruhe-Nerv, Rhythmische Meditation, Sitzen macht krank, Bonusjahre u.a.).

Dieser neuartige und interdisziplinäre Ansatz wird nun von Prof. Schnacks Tochter, Birgit Schnack-Iorio, und ihrem Mann Francesco Iorio weitergeführt.

Bei der ärztlich geprüften Ausbildung für Antistressmaßnahmen durch die Vagus-Meditation nach Prof. Schnack werden in sieben Modulen die Ausbildungsinhalte der neurophysiologisch begründeten Vagus-Meditation weitergegeben.

Die erfolgreiche Teilnahme ermöglicht eine selbstständige Tätigkeit als Fachberater(-in) für Vagus-Meditation in Seminar- und Beratertätigkeit, um Menschen im Stressalltag konkrete Lebenshilfe anzubieten. Interessierte können ihre aktuellen beruflichen Kompetenzen mit einer neuen, am Markt erprobten Qualifikation erweitern.

Weitere Informationen unter:

www.vagus-management.de

Francesco Iorio und Birgit Schnack-Iorio

Tel.: 07533/935222

info@vagus-management.de

Super-Digitalisierung

Da die Gesundheit ein sehr kostbarer Teil des menschlichen Lebens ist, wird sie in unserer materialistischen Zeit stark für politische, wirtschaftliche und wissenschaftliche Zwecke instrumentalisiert.

Gesundheit ist aber kein öffentliches Gut, sondern die Essenz unserer Individualität und Intimsphäre (Gesundheit – Lateinisch sanus – heißt ganz und unteilbar).

In dieser Beziehung ist die aktuelle Weltanschauung der Digitalisierung mit bewusstem und kritischem Blick zu betrachten.

Wir empfehlen Ihnen den Verein Diagnose Funk (www.diagnose-funk.org), u.a. um sich eine eigene, reflektierte und bewusste Meinung in Bezug auf das Thema Super-Digitalisierung (smart home, smart city und smart Mensch) zu machen.

Die Vagus-Meditation wird als Antwort für die Krise verstanden – nach dem Motto: Eigenverantwortung, Lebensstiländerung und Selbstbestimmung.

www.vagus-management.de

Bibliografische Information der Deutschen Nationalbibliothek
Die Deutsche Nationalbibliothek verzeichnet diese Publikation in der Deutschen Nationalbibliografie; detaillierte bibliografische Daten sind im Internet über http://dnb.d-nb.de abrufbar.

Programmplanung: Celestina Filbrandt
Redaktion: Anne Bleick
Umschlaggestaltung und Layout: CYCLUS · Visuelle Kommunikation, Stuttgart

Bildnachweis:
Umschlagmotiv und Bild S. 3: Susi Schaaf, Bellheim
Autorenfoto: Francesco Iorio
Zeichnungen: Susi Schaaf, Bellheim

1. Auflage 2022

TRIAS in Georg Thieme Verlag KG
Rüdigerstraße 14, 70469 Stuttgart, Germany
www.trias-verlag.de

Printed in Germany

Satz: Reemers Publishing Services GmbH, Krefeld
Druck: Grafisches Centrum Cuno, Calbe

Gedruckt auf chlorfrei gebleichtem Papier

ISBN 978-3-432-11298-5
Auch erhältlich als E-Book:
eISBN (ePub) 978-3-432-11299-2

3 4 5 6

FSC www.fsc.org MIX Papier | Fördert gute Waldnutzung FSC® C043106